_____ 께
감사의 마음을 담아 이 책을 드립니다.

_____ 드림

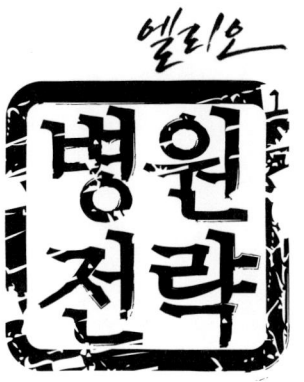

병원의 경쟁력이 의료산업의 경쟁력입니다.
대한민국이 세계 의료의 중심국가,
의료강국이 되기를 바라는 분들께 이 책을 바칩니다.

Contents

프롤로그. 먼 길을 가려면 신발 끈부터 고쳐 맨다 | 11

1 | 비전과 전략

비전

아파치족의 비전 | 23
한해살이 병원장 | 25
규모가 커질수록 필요한 비전 | 30
비전과 전략의 힘, 이화의료원 여성암 전문병원 | 34
진정한 경쟁력은 '미션'에서 나온다 | 39
구성원을 설레게 할 비전 | 49
비전의 구성요소와 비전 사용법 | 61
비전을 잘 사용하는 방법 | 69

전략

전략에도 품질이 있다 | 79
병원전략을 수립하는 법 | 86
병원의 경쟁전략 | 93
성장전략은 M&A로 | 102
병원의 브랜드전략 | 110
병원 건축도 전략이다 | 130

2 | 시스템경영

궁녀의 목을 친 비정한 병법체계 | 149
부재경영의 비결, 운영시스템 | 153

의사결정시스템
권한도 가지고 책임도 지게 하라 | 164
책임경영제를 도입하라 | 170
결정속도의 장애를 제거하라 | 177
질의와 응답 | 182

인재육성시스템
쓸 사람을 육성하라 | 185
역량개발평가를 활용하라 | 190
경영자 후보군을 육성하라 | 204
중견관리자를 리더로 육성하라 | 212
질의와 응답 | 219

의료품질관리시스템
의료품질을 개인에 의존하지 마라 | 222
진료패턴을 적정화하라 | 232
표준진료지침을 실행하라 | 247
질의와 응답 | 262

성과관리시스템
기여하는 사람을 신나게 하라 | 266
완벽한 평가제도는 없다 | 272
실패로부터 배운다 | 277
성과관리시스템의 효과 | 286
모든 직종에 도입해야 한다 | 289
질의와 응답 | 294

병원정보시스템
정보기술로 병원을 혁신하라 | 300
정보시스템의 진화방향 | 305
정보시스템 구축법 | 311
정보시스템은 장비가 아니다 | 319
질의와 응답 | 323

조직문화 만들기 | 330
운영시스템과 조직문화 진단법 | 340

3 | 실행지휘

실행하지 않으면, 퇴보 | 347
저항의 원인과 패턴 | 352
병원에서 실행이 특히 어려운 이유 | 360
실행지휘의 7가지 원칙 | 366
실행지휘의 7원칙을 살펴보기 위한 사례 | 374

Art of Action
1. 저항은 미워도 사람은 미워하지 마라 | 384
2. 전열을 가다듬어야 한다 | 392
3. 실행세력을 정비하라 | 400
4. 우군을 확보하라 | 407
5. 저항을 예방하라 | 414
6. 추진을 가속화하라 | 422
7. 요요현상을 막아라 | 430

우리 병원 실행력을 진단하라 | 438
전략가, 세종대왕 | 441

에필로그. "준비되면 그때 가서 하겠다"고? | 458

환자, 환자의 가족 그리고 의료진의 행복은
병원과 의료산업 경쟁력의 기본입니다.

저자소개

박 개 성(朴 介 成)

약 력
- 서울대학교 경영대학 경영학과, 동대학원 졸, 공인회계사
- 전) 아더앤더슨 코리아 시니어 컨설턴트 역임
- 전) 기획재정부(전 기획예산처) 정부개혁실 행정팀장, 재정팀장 역임
- 전) 존스홉킨스 보건대학원 자문교수
- 현) 엘리오앤컴퍼니 및 가립회계법인 대표이사
- 현) 동서발전주식회사 사외이사
- 현) 서울대학교병원 의료경영고위과정(AHP) 운영위원
- 현) 한국병원경영학회 이사
- 전) 한국국제의료재단 비상임감사

자문 활동
- 현) 인천시 중기재정계획 심의위원회 위원
- 현) 대한병원협회, 장기연수 교육계획 수립 및 운영에 관한 자문위원
- 전) 보건복지부, 보건복지정책자문위원, 주요정책 평가위원, 국가중앙의료원 설립위원회 위원
- 전) 국무조정실, 의료산업선진화위원회 의료제도개선 전문위원회 위원
- 전) 보건산업최고경영자회의, 기획위원장
- 전) 기획재정부, 정부투자기관 경영평가단 위원(총괄반), 국가재정정보화 추진위원
- 전) 행정자치부, 혁신관리단 자문위원, 진단변화관리 자문위원
- 전) 국회, 예산정책처 자문위원
- 전) 건설교통부, 철도구조개혁 실무추진단 자문위원
- 전) 국회, 공적자금 청문회를 위한 예비조사위원
- 전) 서울시, 조직개편 자문위원, 인사쇄신 자문위원

저 서
- 〈병원장은 있어도 경영자는 없다〉, 〈병원은 많아도 의료산업은 없다〉
- 〈개원가의 병원경영〉 (공저), 〈대한민국 건강랭킹〉(공저), 〈제2의 정부 공공기업 변화의 조건〉,
- 〈정부개혁 고해성사〉 (공저), 〈의료정책과 병원경영〉(공저), 〈공동개원 절대로 하지 마라〉(공저),
- 〈공공혁신의 敵-정부그룹 경영혁신〉, 〈공공혁신의 窓-정부그룹 전략보고서〉(공저),
- 〈비전달성의 BSC, 이렇게 실행하라〉(공저)

프롤로그

먼 길을 가려면
신발 끈부터 고쳐 맨다

마른 수건 짜는 병원장

병원장이 되고자 하는 사람은 많지만 병원장이 되면 무엇을 어떻게 해야 할지 아는 사람은 별로 없다. 심지어 현직 병원장들 중에도 자신의 비전은 제시하지 못하고, 과거 경영진을 비난하거나 두루뭉술한 미사여구만 늘어놓는 이들이 많다. 게다가 사소한 일에 많은 시간을 들이면서 정작 집중해야 할 일은 소홀히 한다. 이들에겐 공통점이 있다. 경영 개선에 꼭 필요한 업무는 제쳐놓고 성과도 나지 않는 일에 집중한다. 마치 물이 흥건한 수건을 옆에 두고 굳이 마른 수건을 짜는 것과 같다. 이들은 비록 성과가 나지 않더라도 바쁘다는 것 자체를 위안으로 삼곤 한다.

과거에는 열심히만 하면 일정한 수준을 갖춘 병원이 될 수 있었고, 여기에 운까지 따르면 모두의 부러움을 사는 큰 병원으로 성장할 수 있었다. 실제로 1970년대와 80년대에 작은 병원에서 시작해 오늘날 대학병원 규모로 성장한 몇몇 병원은 이사장의 의술, 인맥, 타고난 운 등 개인적인 역량이 큰 역할을 했다.

그러나 이제 이런 시절은 끝났다. 과거에는 다른 병원보다 특별히 못하지 않으면 생존은 할 수 있었지만, 지금은 다른 병원보다 특별히 잘하는 것이 없으면 생존 자체가 힘들어졌다. 앞으로 생겨날 의료계의 큰 업적은 준비된 병원의 몫이다. 단순히 남을 따라 하는 수준에서 벗어나, 담대한 목표를 세우고 구성원의 힘을 모아 전략을 신속하게 추진하는 체질을 갖춘 병원이 미래의 주인공이 될 것이다.

등반 경영에 비춰본 병원 경영

산악인들이 히말라야를 등반하는 과정은 기업이나 병원 경영과 매우 유사하다. 목표하는 산을 정하고, 사진과 정보를 구해 등반전략을 수립한다. 여기에는 예측하지 못한 기상변화, 대원의 부상 등 각종 돌발 상황에 따른 대비책이 포함되어 있다. 전략에 따라 팀을 구성해 역할을 분담하고, 기초체력을 다지는 훈련을 통해 서로에게 목숨을 의지해야 하는 '로프 파트너 Rope Partner'

로서의 팀워크를 다진다. 스폰서를 정해 예산을 확보하고 수개월 동안 견딜 수 있는 장비와 식품도 빠짐없이 준비한 뒤 네팔에 도착해서는 셰르파와 짐꾼 등을 선정한다. 등반과정에서 원정대장은 때로는 단호하게 앞으로 돌진하고, 때로는 과감하게 물러선다. 등반을 시작하면 원정대장은 셰르파를 비롯한 참모들과 의논하고 대원들에게 역할을 위임하고 격려한다.

병원이 높은 비전을 달성하려면 등반 계획만큼이나 치밀한 준비와 실행이 필요하다. 그런데 어느 산을 오를 것인지, 명확한 목표조차 설정하지 않는 병원이 많다. 목표가 있어도 전략과 자원 확보에 대한 계획을 면밀히 세우지 않거나, 전략을 수립하면서 예상되는 돌발 상황에 대한 대비책을 빠뜨리기도 한다.

이보다 사정이 낫긴 하지만 추진세력을 미리 확보하지 않고 기존 보직자를 그대로 활용하거나 일을 시작한 이후에 인력을 충원하는 병원도 있다. 이렇게 되면, 추진세력 간의 명확한 역할 분담은 기대할 수 없다. 등반대원들처럼 자신의 생명을 맡기는 로프 파트너 같은 관계까지는 아니더라도 최소한 동지적 신의는 형성해야 하는 것이 전략 수립과 실행의 기본 원칙이다. 팀워크나 신뢰를 구축할 시간적 여유조차 확보하지 않은 채 출발선상에 서는 것은 의욕만 앞세워 돌진하는 것과 다를 바 없다.

그 이후 펼쳐지는 양상은 '한여름 밤의 꿈'처럼 허망하다. 저항 세력에게 가로막힌 채 고뇌에 찬 모습으로 전략 실행을 철회하는 '결단 아닌 결단'을 하거나, 자신을 도와주지 않은 참모들을 원망하는 것으로 끝난다.

'전략무용론'은 패배자의 변명일 뿐!
등정을 하려면 먼저 산을 정해야 하듯 병원을 경영할 때도 목적지를 정해야 한다. 이것이 '비전'이다. 전문영역에서 세계 최고가 되겠다거나, 다른 병원과는 차원이 다른 새로운 의료서비스를 제시한다거나, 의료산업화에 앞장선 병원이 되겠다는 담대한 꿈을 가져야 한다. 그래야 가는 길이 즐겁고, 성공 가능성이 높아진다. 먼 길을 떠나는 사람은 신발 끈 매는 것부터 다르다고 했다. 지금의 병원이 아무리 초라하고 작아도 꿈이 크다면 준비를 꼼꼼하게 해야 한다.

병원은 기업과 다르기 때문에 비전이나 전략이 필요 없다는 '전략무용론'이 팽배하다. 물론, 히말라야의 14고봉 등정을 꿈꾸는 등반가들처럼 병원 경영 전략을 치밀하게 세운다고 해서 성공이 보장되는 것은 아니다. 그리고 주변에서 전략을 성공적으로 실행한 기업이나 병원을 찾아보기도 힘들다. 하지만 어느 기업이든 성공의 이면에는 탁월한 전략이 숨어 있다.

각 병원에 맞는 탁월한 경영전략을 세우기란 결코 쉽지 않다. 담대한 비전은 누구나 알 수 있는 전략으로는 달성할 수 없기 때문이다. 비전이 높을수록, 전략이 창의적일수록 실행하기는 어렵지만 성공하면 엄청난 결과를 얻을 수 있다. 반면 비전이 현실적일수록, 전략이 평이할수록 실행하기는 쉽지만 성공해도 얻는 것이 적다. 따라서 탁월한 전략을 수립하려면 자신의 병원에 대해 철저하게 파악하고 창의적으로 사고하고, 미래에 대한 통찰력을 갖춰야 한다.

실행 없는 전략은 한쪽 날개를 잃은 새

비행기의 한쪽 날개가 전략 수립이라면 다른 한쪽은 전략의 실행이다. 전략도 없이 실행을 하는 것은 한쪽 날개만으로 비행하려는 것만큼이나 무모한 일이다. 또한 실행하지 않는 전략은 애초부터 날지 못하는 새와 같은 운명이다.

비전이 뚜렷하고 전략이 명쾌하다고 해서 실행이 보장되는 것은 아니다. 곳곳에 반대세력이 잠복해 있고 지뢰밭이 깔려 있다. 전술적 무기인 운영시스템과 실행의 노하우가 없으면 소기의 성과를 낼 수 없다. '병원을 위해 바른 일을 하려는데 저항세력이 왜 반대하겠는가', '병원장이 사심이 없으면 두려울 것이 무엇이 있는가'라고 생각하며 실행을 위한 준비를 소홀히 하는 병원장이 많다. 전략을 실행하지 못하는 이유는 전략의 취지가 바르지 않거나 추진세력이 부패해서가 아니라, 치밀한 실행전략과 노하우가 부족하기 때문이다. 미래에 성과를 거두려면 뛰어난 전략을 세우는 것 이상의 열정과 전문성을 갖춰야 하고 과감하게 투자해야 한다.

운영시스템은 경영의 엔진

전략을 세우고 실행을 할 때 안정감이나 속도는 운영시스템의 성능에 따라 달라진다. 그래서 운영시스템을 엔진에 비유하기도 한다. 작은 비행기에 큰 엔진을 달면 실용적이지 않을 뿐 아니라 매우 위험하고, 큰 비행기에 작은 엔진을 달면 속도를 내지 못하듯이, 운영시스템은 조직의 성장 단계에 맞게 발전시켜야 한다. 조직의 규모는 커졌는데 운영시스템이 과거 그대로라면, 전략을 수립하고 실행하는 데 어려움이 따를 수밖에 없다.

병원의 고질적인 문제와 예측하지 못한 사고의 상당부분은 부실한 운영시스템 때문에 발생한다. 그럼에도 불구하고 병원에서 발생하는 여러 가지 문제를 어쩔 수 없는 일이라거나 불운으로 여기는 것은 병원 구성원들이 운영시스템의 중요성과 유용성에 대해 제대로 알지 못하기 때문이다. 시스템이 부실하더라도 보직자의 의지와 개인의 능력으로 병원을 꾸려갈 수 있다는 생각은 오산이다. 병원을 체계적으로 운영하고 병원장과 보직자가 일상적 업무에서 벗어나길 원한다면 운영시스템 구축은 반드시 필요하다.

잊어서는 안 될 사람! 사람!!
비전과 전략 제시, 운영시스템 구축, 실행지휘는 대학병원에서 개원가에 이르기까지 병원의 리더가 반드시 집중해야 할 3대 핵심과제이다. 미래의 성공 여부는 3대 핵심과제를 누가 성공적으로 추진하느냐에 달려 있다. 단, '사람'은 경영의 시작과 끝이라는 것을 잊어서는 안 된다. 고객이 기업의 존재이유이듯이 병원의 존재이유는 환자이다. 구성원의 행복은 환자만족의 선결요건이고, 성공적인 병원 경영을 위한 전제이자 목표가 되어야 한다.

병원에서 비전을 제시하는 까닭도 구성원의 자발적인 에너지를 이끌어내기 위해서이고, 운영시스템 역시 정책과 제도에 따라 구성원들이 스스로 행동하도록 하기 위해 구축하는 것이다. 실행지휘는 저항하는 사람과 실행하려는 사람의 관계를 지혜롭게 푸는 역할을 한다. 병원 경영이란 구성원들이 자신의 성장을 위해 스스로 노력하면서 보람도 느끼고 병원에도 기여하는 구조를 만드는 일이다. 빌 게이츠가 "만약 우리에게서 상위 20명의 인재를 스카우트해간다면, MS는 전혀 무게감이 없는 회사로 전락할 것이다"라고 말했듯이, 조직에서 인재의 역할은 절대적이다. 특히 노동집약적인 서비스를 제공하는 병원에서는 인재가 전부라고 해도 과언이 아니다. 그래서 리더는 경영활동을 할 때 사람을 최우선시해야 한다.

책을 쓴 이유와 감사말씀

우리나라 의료계는 양극화 해소와 산업 활성화라는 두 가지 난제를 안고 있다. 대부분의 병원은 문제 해결의 단초를 찾지 못한 채 Big4의 위세에 눌려 의기소침해 있다. 인근 병원을 믿지 못하는 지방 사람들은 연고도 없는 서울행 기차를 탄다. 이런 현상은 국민건강은 물론이고 의료산업의 경쟁력에도 도움이 되지 않는다. 이를 해결하려면 정부정책 못지않게 병원도 경쟁력을 갖춰야 한다.

지역이 어느 곳이든, 규모가 어떻든 고유한 색깔을 가진 병원으로 거듭나야 국민으로부터 신뢰를 받을 수 있다. 더불어 의료양극화도 완화되고, 의료의 국제경쟁력도 높아질 것이다. 우리나라가 자동차, 전자, 조선, 정보통신, 건설 분야에서 세계적 경쟁력을 보유하게 된 것도 정부 정책보다는 탁월한 '선도기업'이 있었기 때문이다. 아무리 어려운 처지에 놓인 병원이라도 난관을 헤쳐나갈 '해답'은 있다. 의료산업은 의료양극화 해소를 통해 국민의 건강을 향상하는 등 각 병원이 경쟁력을 가질 때 활성화될 수 있다.

최근 의료계에 이는 변화의 바람에 부응해 많은 병원의 리더가 현장의 고민을 해결하는 데 도움이 되는 책을 절실히 필요로 하고 있고, 저자 역시 이런 점에 공감해 병원 경영에 관한 책을 쓰기로 마음먹었다. 기존의 기업경영 관련 서적에서 '기업'을 '병원'으로만 바꾼 수준이 되지 않게 하기 위해 많은 노력을 했지만, 평가는 독자의 몫이다. 저자는 독자의 평가를 겸허하게 받아들이고, 더 발전시켜나가는 동력으로 삼고자 한다.

이 책은 저자와 엘리오 전문가뿐만 아니라 수많은 의료계 리더의 지혜와 충언으로 만들어졌다. 대학병원, 전문병원, 중소병의원 등 규모와 지역을 떠나 많은 보직자가 인터뷰에 응해주셨고, 고견을 제시하셨다. 격려를 아끼지 않으신 분들께 다시 한 번 진심으로 감사드린다. 바쁜 프로젝트를 수행하면서도 열띤 토론에 참석해준 엘리오 전문가의 협력과 지원이 없었다면, 이 책은 나오지 못했거나 설령 나왔더라도 지금보다 부실했을 것이다. 글을 꼼꼼히 읽고 생산적인 비판을 해준 곽태우 전무, 현상민 부장, 김종현 팀장, 김규진 팀장, 임재진 차장, 신승용 과장, 정다준 위원을 비롯한 엘리오 가족에게 감사의 마음을 전한다. 주요 내용에서 직접 집필에 참여한 성만석 상무, 권중목 이사, 이요찬 부장, 정철 팀장, 고주형 팀장, 임항빈 위원은 모두 공저자의 반열에 올라야 할 사람들이다. 그리고 자료조사와 정리는 물론 새로운 아이디어로 글 쓰는 고충을 잊게 해준 고주형 팀장, 김영석 위원, 김영미 과장, 김지현 대리, 김희진 씨는 이 책의 산파 역할을 도맡아 했다.

이 책에 오류나 부족함이 있다면 그 책임은 오로지 저자의 몫이다. 또한 내용을 쉽게 전달하고자 한 것이 지식의 깊이를 다소 얕게 하는 결과를 초래했을지 모른다. 이는 저자의 천식에 기인하는 것이니 널리 양해해주시길 바란다. 저자는 이 책이 병원경영에 대해 병원의 리더들이 깊은 관심을 가지는 계기가 되길 바란다. 이 책을 읽고 현재 몸담고 있는 조직에 비추어 생각하고, 그 뒤 다시 읽는 작업을 반복하기를 권한다. 한 번 읽어 깨달아도 몸에 익히지 않으면 별반 소용이 없는 것이 경영지식이고, 경영은 지혜이자 습관이기 때문이다. 이 책을 곁에 두고 필요할 때마다 꺼내 읽는다면 읽는 시점에 따라 책의 내용이 새로운 의미로 다가올 것이다.

2012년 8월 박개성

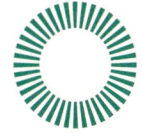

1. 비전과 전략

어느 방향으로 배를 저어야 할지 모르는 사람에게는
어떤 바람도 순풍이 아니다.

- 미셸 드 몽테뉴

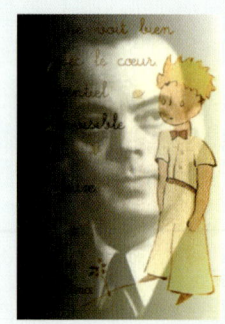

**배를 만들고 싶다면 사람을 불러 모아 목재를 마련하고
임무를 부여하고 일을 분배할 것이 아니라,
그들에게 무한히 넓은 바다에 대한 동경을 보여줘라.**

- 생텍쥐페리

아파치족의
비전

아파치족의 후계자 선출

미국 인디언 사이에 전해 내려오는 이야기 하나를 소개하겠다. 아파치족 추장이 연로해 아파치족의 미래를 이끌고 갈 후계자를 선출하게 되었다. 추장 후보자의 조건은 체력과 지혜, 인품 등 모든 면에서 뛰어난 자질을 갖춘 젊은이라야 했다. 많은 아파치족 젊은이가 그들의 전통에 따라 말타기, 활쏘기, 사냥, 인디언 씨름 등 갖가지 관문에 도전했고, 마침내 세 명의 도전자가 살아남았다. 노(老)추장은 그 세 명의 용사에게 이렇게 명령했다. "아파치의 자랑스러운 용사들이여! 저기 눈 덮인 로키산맥의 최고봉이 보이는가? 지금부터는 아무런 장비 없이 저 정상까지 가장 먼저 올라가는 사람을 나의 후계자로 삼겠노라."

세 용사는 가시에 찔려 피를 흘리기도 하고 바위에서 굴러 떨어지는 등 악전고투 끝에 정상에 올라갔다. 그리고 저마다 정상을 정복했다는 증거를 가지고 돌아왔다. 그중 가장 먼저 달려온 용사는 산꼭대기에서만 피는 꽃 한 송이를 추장에게 바쳤다. 잠시 후 두 번째 용사가 달려오더니 산꼭대기 맨 윗부분에만 있는 붉은빛의 돌조각을 증거물로 제시했다. 그런데 가장 늦게 도착한 세 번째 용사는 빈손으로 돌아왔다. 추장은 노여운 얼굴로 세 번째 용사를 바라보며 왜 빈손으로 왔는지 물었다. 그러자 세 번째 용사가 이렇게 말했다. "추장님, 저도 분명 정상에 올라갔습니다. 그리고 그 정상에서 산 너머에 있는 비옥한 땅과 넓은 강물과 수많은 들소를 보았습니다. 저는 누가 추장이 되든 상관하지 않겠습니다. 하지만 우리 아파치족은 저 산을 넘어가야 합니다."

이 말을 들은 노추장의 얼굴은 놀라움과 기쁨으로 가득 찼다. 앞서 온 두 용사는 정상에 올랐다는 증거물만 가지고 왔으나, 세 번째 용사는 아파치족 전체를 위한 미래의 꿈과 방향을 가지고 왔기 때문이다. 추장은 세 번째 용사를 선택했다.[1]

한해살이
병원장

일시적인 성과는 독약(毒藥)

우직병원의 성실중 병원장은 고민이 많았다. 주변에 있는 대형 병원은 병상을 증축하고 있는 데다, 환자들은 친절한 의료서비스를 제공하는 개원가와 Big4 병원으로 몰려가 자신의 병원은 파리를 날리고 있었기 때문이다. 게다가 병원을 그만두는 직원은 유능한 의료진밖에 없고, 나가주었으면 하는 고령의 나태한 직원은 꼼짝도 하지 않아 인건비는 해마다 늘어났다.

그래서 성 병원장은 '이것이 통하지 않으면 구조조정을 비롯해 다방면에서 혁신을 하리라'고 마음먹고 우선 병원 리모델링에 들어갔다. 비용이 좀 들긴 했지만 리모델링 이후 깨끗한 건물과 시설 덕분에 외래환자가 14%나 늘었다. 이제는 열심히만 하면 되겠다는 생각에 안도의 한숨이 절로 나왔다.

병원장들 중에는 성 병원장처럼 하루 이틀의 성과, 한두 달의 성과에 일희일비하는 사람이 많다. 물론 병원의 성과에 예민하게 반응하고 그에 따라 적절한 조치를 하는 것이 잘못됐다는 뜻은 아니다. 하지만 그런 조치가 장기적으로 어떤 성과를 가져다줄지는 꼼꼼히 따져봐야 한다. 우직병원의 경우 주변에 있는 대형병원의 증축이 끝날 즈음이면 병원의 리모델링 효과는 눈 녹듯이 사라지고 인건비까지 올라 있을 것이다. 이런 점을 놓고 볼 때 우직병원에서 시도한 일시적인 성과 개선은 진정한 의미의 회복이라고 말할 수 없다. 병원이 미래에 성공하려면 주변의 다양한 요건과 병원의 내부 문제 등을 분석해 다방면에서 혁신을 하고, 구조조정도 철저히 해야 한다. 그런데도 성 병원장은 미래의 주변 상황은 전혀 고려하지 않고 지금 당장 환자수가 늘었다고 기뻐하고 있는 것이다. 이 경우 일시적으로 늘어난 환자수는 우직병원의 병을 더욱 깊게 만든다.

병원의 미래를 좌우하는 것은 무엇일까? 참으로 어려운 물음이다. 철학자들의 테마인 '나의 미래를 좌우하는 것은 무엇이며 인생이란 무엇인가?'만큼 어려운 주제이다.

지나온 삶을 돌아보면 혼자 열심히 했다고 항상 좋은 성과를 낸 것은 아니었다. 학교 다닐 때 특별히 공부를 잘하지 않았지만 사회적으로 성공한 친구가 있는 반면, 과거에 공부도 잘했고 엘리트 코스를 밟았지만 초라한 모습을 보이는 친구도 있다. 인간의 삶이 개인의 노력뿐만 아니라 사회의 변화와 운에 적지 않게 영향을 받듯이 병원의 발전도 사회와 운에 많은 영향을 받는다. 그래서 병원장도 지속적으로 병원을 혁신하고 의료계의 환경변화를 주시해야 병원의 목적지와 항로를 올바로 정할 수 있다.

성실한 병원장

의사는 매번 무엇인가를 새롭게 만들기보다 정해진 길을 실수하지 않고 꾸준히 걸어가는 사람들이라고 할 수 있다. 그래서 오늘도 걷고 내일도 걸어야 한다. 답답해 보이지만 이 단계가 지나야 그 다음 단계로 올라설 수 있다. 그래서 의사 출신 병원장은 매일 반복되는 자신의 일에 이골이 나 있다. 아침 일찍부터 컨퍼런스를 비롯한 회의, 회진으로 시작해 저녁 늦게까지 환자를 본다. 저녁에는 내일 회의를 준비한다. 성실한 삶 그 자체이다.

의사의 이런 성실성은 경영자가 되어도 변하지 않는다. 저자가 만난 병원 경영자 가운데 바쁘지 않은 사람은 한 사람도 없었다. 그런데 대다수의 병원장은 미래의 청사진을 그리기보다 그날그날 발생한 일에만 신경 쓰고, 문제를 능숙하게 처리하지도 못하면서 해결사를 자청하며 시간을 소비한다. 매일 현금 결제 서류에 도장을 찍고, 병원의 청결을 챙기고, 크고 작은 모든 회의에 참석한다. 중요하지도 않은 대내외 행사에도 참석하고 최하위 일선 직원에 대한 인사를 비롯해 사소한 금액의 구매까지 결정한다.

병원장은 이런 잡다한 일은 할 필요도 없고 해서도 안 된다. 설사 병원장이 일반 직원보다 더 잘한다고 하더라도 이런 일은 직원에게 맡겨야 한다. 그렇게 하지 않고 일일이 간섭하면 담당직원들의 사기와 주인의식이 떨어져 결국에는 병원장이 지시하거나 결정하지 않으면 제대로 돌아가는 일이 아무것도 없는 병원이 될 것이다. 의사는 직위가 올라갈수록 일상적이거나 관리적인 업무보다는 병원의 3년, 5년 후의 미래를 좌우하는 전략적 업무에 집중해야 한다. 관리 업무에 시간을 많이 들이는 병원장이라면 역할을 제대로 하고 있다고 보기 어렵다.

하지만 대다수의 경영자는 매일같이 올라오는 보고서 결재를 열심히 하는 것으로 자신의 일을 잘하고 있다고 믿고 있다. 경영자들 중에는 매시간 바쁘지 않으면 일에 최선을 다하는 것이 아니라고 생각하는 사람들이 많다. 심지어 개중에는 정신없이 바쁘다는 것만으로 마음의 위안을 받는 병원장도 적지 않은 듯해 저자로서는 안타까운 마음도 든다.

성실은 경영자에게 분명 필요한 덕목이지만 충분조건은 아니다. 성실성만 갖춰서는 훌륭한 경영자가 되기 어렵다. 어떤 병원이든 미래를 예단할 수는 없지만, 비전과 전략을 가지고 꾸준하게 혁신하는 병원과 그렇지 않은 병원은 미래에 격차가 더 크게 벌어질 것이다. 병원의 비전과 전략을 세우는 일은 일반 관리자가 아니라 병원장이 가장 신경을 써야 하는 업무이다. 어느 분야든 관계없이 경영자라면 올해 이익을 내는 데 급급하기보다는 장기적인 경영역량을 기르는 데 집중해야 한다.[2]

규모가 커질수록
필요한 비전

병원의 규모가 커지면 성장의 원동력도 바뀌어야 한다
중소병원의 이사장이나 병원장은 혼자 힘만으로도 병원을 움직일 수 있다. 성장의 원동력이 오너의 열정과 헌신이라는 말도 틀린 말은 아니다. 과거에는 병원수에 비해 환자가 많았기 때문에 찾아오는 환자에게 특별히 잘못하지 않고 성실하게 진료만 해도 꾸준히 성장할 수 있었다. 그래서 병원장이나 이사장도 남다른 전략을 구사할 필요를 느끼지 못했다.

병원의 규모가 커지면 성장의 원동력도 바뀌어야 한다. 병원의 규모가 두 배 커지면 경영 역량은 네 배가 필요하고, 경쟁이 심해져 다른 병원에서 추진하는 혁신의 속도를 따라잡으려면 더욱 폭넓은 경영 역량이 요구된다.

이러한 시대적 요구에도 불구하고, 의원에서 출발해 명성 있는 전문병원이나 대학병원으로 성장한 병원의 병원장들은 과거 좋은 시절에 생각이 머물러 있는 경우가 대부분이다. 그들은 이사장이나 병원장이 열심히 하면서 구성원들을 통제하면 된다고 생각한다. 하지만 요즘은 구성원들이 이직할 수 있는 의료기관이 많이 생겼을 뿐만 아니라, 구성원들의 지적 수준도 높아졌기에 병원장의 일방적인 지시를 따르려고 하지 않는다. 또한 통제하려고 해도 교묘한 방법으로 빠져나가기도 한다.

저자는 최근 전문병원이나 1960~80년대에 설립된 여러 사립대병원이 직면한 새로운 위기를 직시하고, 병원 경영과 관련해 혁신을 해야 한다고 주장하고 있다. 하지만 혁신의 필요성을 전혀 느끼지 않는 병원장들을 보면 위기불감증이나 만성위기염에 걸린 게 아닌가 하는 생각이 들 정도다.

과거 우리나라가 외환위기를 맞기 전에 대기업에 위기를 경고하는 전문가가 많았다. 하지만 대부분의 기업이 이들의 조언을 외면한 채 외형 경쟁에 열을 올렸고, 그 결과 일시에 부도가 나서 엄청난 구조조정을 해야 하는 위기를 맞게 되었다.

중소기업은 작은 위기에도 휘청거리지만, 규모가 크면 위기상황이 눈앞에 나타나는 데 많은 시간이 걸린다. 구소련이나 대우그룹과 같은 대규모의 조직도 갑자기 붕괴된 것처럼 보이지만 징후는 오래전부터 나타나고 있었다.

위기상황을 불러오는 요인이 일정한 수준(임계값 Threshold)을 넘어서면 걷잡을 수 없는 상황이 전개된다. 대형병원의 경우 약간의 불만을 가진 환자가 조금 줄어도 생존에 위협을 느끼지 않지만, 불만의 정도가 일정 수준을 넘어서면 급격히 환자가 유출되면서 돌이킬 수 없는 상황이 된다.

몰락한 대학병원이나 대형병원의 사례를 보면, 위기 신호가 왔음에도 경영진이 인기에 영합하거나 병원 내부 인사와 대립하는 데 시간을 허비하느라 적절한 대비를 하지 않은 곳이 많다.

어느 대학병원의 분원 병원장을 지낸 한 병원장은 이후 본원 병원장에 임명되어 헌신적으로 일하였으나, 성과는 크지 않았다. 그는 퇴임을 앞두고 이렇게 말했다. "비전을 세우고 많은 구성원이 비전을 함께 수행하고자 하는 마음을 갖도록 하면 되었는데, 왜 나만 혼자 가려 했는지 모르겠다." 그분은 5년 가까이 병원장으로 재직했지만 임기가 끝나가는 시점에서야 비전의 힘을 깨달았던 것이다.

이처럼 병원의 규모가 커지고, 경쟁이 심해질수록 구성원들이 각자의 소임을 창조적으로 수행해야 병원이 지속적으로 발전할 수 있다. 그런데도 경영진은 자신들이 열심히 하는 것만을 위안으로 삼고 다가오는 위기를 애써 외면하고 있다.

교사가 혼자 열심히 가르친다고 해서 학생의 성적이 올라가지 않듯이 경영자가 열심히 한다고 해서 구성원들도 좋은 결과를 내는 것은 아니다. 탁월한 경영자라면 구성원들이 스스로 행동하도록 이끌 수 있어야 한다. 구성원의 역할을 대신하거나 감시하는 것은 경영자의 참된 역할이 아니다. 훌륭한 경영자란 드높은 비전과 전략을 세우고, 공감대를 형성해 구성원들을 그 비전과 전략을 수행하는 데 참여시키는 사람이다.

처음부터 대기업인 회사가 어디 있으며, 처음부터 대학병원이나 대형병원 혹은 명성 있는 전문병원이 어디 있겠는가? 모두 수년 또는 수십 년 전에 작은 병원으로 시작했고, 꿈을 가지고 전력 질주한 결과 큰 병원이 된 것이다. 존경받는 대형병원이 되려면 운도 따라야 하겠지만 비전을 가지고 이를 달성할 수 있는 남다른 전략을 수립하는 것이 급선무다.

비전과 전략의 힘,
이화의료원 여성암 전문병원[*]

약점을 강점으로 승화시켜 성공하다

1887년 우리나라 최초의 여성병원인 보구여관으로 시작한 이화여자대학교의료원은 국내 유일의 여자의과대학부속병원이다. 이대동대문병원(이하 '동대문병원')은 서울대학교병원이 가까이 있지만, 한때 산부인과를 비롯해 명성 있는 분야를 기반으로 탄탄하게 자리매김했었다. 하지만 주변 대학병원의 성장, 지속적인 투자 부족, 잘못된 의사결정, 노사 간 갈등, 낙후된 시설 등의 원인으로 위상이 떨어졌고 급기야 대규모의 만성적 적자구조가 고착되었다.

[*] 이병문, "이대여성암병원, 잘 나가네", 매일경제, 2009.6.24; 이화의료원, "마곡서 재비상의 날개 펴겠다", 메디코파마뉴스, 2012.1.4.; 한국민족문화대백과, 2011; 이화여자대학교의료원 연보, 2010 참조

동대문병원의 적자는 이대목동병원(이하 '목동병원')의 이익으로도 메우지 못했고, 누적적자는 눈덩이처럼 커져만 갔다. 목동병원에서 이익이 나더라도 재투자를 하지 못해 동대문병원의 전철을 밟을 것이라는 우려가 팽배했다. 통합 논의가 있었지만 통합하면 동대문병원의 인건비만으로도 엄청난 적자가 예상되어 동반 몰락할 것이라는 전망이 나왔었다.

하지만 이화의료원의 경영진과 구성원들은 구조조정 대신 고통분담이라는 현명한 선택을 했다. 그 결과 의료진과 노조가 합의해 통합과정에서 불미스러운 일이 일어나지 않았다. 심지어 2008년 동대문병원이 폐쇄되고 목동병원으로 흡수될 당시까지 언론에 '동대문병원 폐쇄'라는 기사가 나지 않을 정도로 기밀이 유지되었다.

동대문병원의 폐쇄와 목동병원으로의 통합은 이화의료원의 브랜드 하락과 목동병원의 재정적 악화를 초래할 것이 자명했다. 구성원들의 사기는 떨어졌고, 동반해서 몰락할지도 모른다는 위기감에 휩싸였다.

하지만 통합 후 이화의료원은 재정적인 안정을 찾았고, 그 여력으로 목동병원의 장비와 시설을 현대화했다. 그리고 서울의 마지막 남은 노른자위 땅이라는 마곡지구에 새 병원 부지를 확보해 획기적인 도약을 꿈꾸고 있다. 이화의료원이 위기를 기회로 전환하게 된 데에는 비전과 전략이 결정적인 역할을 했다.

동대문병원 의료진이 목동병원으로 유입되자 경증질환자가 늘어나, 목동병원은 상급종합병원으로서의 위상을 지키기 힘든 상황이었다. 투자 여력도 충분치 못했다. 중증도를 지키려면 암치료에 비중을 두어야 하는데, 이미 많은 병원이 경쟁적으로 암병원을 설립한 상태라서 이화의료원마저 암을 전문으로 한다면 승산이 없을 것이라는 예측이 팽배했다. 또한 '이화' 하면 여대를 떠올리고, 이화의료원은 여자의사가 많아서 육체적으로 힘든 의료계에서 환자들에게 신뢰를 주기 어려운 병원으로 인식되었다. 의료원 내 패배주의가 난무했다.

이러한 내부의 자조적인 여론에도 불구하고, 이화의료원은 남들이 약점이라 생각하는 여성과 암을 오히려 강점으로 승화시켰다. 다른 대학병원도 여성의사 비율이 높아지고 있었기 때문에 여자의사가 많은 것이 이화의료원의 약점으로 작용하지 않는다고 판단했다. 그리고 암은 오히려 정면승부를 해야 하는 영역이었다. 이 두 가지를 잡지 못하면 색깔 없는 동네병원이 되고 말 것이었다. 여러 가지 분석결과 여성암을 전문화하고, 대학병원으로는 국내 최초로 여성암 전문병원을 개원하기로 결정했다. 수년 내 여성암에 있어서는 국내 정상으로 자리 잡고, 그

것을 기반으로 세계적인 병원이 되는 계기를 마련하자는 비전을 세웠다.

여성암 전문병원으로 도약하기 위해 진료과정을 바꾸고 새로운 장비를 도입하고 직원들을 교육하는 등 진료의 질을 높이고, 대기시간을 줄이고, 고객의 편의성을 높였다. 연이어 여성전문건진센터와 레이디 병동을 만들었다. 여성전문건진센터에 가면 건진복을 입은 채 낯선 남성을 만나지 않아도 되게 했다. 레이디 병동은 여성들이 아늑하게 지낼 수 있도록 내부를 꾸미고 병원 내 TV를 없애는 대신 별도의 관람실을 만드는 등 차별화를 위해 다양한 노력을 했다. 공항의 카트, KTX 정거장, 명동과 신사동의 옥외광고, 지하도 광고, 이벤트, 학술대회 등 다차원의 홍보를 했다.

여성암 전문병원은 개원한 지 불과 3개월 만에 상당한 개선을 보였다. 부인암센터 수술환자 38%, 유방·갑상선암센터는 30%가 전기 대비 증가해 전체 수술 건수는 38%나 늘었다. 외래환자는 전기 대비 54% 증가했고, 전문화 전략에 힘입어 건진센터 수진자 수도 전기 대비 43% 늘었다. 성장세를 타고 있던 시점에 건국대병원장을 지낸 교수를 영입해 의료품질에 있어서도 국내 최고, 세계 최고를 달성하기 위한 가속페달을 밟았다. 이외 전체 진료수입과 의료진 1인당 진료수입, 전국환자비율 등 거의 대부분의 실적지표에서 획기적인 성장을 했다. 목동 병원 전체 중증도에도 큰 기여를 했고 위나 대장암 등 다른 암 환자수도 증가했다.

여성질환 분야에서 최고가 되겠다는 비전을 기반으로, 중증질환에서 실력을 발휘해 성과를 거두고 이 성과를 다른 분야로 확산시키겠다는 전략에 대한 경영진의 확고한 결단과, 이를 구성원들이 믿고 함께 헌신해준 결과였다. 이대여성암전문병원은 비전과 효과적인 전략을 수립해 신속하게 추진하면 병원도 단기간에 얼마든지 획기적으로 성과를 낼 수 있다는 것을 보여준 모범사례이다.

진정한 경쟁력은 '미션'에서 나온다

조직의 품격도 경쟁력이다

고신대의료원의 전신인 복음병원을 세운 장기려 박사와 같이 자신을 희생하며 성인과 같은 삶을 사는 사람들이 있다. 평범한 소시민의 눈으로 보면 이단아나 돈키호테, 바보 같아 보이지만, 자신에게 주어진 소명을 위해서 꾸준한 길을 걸어가는 사람들이다. 이들은 사회에 크게 공헌하고, 존경받게 된다. 이들이 성공한 것은 개인적인 역량이 뛰어났기 때문만은 아니다.

저자가 경험한 바로는 빠뜨릴 수 없는 근본적인 요인이 따로 있다. 바로 그들의 품위이다. 고귀한 품격이 강력한 성취 욕구를 동반하면서 성공에 이르는 길로 이끌었다. 언젠가부터 우리 사회에서는 품위나 격조가 있는 사람, 인격자라는 말이 잊히고 있다. 능력자라는 말이 이를 대체하고 있다. 하지만 품격이야말로 그 사람의 역량이나 노력 이상으로 성공을 실현하는 핵심동력이라고 저자는 확신한다.

우리 사회에서 많이 배우고 가진 사람들이 존경받는 이유는, 그들의 노력에 대한 경외심과 함께, 그들이 가진 지식과 자본을 배우지 못하거나 가지지 못한 사람, 나라를 위해 사용할 것이라는 기대 때문이기도 하다. 많이 가지고 많이 배운 사람들이 자신만을 위해서, 혹은 다른 사람을 해치기 위해 자신의 지식과 자본을 사용한다면 그들은 존경의 대상이 아니라 경멸과 배척의 대상이 될 것이다.

아무리 최고의 교육을 받았고 의술이 뛰어난 의사라 하더라도 동료의사나 환자에게 함부로 말하거나 간호사에게 욕을 하고, 의료장비를 던지고, 의자를 걷어차는 등 상식 이하의 행동을 한다면 함께 일하고 싶어 하는 동료나 간호사는 한 명도 없을 것이다. 유능한 의사나 간호사는 기회가 닿으면 언제든 떠날 준비를 할 것이고, 다른 병원으로 옮길 능력이 없는 사람들만 그 병원에 남을 것이다. 또 환자들도 겉으로는 친절한 '척'하지만, 환자를 돈벌이 수단으로 여기는 의사에게 그리 오랜 시간 동안 속아주지는 않을 것이다.

창업자가 처음부터 의미 있는 일을 하기 위해 조직을 만드는 경우도 있지만, 대부분의 조직은 생존의 안정성을 확보하기 전까지는 수익 확보를 최우선의 과제로 삼는다. 아무리 좋은 일도 건강하지 않으면 할 수 없듯이, 조직이 생존할 수 없으면 아무리 좋은 취지의 일도 할 수 없기 때문이다.

대부분의 사람이 매일의 양식과 생존에 급급하다가 일정한 수준의 안정성이 확보되면 삶의 여유와 의미를 찾듯이 병원도 생존의 위협에서 벗어나면, 그 병원의 존재이유를 생각하게 된다. 돈과 명예가 있다 한들 살아가는 이유가 모호하고, 사리사욕을 채우기 위해 미래를 꿈꾸는 사람을 인격자라고 하지 않듯이, 사회에 대한 고유의 존재이유 없이 조직의 규모만 키우고자 한다면 품격(品格) 있는 조직이라 말할 수 없다.

비슷한 성과를 내고 규모도 비슷한 대학병원들도 실제로 경험해보면 구성원들의 품격이 너무나 다르다. 어떤 병원은 자신과 의견이 다르면 고함을 치고, 과장회의 때 막말을 하고, 공식적인 자리에서 병원장을 모욕하거나 반말을 하고, 없는 사실도 만들어서 유포하고, 패거리를 만들어 자신의 이익을 관철하려 하고, 자신이 근무하는 병원을 망할 놈의 병원이라고 욕하는 의사가 무척 많다. 그런가 하면 다른 병원은 처음 보는 사람에게도 한결같이 예의가 바르고, 경영진의 노고에 대해서 감사하고 존중하고, 병원의 미래에 대해 자신의 병원처럼 고민하고, 합리적인 의사결정이라면 희생을 감내하고, 자신의 가치 있는 삶에 대해 진지하게 토론하는 의사가 많다.

이처럼 품격이 다른 병원은 지금 당장은 비슷한 성과를 내겠지만, 오래지 않아 상당한 격차가 날 것이다. 재무적인 성과는 물론 그 안에서 일하는 사람들의 자긍심과 보람은 더욱 크게 차이 날 것이다. 당신이 환자라면 어느 병원에 가고 싶겠는가? 당신이 의사라면 어느 병원에서 일하고 싶겠는가?

품위는 도덕적인 차원을 떠나 경영에도 큰 영향을 미친다. 사람에게 능력 외에 인격이 있듯이, 국가에도 국력(國力)과 구분되는 국격(國格)이 있어야 한다. 자원도 없이 자유무역을 해서 번성한 네덜란드는 이를 보은하는 의미에서 GDP의 일정부분을 빈곤국가를 돕는 데 사용하고 있으며 대외원조 규모에서도 오랫동안 최상위를 지키고 있다.[3] 이에 반해 일본은 경제 강국임에도 불구하고 대외원조에 인색할 뿐 아니라 자신들의 이익만 챙기려고 하기 때문에 국제사회에서 인정받지 못하고 있다.

개인이나 국가와 마찬가지로 병원도 품위를 갖추어야 존경받는 병원이 되고 장기적인 성장발전에도 도움이 될 것이다.

미션이 품격(品格)을 만든다

그러면 병원의 품격은 어떨 때 생길까? 병원으로서 존재이유를 명확히 하되, 그 존재이유가 사회를 위한 좋은 가치와 연결되어 있어야 한다. 최고의 수익률을 내겠다는 병원과 우리나라의 의료문화를 선도하겠다는 병원은 추구하는 가치나 일하는 방식이 판이하게 다를 것이다.

병원이 생존을 위해 힘쓰는 것을 나쁘다고는 할 수 없지만, 병원의 품격은 병원이 존재해야 하는 이유에 대해 진지하게 고민할 때 갖출 수 있다. 늘 돈을 버는 방법에 대해 이야기하는 병원과 사회에 무엇으로 어떻게 기여할지를 논하는 병원의 구성원들이 갖는 자부심과 일에 임하는 자세는 크게 차이 날 것이다.

의사가 되었기에 개업을 했고, 정직하게 열심히 일해서 대형병원으로 성장하게 된 병원의 창립자들 중에는 고품질의 의료혜택을 받지 못하는 사람들에게 좋은 의료서비스를 제공하거나, 가난한 사람들도 병원에 편히 찾아올 수 있도록 하기 위해 애쓴 사람이 많다. 선한 마음은 높은 품격을 갖추게 하고, 높은 품격은 간단하게 설명할 수 없는 큰 영향력이 되어 돌아온 것이다.

품격은 자신이 진정으로 원하는 일을 하고, 그 일에서 가치를 찾는 과정에서 형성된다. 진정으로 원하는 일, 하고 싶은 일을 미션^{Mission, Why we exist}이라고 한다. 유사한 단어로 소명^{Calling}, 업(業)이나 사명(使命)이 있다. 직업(職業)이 생계의 수단만이 아니라 자아를 실현하는 수단이듯이, 병원의 미션이란 생존의 수단이 아니라 병원의 존재를 실현하는 수단이다.

존재이유를 망각하거나 소홀히 하는 병원은 품위도 경쟁력도 떨어지게 마련이다. 예를 들어보자. 과거의 많은 공공병원은 가난한 사람들에게 양질의 의료서비스를 제공하기 위해 설립되었다. 하지만 적지 않은 공공병원이 가난한 사람들에게 최상의 의료를 제공해야 하는 미션은 소홀히 한 채, 구성원들의 고용 안정성과 복리후생에만 집착했다. 그 결과 과거의 명성과 좋은 시설을 가졌음에도 불구하고 지금은 사회적 존경과 환자의 신뢰를 잃게 되었고, 자신들의 생존도 확신할 수 없게 되었다.

우리나라 기업도 장기적인 성장이나 수익극대화를 미션이라고 표현하지 않는다. 기업에서는 미션을 사시(社是), 사훈(社訓), 경영이념(經營理念) 등 다양한 표현을 사용하는데, 과거 삼성그룹의 사시는 사업보국, 인재제일(事業報國, 人才第一)이었다.

삼성 이병철 전 회장은 사업을 통해서 나라에 보은하고, 이를 위해서는 인재를 제일 중시해야 한다는 경영이념을 가지고 있었다. 다른 대기업의 임원들 중에 삼성 출신이 가장 많은 것을 보면 이 미션을 달성하고 있다고 볼 수 있다. 포항제철의 사시는 제철보국(製鐵報國)이었다. 철은 산업의 쌀이다. 싸고 좋은 품질의 철을 충분히 만들어 나라를 부강하게 하는 것이 제철보국이라고 박태준 전 회장은 설명하고 있다. 우리나라의 자동차, 중공업 등이 발달한 것도 제철보국이라는 미션이 큰 힘이 되었을 것이다.

미션의 사례들

개원의나 전문병원, 대학병원조차도 미션의 중요성을 이해하는 병원은 많지 않다. 미션과 비전을 홈페이지에 명시해두지 않은 병원도 적지 않고, 심지어 웹디자인 회사에서 병원의 비전을 만들어 홈페이지에 명시하는 경우도 있다.

그래서인지 우리나라 병원의 미션은 국민건강에 이바지, 인류의 건강한 삶에 기여, 인류의 건강과 행복에 기여 등과 같이 평범하고 대동소이하다. 제품을 생산하는 기업과 달리 고객들을 직접 접하는 병원의 미션은 특히나 사람들 마음에 가까이 와 닿도록 표현해야 한다.

서울대학교병원의 미션은 '세계 최고수준의 교육, 연구, 진료를 통하여 인류가 건강하고 행복한 삶을 누릴 수 있도록 한다'

이다. 서울대학교병원은 미션에 걸맞게 현재 세계 최고 수준의 교육, 연구, 진료를 하고 있는지를 늘 되새겨보아야 한다. 인류가 건강하고 행복한 삶을 누릴 수 있도록 하기 위해 무슨 일을 어떻게 할 수 있는지에 대한 내용이 미션에 포함되었다면 더 좋았을 것이다.

연세의료원의 미션은 '하나님의 사랑으로 인류를 질병으로부터 자유롭게 한다'이다. 선교사들이 세운 미션병원으로서 신앙을 바탕으로 한 환자에 대한 사랑을 강조하고, 단순히 진료기능에 머물지 않고 질병을 없애는 데 노력하겠다는 의지를 표명하고 있다. 미션에 걸맞게 하나님의 사랑을 실천하듯이 병원 운영에 임해야 하고, 매년 질병으로부터 사람들을 자유롭게 하는 행위가 이어져야 한다.

브리검여성병원Brigham and Women's Hospital은 세계와 지역사회, 환자와 그 가족, 의료산업, 의료전문가와 같이 분야별로 미션을 정의한 것이 참 모범적이다. 브리검여성병원은 세계와 우리 지역사회의 요구에 부응하고, 환자와 그들의 가족에게 최상의 진료를 제공한다. 연구를 통해 의료의 영역을 확장하고, 차세대 의료전문가들을 교육하는 데 기여한다. 이 미션에 부응하려면, 진료에 있어서도 환자는 물론 그들의 가족에게도 최상의 진료를 제공해야 한다.

일본 도쿠슈카이병원의 설립자인 도쿠다 도라오는 어릴 때 동생을 등에 업고 병원을 찾아 돌아다니다 결국 동생을 잃게 되었다. 그래서 의사가 되어 '응급치료를 받지 못해 가난한 사람들이 죽게 하는 일은 없게 하겠다'는 미션을 가지게 된다. 의사가 된 그는 연중무휴, 24시간 진료하고, 어려운 사람에게는 건강보험의 30% 부담금도 면제하고, 생활자금도 빌려주었다. 또한 환자로부터 선물을 받지 않는 등 일본 의료계에 수많은 긍정적인 영향을 끼쳤다.

미션과 비전은 북극성과 산 정상

미션과 비전의 개념을 혼동하는 사람이 많은데, 미션은 존재이유이고, 비전은 달성하고자 하는 바람직한 미래의 모습 What we want to be을 뜻한다. 미션은 밤하늘에 떠 있는 북극성과 같은 지향점이고, 비전은 산악인에게 산의 정상과 같은 것이다. 목표한 산의 정상에 오르면 다른 산을 찾아야 하지만, 좌표가 바뀌지 않는 북극성은 늘 추구해야 하는 임무인 것이다.

미션은 비전을 낳으며, 비전은 미션이 특정시점에 구체화된 모습이다. 미션과 비전을 쉽게 구분하는 방법은 시간개념이다. 미션은 지금 바로 충실 여부를 판단할 수 있고, 비전은 설정된 시점이 되어서야 달성 여부를 알 수 있다.

고객만족은 미션이 될 수도 있고 비전이 될 수도 있다. 미션으로서의 고객만족은 현재의 모든 가치 중에서 고객만족을 우선시한다는 것을 의미하고, 지금 당장 달성 여부를 알 수 있다. 반면, 비전으로서의 고객만족은 3년이나 5년 후의 고객만족의 수준을 의미하고 고객만족도 90점 혹은 업계 1위 등의 구체적인 목표로 표현한다. 따라서 목표한 시점이 지나야 달성 여부를 알 수 있다.

〈U.S. News & World Report〉 암부문 평가에서 2012~2013년까지 11년 연속 1위에 선정된 MD 앤더슨 암센터의 미션은 '환자치료, 연구, 예방을 통합하는 탁월한 프로그램과 학부생, 대학원생, 전문의, 고용자, 대중을 위한 교육을 통해 텍사스, 전 미국 나아가 세계로부터 암을 없애는 것'이다.[4] 즉, 암을 역사의 뒤안길로 보내겠다 We are making cancer history 는 것이다.

그렇게 하기 위해 매년 암을 없애는 기술을 더 발전시키고 있다면 미션을 제대로 실천하는 것이고, 과거와는 별 차이가 없다면 미션을 실천하지 못하고 있는 것이다. 이 병원의 비전은 세계 최고의 암센터가 되는 것이었는데 이미 달성해서 최고의 암센터가 되었다. 달성된 비전은 이미 비전이 아니다. 더 높은 비전을 세워야 한다. 정상에 올랐던 많은 조직이 그러하듯이, 달성된 비전에 머무르면 오래지 않아 퇴보하게 될 것이다.[5]

구성원을 설레게 할
비전

위대한 성공 뒤에는 늘 비전이 있다

의료계에 많은 성공신화가 있었다. 안과 개원의가 대학과 대학병원을 세웠고, 산부인과 개원의가 대학병원을 세웠고, 미국의 대형병원을 인수했다. 이처럼 40년 만에 도전적인 의료인들이 이룬 업적은 과히 기적에 가깝다. 하지만 많은 사립대병원이 정체를 겪고 있고, 최근에는 과거의 성공신화가 나타나지 않고 있다.

최근에 의료시장이 넓어졌고, 자본조달도 용이해졌으며, 의료기술도 탁월해져서 과거보다 더 획기적인 성공신화가 나올 법도 한데 눈에 띄는 성공신화가 나오지 않는 것은 여건이 나빠서가 아니라 비전이 없기 때문이다. 대학병원이나 전문병원의 이사장을 만나보면, 미션과 비전이 제대로 정립된 경우가 거의 없다. 현재 여건이 어렵고 규모가 작아도 큰 꿈을 꾸어야 한다. 그래야 남다른 전략이 나오고 구성원의 에너지가 나올 것이다.

조직 구성원을 편하게만 해준다고 해서 행복한 조직이 되는 것은 아니다. 오늘 힘들어도 내일의 희망이 있는 조직은 행복하다. 따라서 리더는 구성원들에게 항상 밝은 미래를 제시하고 행복한 미래가 이루어질 수 있다는 비전을 심어주어야 한다. 그래서 리더를 최고비전책임자(CVO, Chief Visionary Officer)라고 부른다. 대통령은 국가나 정부의 비전을, 사장이나 병원장은 조직의 비전을, 가장은 가정의 비전을, 개인은 자신의 비전을 만들고 이를 추진해야 제 역할을 하는 것이다. 리더가 비전을 제시할 때는 다음 3가지 조건을 갖추어야 한다.

비전은 담대해야 한다

리더의 가장 큰 잘못은 실패를 하는 것이 아니라, 낮은 비전을 설정하는 것이다. 지금보다 조금 더 열심히 하면 이룰 수 있는 목표는 비전이라고 할 수 없다. 운이 좋으면 이루어질 수 있는 수준이면, 새로운 에너지나 발상이 나올 수 없기 때문이다. 비전을 생각하면 가슴이 설레야 한다. 때로는 비현실적으로 보이지만, 정말 이루고 싶은 것을 비전으로 삼아야 한다. 그래야 비전을 떠올릴 때면 자신도 모르게 에너지가 샘솟게 된다. 예를 들면 병원에 따라 다르겠지만, 작년보다 수익을 3% 더 낸다거나 환자수를 10% 더 늘리겠다는 정도는 비전이 될 수 없다. 중소병원이라면 자신들이 하고 있는 분야에서 3년 내 국내 최고가 되는 것 정도는 되어야 비전이라 할 수 있다

비전은 이루어졌을 때를 생각하면 가슴이 뿌듯해야 한다. 가슴 뿌듯함은 단순히 높은 목표를 설정했다고 해서 생기는 것이 아니라 의미 있는 도전일 때 느낄 수 있다. 무엇인가 좋은 변화를 만들어보려고 간절히 원하는 모습, 이것이 진정한 비전이다.

차병원, 길병원, 을지병원, 김안과병원, 성심병원 등의 개인병원들이 개원한 지 30~40년 만에 국립대병원과 어깨를 나란히 하는 차병원그룹, 가천의료원, 을지의료원, 건양대병원, 한림의료원이 되었다. 의원에서 출발한 전문병원들도 특정분야에서 세계적인 역량을 발휘하며 병원 수를 늘리고 있다. 또 화순전남대병원이나 분당서울대병원도 생긴 지 오래지 않아 6대 호발암에서 모두 10위권 이내로 진입하는 쾌거를 거두었다. 심지어 개원가의 유방암 전문병원도 수술 건수에서 10위권에 진입했다. 이런 도전적인 병원들로 인해 우리나라 의료가 발전하고 있는 것이다.

비전은 보여야 한다

미사여구로 포장한 두루뭉술한 비전은 에너지를 이끌어내지 못한다. 표적이 분명해야 맞힐 수 있듯이, 비전은 구체적일수록 달성하기가 쉽다.

구체적인 비전이 되려면 첫째, 목표를 숫자로 표현하는 등 내용을 한눈에 알아볼 수 있어야 한다. 둘째, 달성 시점을 분명하게 정해야 한다. 언제 이뤄도 좋은 것이 아니라 어느 시점까지 꼭 이룬다고 명시해야 한다.

S병원의 비전은 2015년 글로벌 선도병원이다. 구체적인 시점을 정한 것은 매우 의미가 있으나, 글로벌 선도병원 달성 여부를 판단하는 기준을 정하고 구성원과 공유해야 한다. K대병원 등에서 제시한 2015년 Top5라는 비전도 시점과 구체적인 목표를 제시하고 있다. 이 경우에도 Top을 정하는 기준이 무엇인지를 정하여 알려주어야 한다. 이를 구성원들이 알지 못한다면 비전으로서의 제 기능을 발휘하기 어렵다.

비전은 동일 업계에서의 순위로 표현하거나, 경쟁상대나 롤모델을 정해 표현하기도 한다. 폭스바겐그룹은 업계에서 자사가 차지할 순위를 나타낸 대표적 기업인데 '2018년 세계 최고의 자동차 회사가 된다'라는 비전을 내세운 바 있다.

경쟁상대를 통해 비전을 나타낸 예로는, 1940년대 미국 스탠퍼드대학교가 내건 '서부의 하버드대학교가 된다'는 비전이 대표적이다. 펩시콜라는 과거 '코카콜라를 깨부수자'라는 비전을 세웠고, 일본의 혼다와 야마하는 서로를 적으로 명시하며 비전을 설정하기도 했다. 분원 병원이 본원을 이기자고 설정한 비전이나, 수도권의 중급 대학병원들이 Big5가 되자는 내용의 비전도 서로를 적으로 명시하며 비전을 표현한 예이다.

또 선망의 대상이 되는 조직을 이용할 수도 있다. 미국 부동산 회사인 트램멜 크로는 '부동산 업계의 IBM이 되자', 미네아폴리스의 노웨스트 은행은 '은행계의 월마트가 되자'는 비전을 세우기도 했다. 이는 장점을 가지고 훌륭한 모습을 보여주고 있는 다른 분야의 조직을 닮거나 추월하자는 비전을 제시하며 구성원들의 사기를 북돋운 예이다. 협진시스템을 잘 갖추어 수준 높은 진료를 하는 병원을 만들겠다면, '아시아의 메이요 클리닉'이나 '의료산업의 구글'이 되겠다는 표현도 좋을 것이다. 다양한 표현에도 불구하고 업계 1등이 되려면 경쟁자나 롤모델을 극복하는 기준이 있어야 한다. 예를 들면 매출액, 1인당 매출액, 이익규모, 이익률, 고객인지도, 고객만족도 등 무엇이 기준인지 정해야 한다. 그리고 달성하고자 하는 시점을 명확히 해야 한다. 업계 1등을 3년 내에 하겠다는 것과 10년 내에 하겠다는 것은 완전히 다른 비전이기 때문이다.[6]

비전은 Possible Dream

누구나 꿈을 꿀 수 있다. 비전은 이룰 수 있는 꿈$^{Possible\ Dream}$이라는 점에서 이루어지지 않는 꿈$^{Impossible\ Dream}$인 환상과 구분된다. 그 꿈이 비전인지 환상인지는 시간이 지나면 저절로 알 수 있겠지만, 만약 당장 알고 싶다면 그 꿈을 어떻게 이룰지 설명하는 것을 보면 된다. 즉, 남들 눈에는 황당해 보여도 꿈을 달성하는 구체적인 방법을 설명할 수 있다면 비전이고, 꿈을 달성하는 방법을 제시하지 못하면 허망한 기대일 뿐이다.

이때 비전을 달성하는 방법을 전략^{Strategy}이라고 한다. 목적지 없이 행로를 정할 수 없고 행로를 모르고는 목적지에 도달하기 어렵지만, 간혹 목적지를 정하고 길을 찾는 방법도 있다. 즉, 비전을 세우고 난 뒤 전략을 수립하기도 하고, 전략을 수립한 후 비전의 합리성을 평가하고 수정하기도 한다. 그래서 바늘과 실의 관계처럼 비전 없이는 전략이 있을 수 없고, 전략이 없는 비전은 막연한 꿈에 지나지 않는 것이다.

기업은 비전을 세울 때 전략도 함께 수립하는데, 이때 전략적 마인드를 가지고 발상의 전환을 한다. 불가능해 보이는 것을 가능하게 만들기도 하고, 약점을 강점으로 바꿀 방법을 찾는다. 이에 비해 병원은 비전은 뚝딱 세우지만, 열심히 하겠다는 수준 이상의 전략은 세우지 못한다. 다른 병원에서 이미 하고 있는 전략만으로 단기간 내에 다른 병원을 추월하겠다는 비전을 세운 셈이다. 다른 병원도 모두 열심히 한다고 할 때, 다른 병원을 추월할 수 있는 남다른 방법이 없다면 비전은 종이 속의 꿈이 되고 말 것이다.

구성원의 열정을 이끌어낼 만큼 담대한 데다 탄탄한 전략까지 겸비한 비전을 세웠다면, 그 비전은 강력한 카리스마를 지닌 리더보다 더 큰 힘을 발휘할 것이다. 비전이라는 리더는 다음과 같은 역할을 한다.

구성원의 힘을 결집한다

비전을 만들고, 그 비전에 대해 구성원들과 지속적으로 공감대를 형성해야만 구성원들의 힘을 모을 수 있다. 조직에서 등정해야 할 산을 정하여 알리지 않았다면, 구성원은 자기가 원하는 산을 오를 것이다. 공동의 비전이 없으면 자신의 욕심을 챙기는 데 집중하게 되고, 사소한 일에도 말다툼이 일어난다. 서로를 해치고, 소모적인 경쟁이 시작된다.

하지만 구체적인 산을 정하면, 지금 어느 위치에 있든 구성원은 같은 정상을 향해 오를 것이다. 정상으로 갈수록 많은 구성원이 집결하여 더욱 큰 힘을 낼 것이다. 진행과정에서 구성원 간에 자주 부딪치더라도 결국 의견을 하나로 모을 수 있는 것은 비전이 동일하기 때문이다. 심지어 '적이 한 배를 탔다'는 오월동주(吳越同舟)라는 사자성어와 같이, 똑같은 비전 아래서는 어제의 적도 오늘의 동지가 될 수 있다.

산과 같은 비전이 없으면 구성원의 힘은 분산되고, 또 각자 어떤 노력을 해야 할지 모른다. 그래서 비전이 없는 조직은 역량 있는 많은 구성원을 보유하고 있어도 성과를 내기 어렵다. 비전은 도전적일수록 더 큰 열정을 선물한다. 장애와 어려움을 극복하면 그토록 갈망하던 희망을 이룰 수 있기 때문에 구성원은 서로 협력하고 단결한다.

B대학병원은 중증질환보다 다빈도 질환에 집중하여 수익성을 극대화하자는 의견과 중증질환에 특화하자는 의견이 맞섰다. 많은 분석과 논의를 통해 5년 내 Big3 대학병원 수준의 진료, 연구 성과를 내겠다는 비전을 세웠다. 구성원들은 목표를 세우기 전까지 많은 불만을 토로하고 비판을 했음에도 불구하고, 5년의 단계별 목표를 점검한 후 병원의 노력에 협력하여 획기적인 성과를 내고 있다.

의사결정의 지침이 된다

비전이 명확하게 정립되고 공유되어 있는 병원의 구성원들은 대부분의 의사결정을 스스로 할 수 있게 된다. 왜냐하면 비전이 주요 사안을 결정할 때 기준점이 되기 때문이다. 결정해야 할 사안이 비전을 달성하기 위한 전략과 핵심가치에 부합하는지, 또 어떤 내용이 더 부합하는지 판단할 수 있다.

산을 오르다 길이 없으면 정상을 보면서 길을 만들어서 갈 수도 있고 장애물을 피해서 갈 수도 있다. 만약 정해진 정상이 없다면, 어디까지 가야 하는지를 모르기에 늘 불안하고, 피곤하다. 조금만 더 가면 된다고 하는데, 그것이 어디인지 알 수가 없다. 판단력이 흐려지고, 자신감이 없어진다.

비전이 있기에 적절한 전략이 나오게 된다. 히말라야 14좌 완등의 비전을 세운 경우와 지리산 완등의 비전을 세운 경우에 의사결정의 방향은 완전히 다르다. 게다가 달성기간이 3년이냐 5년이냐에 따라 달라진다. 이것은 리더만 판단할 수 있는 것이 아니라 각 구성원이 자신의 전문성을 기반으로 더 나은 판단을 할 수도 있다. 그리고 자신이 맡은 역할을 어떻게 효과적으로 수행할 수 있을지에 대해서 판단할 수 있다. 경영진이 바뀌거나 상황이 악화되어도 구성원들은 비전이라는 나침반을 기준으로 일관된 의사결정을 할 수 있다.

O병원은 인력이나 자원 등을 배분할 때마다 시끄러웠다. 재원도 적은데, 모든 진료과에서 서로 투자해달라고 난리였다. 그러

던 와중에 집중 육성할 분야를 정하여 3년 내 TOP 3 이내에 진입하는 비전을 세웠다. 그 이후 경영진도 자원을 배분하기 쉬웠고, 각 진료과도 주어진 자원 내에서 가능한 노력을 하기 시작했다. 3년 차가 되는 해에 매우 큰 성과가 있었고, 두 개 분야를 더 선정하여 육성하기로 했다.

체계적인 변화를 가능하게 한다

비전은 하루아침에 달성되지 않는다. 오랜 시간에 걸쳐 비전을 달성하다 보면 구성원들이 좌절하기도 하고 비전을 외면하기도 한다. 그래서 비전은 명확하게 세우고, 추진은 단계적이고 체계적으로 해야 한다. 비전을 세울 때는 조직의 미래를 생각하면서 현재의 모습을 돌아봐야 한다.

일종의 경영 진단과정을 통해 취약한 사항을 파악하는 것이다. 그리고 중장기 비전을 달성하기 위해 필요한 역량을 정의하고 개선하기 위한 방향을 탐구한다. 일신우일신(日新又日新)하는 과정에서 조직의 체질이 변할 것이다. 비전은 구조적이며 단계적인 관리를 통해 조직을 한 단계 성숙시키는 역할을 한다.

비전 수립은 해마다 바꿔 하는 이벤트가 아니다. 그럼에도 적지 않은 병원에서 해마다 원가절감 10%의 해, 생산성 제고의 해, 고객만족의 해, 지식경영의 해 등 그때그때 필요한 것 중심으로 새로운 슬로건과 목표를 설정한다. 작년까지 중요하게 여기던 전략이나 가치가 올해는 뒷전으로 밀려난다. 이렇게 하면 구성원들이 병원의 비전 달성을 확신하지 못할 뿐만 아니라 병원의 경영방침도 신뢰하지 못한다.

비전을 수립하고 나서 이를 달성하기 위해 매년의 목표와 전략을 추진하는 것도 만만치 않은 일이다. 그런데 이벤트성 행사를 하듯 비전을 해마다 바꾸면 구성원들의 힘이 분산될 수밖에 없다. 경영은 마라톤과 같다. 골인점과 같은 비전이 있으면 흔들리지 않고 꾸준히 달릴 수 있다. 그래서 비전이 있으면 장기적이고 체계적인 변화가 가능한 것이다.

비전을 만들어야 할 때

비전은 한번 만들고 나면 다시는 쳐다보지 않는 경우가 많다. 비전을 수립하긴 했지만, 된 것도 없는데 봐서 뭐하나 하는 식이다. 이는 방학 때 공부 목표와 계획을 수립했지만 잘 지키지 않았기 때문에 다음 방학 때 목표를 세우지 않는 것과 같다.

비전을 세우고 점검할수록 경영의 역량도 늘어가고 비전의 달성도도 높아질 것이다. 비전은 매년 점검해야 하지만, 최소 3년에 한 번은 제로베이스에서 점검하여 새로운 비전을 수립해야 한다.

현재 비전이 있더라도 제대로 작동하지 않을 때는 다시 수립해야 하는데, 다음과 같은 상황이 대표적이다.

- 비전이 전혀 없어 병원이 명확한 방향 없이 움직일 때
- 비전은 설정되어 있으나 현재의 상황과 조건에 맞지 않을 때
- 병원이 전략적 포지셔닝을 새롭게 하려고 할 때
- 병원이 새로운 사업기회를 찾을 때
- 한정된 조직의 자원과 역량을 차지하기 위해 내부에서 경쟁할 때
- 외부환경이 급속히 변해 불확실성이 높아질 때

비전의 구성요소와
비전 사용법

비전의 구성요소

비전의 구성요소는 수없이 많다. 그중 대표적인 요소는 미션, 사업영역과 위상, 전략과 핵심역량, 핵심가치의 4가지이다.

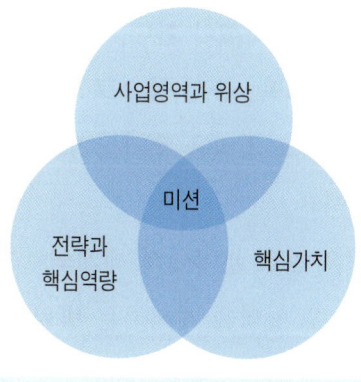

그림 1-1. 비전의 구성요소

미션

미션은 엄밀히 말하면 비전의 상위개념이다. 그래서 미국이나 우리나라의 병원에서는 미션선언문과 비전선언문을 따로 만들기도 하는데, 선언문이 여러 개 있으면 혼선이 생기기 때문에 최근에는 비전선언문의 초반에 미션을 포함하는 경우도 있다.

미션은 사업영역과 위상, 전략과 핵심역량, 핵심가치에 모두 영향을 미친다. 존재하는 이유에 따라 어떤 영역에서 어떤 일을 하고, 어떤 자세를 갖추어야 하는지가 달라지는 것은 자명하다. 미션과 비전에 속한 사업영역과 위상, 전략과 핵심역량, 핵심가치는 긴밀히 연계되어 있기 때문에 이를 묶어서 비전체계라는 용어를 사용하기도 한다.

사업영역과 위상

병원은 미션 달성을 위해 활동 영역을 선정하고, 그 분야에서 달성하고자 하는 위상을 제시해야 한다. 대학병원에서는 사업영역을 주로 진료, 연구, 교육, 봉사 등으로 나누고, 종교단체가 운영하는 병원에서는 선교 영역을 추가하기도 한다.

지방의 C대학병원은 진료 분야에서 세계의료를 선도하는 병원, 연구 분야에서 새로운 영역을 개척하는 병원, 교육 분야에서 의료산업의 중추적 인재를 양성하는 교육기관, 봉사 분야에서 세계의 의료 취약 지역에 의료 인프라를 제공하는 국제적 봉사기관이 되겠다는 영역별 비전을 제시하고 있다.

서울대학교병원은 의료선진화를 추구하는 정책협력병원이라는 정책 영역을 비전에 추가했고, 연세의료원은 알렌, 에비슨, 세브란스의 정신을 이어받아 의료 소외 지역에 의료와 복음을 전파해 사랑을 실천하는 의료선교기관이 된다는 선교 영역을 비전에 포함하고 있다.

병원은 비전을 수립할 때 기업처럼 매출액의 규모나 순위보다는 주로 영역별 역할을 강조하는 표현을 쓴다. 세계의료를 선도하는 병원, 가장 배우고 싶어 하는 병원, 사랑을 실천하는 병원 등과 같이 병원이 추구하는 바를 표현하고, 내부적으로 위상을 나타내는 구체적인 지표별로 목표를 설정하고 관리한다.

기업은 사업영역을 제시하고, 국내 몇 등, 국내 최고, 아시아 최고, 세계 톱클래스, 글로벌 No.1 등과 같이 순위로 비전을 표현하거나 일류, 초일류 등의 수식어를 붙여 비전을 나타내기도 한다. 삼성전자의 VISION 2020은 'Inspire the World, Create the Future'이며, 목표는 2020년 매출 $4,000억, 브랜드 가치 Top5 달성이다.

전략과 핵심역량

미션, 사업영역과 위상이 정해지면 이것을 달성하기 위해 필요한 차별화 전략과 길러야 할 핵심역량을 제시한다. 경영과 관련한 모든 기능은 뛰어날수록 좋지만, 자원이 한정되어 있기 때문에 특정 시점에서는 더 중요한 전략과 핵심역량에 집중해야 한다. 이를 위해 전문화 영역의 차별화, 특정기관과의 전략적 제휴, 인재양성에 대한 투자, 새로운 치료법 개발 등과 같은 전략을 개발하고, 이들 간의 우선순위를 정해야 한다.

비전선언문은 전략을 핵심 키워드로만 나타내기 때문에 병원마다 비슷할 수 있지만, 세부 내용은 다르다. 예를 들면 대부분의 대학병원은 '전문화', '전문병원', '전문질환'을 내세워 차별화를 선언하고 있지만, 전문영역과 그 분야를 차별화하는 구체적인 전략은 병원마다 전혀 다르다. 동일한 단어로 나타내도 세부 내용에 따라 전략이 확연히 달라지는 것이다.

핵심역량은 비전을 달성하기 위해서 갖추어야 할 역량을 뜻하는데 정보화 역량, 인재육성시스템 등이 있다. 핵심역량에 '혁신마인드'와 같이 추구하는 가치를 포함하기도 하는데, 가급적 핵심가치로 정의하는 것이 혼선을 줄일 수 있다. 기업은 광범위한 전략과 핵심역량을 간략하게 표현하기 어려운 데다 기업비밀로 취급하므로 뭉뚱그려 표현하거나 생략하는 추세이다.

핵심가치

핵심가치Core Value는 미션과 비전을 달성하기 위해 조직이 추구하는 자세나 정신이다. 핵심가치는 가치 판단의 근거가 되고, 구성원이 공유해야 할 가치라는 의미에서 공유가치Shared Value라고 부르기도 한다. 핵심가치는 대개 4가지에서 많게는 12가지까지 정할 수 있지만 7가지를 넘지 않는 것이 좋다. 핵심가치를 지나치게 많이 제시하면 구성원 입장에서는 중요한 가치가 아무것도 없다고 받아들일 수 있다.

C대학병원의 핵심가치는 헌신Devotion, 합리주의Rationalism, 배려와 존중Esteem, 도전Attempt, 장인정신Maestro이다. 앞의 약자를 따서 DREAM이라고 하는데, 의미를 새기기 쉽게 잘 만들었다고 할 수 있다.

연세의료원의 핵심가치는 비전선언문의 마지막 문구에 기술하고 있다. '우리는 상호존중하는 성숙한 인격과 책임의식을 갖춘 전문가가 되고, 진취성과 실천력을 겸비한 지도력을 발휘해 열정과 창의가 살아 숨 쉬는 연세의료원을 만들어나갈 것이다.' 상호존중, 성숙한 인격, 책임의식, 전문성, 진취성, 실천력, 리더십, 열정, 창의라는 가치가 포함되어 있다. 이는 연세의료원의 비전을 달성하기 위해서 구성원들이 갖추어야 할 가치를 제시하고 있다.

기업에서는 핵심가치를 주로 3~5가지로 정의한다. 삼성전자의 핵심가치는 인재제일, 최고지향, 변화선도, 정도경영, 상생경영 이다. 포스코의 핵심가치는 고객지향, 도전추구, 실행중시, 인간존중, 윤리준수인데, 각각의 가치에서 2~3가지의 실천원칙을 제시하고 있는 것이 특징이다.

클리블랜드 클리닉은 〈U.S. News & World Report〉 병원평가에서 매년 4위 안에 들어간다. 특히 심장학 부문에서 1994년부터 17년 연속 전미 1위를 유지하는 미국의 대표병원 중 하나이다. 핵심가치는 품질Quality, 혁신Innovation, 팀워크Teamwork, 서비스Service, 윤리의식Integrity, 연민Compassion이다.[7]

핵심가치 실천원칙

경영철학과 핵심가치의 실천가이드이며, 일 - 혁신 - 학습이 일체화된 포스코패밀리 공통의 고유한 일하는 방식입니다.

고객지향 (Customer)
- 원칙 1. 고객의 소리를 경청하고 고객 입장에서 생각한다.
- 원칙 2. 고객과의 신뢰를 중시하고 고객과 동반성장을 도모한다.

도전추구 (Challenge)
- 원칙 3. 실패를 두려워하지 않고 목표를 도전적으로 추구한다.
- 원칙 4. 고정관념에서 탈피하여 창의적인 해결책을 찾아낸다.

실행중시 (Excution)
- 원칙 5. 업무를 드러내어 관리하며 끊임없이 낭비를 제거한다.
- 원칙 6. 지속적으로 프로세스를 개선하고 표준화하여 반드시 준수한다.
- 원칙 7. 현장과 실행을 중시하고 상호협력을 통해 성과를 높인다.

인간존중 (People)
- 원칙 8. 열린 마음으로 개인의 인격과 다양성을 존중한다.
- 원칙 9. 적극적인 자기계발로 역량을 배양하며 일과 함께 성장을 추구한다.
- 원칙 10. 일상업무에서 안전을 최우선으로 생각하고 실천한다.

윤리준수 (Integrity)
- 원칙 11. 모든 업무를 투명하고 공정하게 수행하며, 이해관계자와 상생을 추구한다.
- 원칙 12. 환경을 윤리적 책임으로 인식하여 친환경 기술개발과 저탄소 생활화에 앞장선다.

그림 1-2. 포스코의 핵심가치 : 핵심가치 실천원칙 [8]

동경대학교병원과 게이오대학교병원

일본의 대표적인 국립대학교병원과 사립대학교병원은 동경대학교병원과 게이오대학교병원이다. 두 병원의 미션과 비전을 보면 구조와 내용에 있어 크게 다르지 않다.

일본 동경대학교병원의 미션은 '임상의학의 발전과 의료인의 육성에 노력하고, 환자에게 최적의 의료를 제공한다'이다. 최상의 진료라고 표현하지 않고 최적의 의료라고 표현한 것은 환자마다 맞춤형으로 적정 진료를 하겠다는 의지의 표명이다. 이념에 따른 4대 목표로 환자의 의사를 존중하는 의료 실천, 안전한 의료 제공, 고도선진의료 개발, 우수한 의료인 육성을 제시하고 있다.[9]

품 질 (Quality)	우리는 최상의 목표를 설정하고 끊임없는 개선과 발전을 통해 최고의 의료를 제공한다.
혁 신 (Innovation)	우리는 변화와 창안을 주도하는 문화를 만들고, 더 나은 의료서비스를 제공할 수 있는 효율적인 방안을 모색한다.
팀워크 (Teamwork)	우리는 지식을 공유하고 상호협력하는 과정이 환자와 구성원 모두에게 혜택을 주고 기관의 미션을 진일보시킬 것이라 믿는다.
서비스 (Service)	우리는 환자와 구성원 모두가 기대한 것 이상의 편의와 위안을 제공하기 위해 노력한다.
윤리의식 (Integrity)	우리는 정직, 정보보안, 신뢰, 상호존중, 그리고 투명성의 원칙을 견지함으로써 전문가의 덕목과 품위를 유지하기 위해 노력한다.
연 민 (Compassion)	우리는 환자와 환자가족, 그리고 구성원 모두에게 심신의 위안과 안전한 환경을 제공하여 세계적 수준의 의료서비스를 실현한다.

표 1-1. 클리블랜드 클리닉의 핵심가치 [10]

게이오대학교병원은 4가지의 미션을 제시하고 있다. '환자에게 친절하고 환자로부터 신뢰받는 환자 중심의 의료를 행한다, 선진의료를 개발하고 양질의 의료를 제공한다, 인격과 지성을 갖춘 의료인을 양성한다, 인권존중의 정신으로 의학과 의료, 나아가 인류복지에 기여한다'이다.[11] 교육영역에 있어 인격과 지성을 갖춘 의료인을 양성한다는 지침은 매우 의미 있게 다가온다.

동경대학교병원과 게이오대학교병원의 미션과 비전은 선진의료가 지향해야 하는 이념을 담고 있다. 비전은 사업영역이나 위상, 전략과 핵심역량 또는 핵심가치를 명쾌하게 제시하지 못하고 있다. 이런 비전으로는 구성원의 힘을 모으고 체계적인 변화를 추진하기가 어렵다.

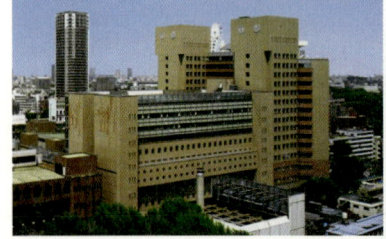 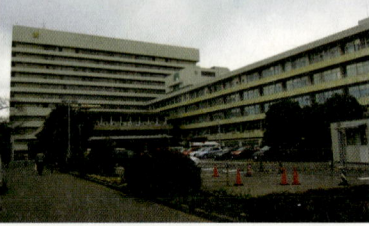

그림 1-3. 동경대학교병원과 게이오대학교병원 [12]

비전을 잘 사용하는 방법

모두가 공유하는 비전

'한 사람의 꿈은 꿈에 지나지 않지만, 여러 사람이 함께 꾸는 꿈은 현실이 된다'는 말이 있다. 병원장 혼자만의 비전은 병원 전체의 비전이 아니다. 병원의 비전은 병원 구성원 다수가 함께 꾸는 꿈이어야 한다.

명쾌한 비전과 탁월한 전략을 만드는 일은 흥미진진하지만 어려운 일이다. 힘들게 만든 전략을 제대로 활용하지 못하는 것은 매우 안타까운 일이다. 비전과 전략을 제대로 활용하려면 다음과 같은 사항에 유의해야 한다.

쉽게 전달하라

좋은 내용이라도 어려워서 알지 못하면 아무런 의미가 없다. 그래서 병원의 비전과 전략을 세울 때는 내용을 구성원들에게 쉽게 전달하는 방법까지도 고민해야 한다. 정해진 답은 없지만, 집집마다 가훈이 다르듯이 병원의 비전선언문도 병원의 이미지에 맞게 창조적으로 만들어야 한다.

비전을 표현하는 형식은 매우 다양한데, 크게 단문형과 서술형으로 나눌 수 있다. 단문형 비전선언문은 비전의 위상만 제시하고, 전략이나 핵심역량에 대해 추가로 설명하는 방식이다. 그리고 핵심가치는 별도로 제시한다. 이런 형식으로 비전을 제시한 병원은 서울대학교병원, 삼성서울병원, 서울아산병원 등이 있다. 보기 좋고 외우기 쉽지만 뜻을 별도로 새겨야 하는 단점이 있다.

서울대학교병원은 비전 슬로건이라는 표현 대신 'Breakthru21'이라는 새로운 용어를 사용했다. Breakthrough는 타개책, 돌파라는 뜻인데, 서울대학교병원이 처한 어려운 현실을 과감하게 돌파해 21세기의 비전을 성취하겠다는 강력한 의지를 담고 있다. 또 이를 새롭게 새기기 위해 Breakthrough를 Breakthru로 바꾸었다. 영역별 비전을 포괄하는 '대한민국 의료를 세계로 이끄는 병원'이라는 비전 슬로건에는 우리나라를 대표하는 병원

[서울대학교병원의 미션과 비전] [13]

사명 | MISSION
서울대학교병원은 세계 최고수준의 교육, 연구, 진료를 통하여 인류가 건강하고 행복한 삶을 누릴 수 있도록 한다.

비전 | VISION
[진료] 최상의 진료로 가장 신뢰받는 병원 : 세계적 첨단진료영역을 지속적으로 확보함으로써 국민과 의료전문가들이 믿고 선택하는 병원이 된다.

[연구] 생명의 미래를 여는 병원 : 건강한 생명의 연장에 필요한 연구를 통하여 세계적 성과를 창출함으로써 의학연구의 지평을 넓힌다.

[교육] 세계 의료의 리더를 양성하는 병원 : 다양한 경험과 창조적 교육을 바탕으로 의료발전을 주도할 세계적인 리더를 배출한다.

[정책] 의료선진화를 추구하는 정책협력병원 : 대한민국 의료시스템의 발전방향을 제시하고 정책협력을 통하여 의료선진화를 견인한다.

핵심가치 | CORE VALUES
고객중심 : 서울대학교병원의 고객은 우리의 존재이유이며 고객이 항상 신뢰할 수 있는 서비스를 제공한다.

인재존중 : 비전 달성과 자기계발에 최선을 다하는 인재들이 즐겁게 일할 수 있는 터전을 만든다.

혁신추구 : 기존 관행에 안주하지 않고 창조적 열정을 발휘하여 새로운 지식과 가치를 창출한다.

사회공헌 : 사회의 기대에 대한 책임감을 가지고 최상의 의료서비스와 다양한 봉사활동으로 인류에 헌신한다.

상호협력 : 서로 존중하는 마음으로 협력하며 유관기관과도 상생하는 협력관계를 구축한다.

으로서 우리나라의 의료를 세계적인 브랜드로 만들겠다는 의지가 담겨 있다.

영역별 비전 목표에 대한 설명을 통해 핵심전략과 역량을 제시하고 있고, 핵심가치도 과거의 서울대학교병원의 가치와는 뚜렷이 구별된다. 관료적이고 현상 유지적이라는 평가에서 벗어나 대한민국 의료를 세계적 수준으로 이끌겠다는 의지를 담고 있다. 고객중심과 혁신추구를 통해 변화를 이끌고, 비전 달성과 자기개발에 최선을 다하는 인재를 우선하겠다는 원칙을 강조했다.

서술형 비전선언문은 대개 전략과 핵심역량, 이를 통해 달성하고자 하는 병원의 위상을 담고, 맨 뒤에 핵심가치를 제시한다. 연세의료원의 비전선언문이 대표적인 서술형이다. 각 진료, 연구, 교육 영역별로 핵심전략과 역량을 정리하고 병원의 위상을 제시했다. 환자에게 친근하게 다가가기 위해 병원의 위상도 매우 쉬운 단어로 표현했다. 미션의 '하나님의 사랑으로'나 진료영역에서 고객을 '섬긴다'는 표현은 미션병원의 이미지를 드러내고 있고, 의료선교기관으로서의 비전을 포함한 것도 병원 고유의 이미지를 잘 살리고 있다.

연세의료원의 비전선언문은 위상, 전략과 핵심역량 그리고 핵심가치를 서술형으로 정리해 읽기 쉬운 것이 큰 장점이다. 또한 핵심가치에서 진취성과 실천력을 겸비한 지도자를 강조한 부분은 구성원들이 향후 의료원 리더들에게 바라는 바를 정리했다는 점에서 특별한 의미가 있다.

2가지 형식 중 무엇을 택하든 의미 있는 슬로건을 만드는 것은 매우 중요한 일이다. 서울대학교병원의 'Breakthru21, 대한민

[연세의료원의 미션과 비전] [14]

사명 | MISSION
하나님의 사랑으로 인류를 질병으로부터 자유롭게 한다.

비전 | VISION
연세의료원은
[진료] 첨단진료, 전문화, 의료기관 간 유기적 관계구축을 통하여 양질의 진료를 제공하고 고객을 섬김으로써 가장 신뢰받는 의료기관이 된다.

[교육] 개척정신과 협동정신으로 새로운 연구영역을 창출하여 의학기술을 선도하는 연구기관이 되며, 다양하고 인간적인 교육으로 가장 배우고 싶어 하는 교육기관이 된다.

[선교] 알렌, 에비슨, 세브란스의 정신을 이어받아 의료소외지역에 의료와 복음을 전파하여 사랑을 실천하는 의료선교기관이 된다.

[가치] 이를 위해 우리는 상호존중하는 성숙한 인격과 책임의식을 갖춘 전문가가 되고, 진취성과 실천력을 겸비한 지도력을 비롯하여 열정과 창의가 살아 숨 쉬는 연세의료원을 만들어나갈 것이다.

국 의료를 세계로'라는 비전 슬로건과 연세의료원의 '하나님의 사랑으로 인류를 질병으로부터 자유롭게 한다'는 미션 슬로건은 전달력이 매우 강할 뿐 아니라 병원의 상징적 문구가 되고 있다.

분당서울대학교병원의 비전 슬로건은 'Quantum Lead 21 대한민국 의료의 미래'이다. 혁신적 사고와 탁월한 전략을 바탕으로 획기적으로 도약해 대한민국 의료의 미래를 선도하겠다는 의지를 담고 있다. 보라매병원의 비전 슬로건 '모든 이에게 최상의 의료를 Best for Most'은 가난한 사람에게 최상의 의료를 제공하는 공공의료의 모범이 되겠다는 의지를 표명하고 있다.

전북대학교병원의 슬로건인 '대한민국 의료의 또 하나의 중심 Another No.1'은 수도권 병원으로 환자가 쏠리는 양극화 현상을 극복하고 대한민국 전체의 의료수준을 높이겠다는 사명과 지방에서 가장 좋은 병원이 되겠다는 비전을 담고 있다.

먼저 몰입한 후, 몰입하게 하라

비전을 만드는 과정에서부터 비전과 전략에 대한 이해도와 몰입도를 높여야 한다. 비전을 만들 때 반드시 구성원을 참여시켜야 하는 이유는 참여 자체가 비전을 나누는 교육이기 때문이다. 비전의 문구나 목표를 정할 때는 구성원을 대상으로 설문조사나 인터뷰를 하거나, 그룹토의, 워크숍 등을 실시해 지혜를 모으고, 공감대를 형성하는 것이 좋다. 캐치프레이즈를 정할 때도 직원 공모를 하면 구성원들의 관심을 모을 수 있다.

비전을 수립한 후에는 비전선포식을 통해 비전을 내외부에 공유해야 한다. 비전을 수립할 때 병원의 브랜딩 작업을 함께 하는 것도 좋은 방법이다. 미션, 비전 그리고 핵심가치, 슬로건 등은 각종 문서양식과 홈페이지, 바탕화면, 인트라넷, 사인물 등에 게시해야 한다. 비전은 눈에 보여야 하기 때문이다. 그래서 Vision이다. 신입직원과 승진자 교육에도 비전에 대한 설명과 비전을 공유하는 시간을 포함해야 하며, 병원이 추구하는 비전과 전략과 핵심가치를 잘 수행한 사람을 포상함으로써 구성원의 참여를 이끌어야 한다.

구성원이 비전 수립에 참여하고 몰입하기 이전에 선행되어야 하는 것은 경영진이 비전에 대해 명쾌하게 이해하고 자신감을 가지는 일이다. 경영진이 비전에 대한 확신을 갖지 않으면 구성원들의 공감을 이끌어낼 수 없기 때문이다.

목표를 구체화하고 점검하라

과거에는 비전 설정의 주기가 대개 10년 단위였다. 요즘은 환경의 변화 속도가 빨라져 10년 후를 예측하는 것은 거의 불가능하다. 10년, 20년 후의 비전은 설정하기도 어려울뿐더러 너무 먼 미래에 비전을 달성하는 것을 목표로 잡으면 구성원들의 에너지를 이끌어내기도 어렵다. 그래서 요즘은 비전을 3년이나 5년 단위로 설정하고 있다.

5년 후에 비전을 달성하기로 정했다면, 한눈에 들어오는 지표를 정해 전략을 설정해야 한다. 고무적인 표현을 쓰고 잘 만들어진 비전이라도 달성 시기를 측정할 수 없으면, 실현가능성은 떨어지기 마련이다. 눈에 보이고 구체적일수록 더 많이 공감할 수 있고 추진 동력도 더 많이 생긴다.

진료영역의 비전은 진료수익, 수술 건수, 중증도, 평균진료비 등을 제시할 수 있고, 연구영역의 비전은 SCI 논문수와 평균IF, 인용건수 등을 제시할 수 있다. 5년 후 업계 3위를 비전으로 잡았다면 지표별로 5년 후 3위가 될 수 있는 수준을 목표로 설정하는 것이 좋다. 그럴 경우 1년 차, 2년 차, 3년 차, 4년 차의 목표를 단계적으로 설정하면 각 단계별 목표의 현실성이나 전략의 완성도를 점검할 수 있다.

목표를 단계별로 설정하면 비전과 전략의 달성 여부를 주기적으로 점검하기가 쉬워진다. 또한 단계별로 목표를 점검하다 보면 비전과 전략을 수립할 때는 미처 생각하지 못한 좋은 대안이 나올 수도 있고 기존 안을 더욱 발전시킬 수도 있다. 초과 달성했거나 부족한 점을 쉽게 파악할 수 있어서 보다 현실적인 대안을 마련할 수도 있다. 또한 목표를 달성하는 데 기여를 많이 한 사람을 쉽게 가려낼 수 있고, 보상을 함으로써 전 구성원의 협력을 이끌어낼 수 있다.

버전을 업데이트하라

우리나라 기업은 5개년 중장기계획을 세우면, 5년 후에나 계획을 다시 세우거나 달성하기 전까지 그 계획을 고수한다. 하지만 해외의 선도기업은 1년이 지나면 평가를 한 뒤 6년 차 계획을 추가해 또다시 5개년 계획을 세우는데, 이를 비전과 전략의 최신화Rolling라고 한다. 1년이 지난 뒤 평가를 해서 뚜렷하게 초과 달성했거나 반대로 목표치에 못 미칠 때는 연차별로 목표를 조정하거나 전략을 수정하기도 한다.

수립한 비전은 3년에 한 번은 전반적으로 재점검을 해야 한다. 또 비전을 수립할 당시 예상했던 경영환경이 바뀌거나 갑자기 크게 영향을 미치는 상황이 발생했을 때도 비전과 전략을 다시 수립해야 한다. 흔히 사용하는 뉴비전이라는 용어는 과거에 수립한 비전을 점검해서 두 번째로 수립한 비전을 일컫는 말이다. 세 번째 비전을 세울 때는 뉴비전이라는 용어를 사용하지 않고 그 병원만의 적절한 신조어를 만들기도 한다.

비전을 이미 달성했거나 환경이 전혀 다르게 바뀌어 수립한 비전이 의미가 없어졌을 때는 바뀐 상황에 맞게 비전과 전략을 다시 세워야 한다. 비전과 전략을 다시 세우는 것은 과거에 세운 비전과 전략이 잘못되었음을 의미하는 것은 아니다. 의료계에서는 비전과 전략을 바꾸는 것을 소신을 바꾸는 변절로 여기는 분위기가 있긴 하지만, 경영이란 고집을 부리며 하는 것이 아니다. 바꾸어야 할 때 비난이 두려워 바꾸지 못하는 것은 용기가 없기 때문이다. 전산프로그램도 버전이 높을수록 완성도가 높듯이 병원의 비전도 버전^{Version}이 높을수록 훌륭한 조직이 될 가능성이 높다.

전략에도 품질이 있다

전략이란 자원과 수단을 활용하는 치밀한 지혜
전략이란 전쟁에서 승리하기 위한 방책으로, 전쟁을 치를 때 전략을 잘못 세우면 회복할 수 없는 타격을 입는다. 전략이라는 용어는 일상생활에서도 자주 사용하는데, '김 교수는 참 전략적이야'라는 말에는 두 가지의 의미가 담겨 있다. 하나는 긍정적인 표현으로, 자신의 목적을 위해 매우 계획적이고 치밀하게 행동하는 것을 뜻한다. 다른 하나는 다소 부정적인 표현으로, 자신의 목적을 위해 눈치를 보면서 정치적으로 행동하는 것을 뜻한다. 저자는 전략은 비전(목표)을 달성하기 위해서 변화하는 환경을 고려해 자원과 수단을 활용하는 치밀한 지혜라고 정의한다.

전쟁에서 전략은 설명할 필요조차 없을 만큼 중요하다. 전략은 전쟁에서 이기기 위한 첫 번째 단추이자 가장 중요한 요소이다. 제갈공명이 유비를 촉나라의 황제로 만들 수 있었던 것이나, 이순신이 13척의 배로 일본군의 배 133척을 대파한 명량대첩에서의 승리는 모두 전략의 힘이라고 할 수 있다.

전략이 이처럼 중요함에도 기업이나 병원에서 전략을 짤 때 '전략무용론'이 이따금 고개를 드는 이유는 많은 공을 들여 전략을 세워도 성공할 확률이 낮기 때문이다. 탁월한 전략을 세워도 실행을 하지 않거나 잘못 실행하면 좋은 성과를 낼 수 없다. 이는 '전략 탓'이 아니라 '실행력 탓'인 것이다.

극적인 승리 뒤에는 늘 탁월한 전략이 숨어 있고, 경쟁이 심할수록 전략의 중요성은 더해질 것이다. 탁월한 전략을 세우는 것은 비전 달성의 첫 단추를 제대로 끼우는 일과 같다. 첫 단추를 잘못 끼우면 모든 것이 엉망이 되듯이 전략이 불량품이면 성공 확률은 거의 없다고 할 수 있다.

전략에도 품질이 있는데, 고품질의 전략은 아이디어나 성실성만으로 만들어지는 것이 아니다. 체계적 분석과 전략적 마인드, 전문성, 그리고 통찰력이 모여야 고품질의 전략이 탄생할 수 있다. 고품질 전략의 특성은 다음과 같다.

비전과 직결된 전략

목적지를 정하지 않으면 갈 길을 알 수 없듯이, 비전이 없으면 전략 역시 세울 수 없다. 이를테면 운동을 1등 하고 싶은데 종목을 정하지 못했다면 어떻게 할 방법이 없는 것이다. 수영 경기에서 1등 하는 전략과 마라톤 경기에서 1등 하는 전략은 완전히 다르게 짜야 한다. 수영도 자유형인지 배영인지에 따라 전략을 달리 짜야 하고, 심지어 100m, 200m 등 거리에 따라서도 전략을 달리 짜야 한다. 이와 마찬가지로 병원 경영에서도 달성하고 싶은 비전과 목표를 정하지 않으면 그에 적합한 고품질의 전략은 기대하기 어렵다.

가슴 설레는 담대한 비전을 정하면, 달성하기 어려운 여건이라도 창의적인 전략이 나올 수 있다. 그러니 비전을 설정하고 나서 그에 따른 알맞은 전략을 수립하는 것이 올바른 순서다.

H대학병원은 2018년에 Top5에 드는 병원이 되겠다는 비전을 세웠지만 현재의 병원 역량을 고려했을 때 달성 여부가 불투명했다. 그래서 그 비전을 달성하는 데 필요한 전략을 세우기 위해 고민하다가 명의를 과감하게 영입하는 것이 가장 효과적인 전략이라는 결론을 내렸다. 이후 내부의 많은 반발에도 불구하고 명의를 지속적으로 영입했고, 그 결과 단기간 내에 중증도가 높아지고 큰 성장을 하게 되었다.

전략의 묘미는 '역발상(逆發想)'

병원의 상황이나 역량을 평범하게만 바라보면 뻔한 전략만 수립하게 된다. 다른 사람들이 이해하긴 쉬워도 새로울 것이 없고, 실행하기는 쉬워도 성과는 낮을 수밖에 없다. 전략가라면 상황이나 역량을 보는 눈이 달라야 한다. 전략가는 병원의 약점과 강점, 기회와 위협을 거꾸로 해석하기도 하고, 현재만 보는 것이 아니라 미래를 동시에 보며, 상황이나 역량을 분리해서 보지 않고 연계해서 봐야 한다. 탁월한 전략은 현실을 새로운 시각으로 바라볼 때 나온다. 새로운 시각으로 볼 수 있는 눈을 혜안(慧眼), 혹은 통찰력(洞察力)이라고 한다.

일반적으로 잘하는 것에 더 집중하라는 식의 전략이 많다. 못하는 것을 잘할 수 있도록 노력하는 것보다 이미 잘하는 것을 더 잘하는 것이 쉽기 때문이다. 그래서 B대학병원처럼 병원정보화 역량이 탁월한 병원은 이를 활용해 진료품질과 환자의 편의성을 높이는 데 관심을 기울여야 한다. 하지만 모든 병원이 잘하는 것을 내세우면 다른 병원과 차별화하기 어렵다.

차별화된 병원을 만들려면 각 병원이 가진 고질적인 약점에 대한 역발상을 해야 한다. C대학병원은 지방에 있어서 중증도를 높이기 어렵다고 여겨졌지만, 암 전문병원으로 특화하자 주변에 경쟁 병원이 없어서 환자가 급증했다. L의료원은 주변이 공단과 공원으로 둘러싸여 있어서 환자의 접근성이 낮음을 우려했으나, 공단은 환자가 모여 있는 곳, 공원은 환경친화적인 공간으로 재해석하여 기업검진을 강화하고 공원과 병원 부지를 정비하자 병원 수익이 급격히 늘어났다.

First Move
병원들의 전략은 대동소이하다. 그 이유는 새로운 전략을 시행하려고 하면 '그 전략을 어디에서 시행한 적이 있느냐', '통계적으로 검증이 되었느냐', '우리가 먼저 하면 위험하니 다른 병원이 하는 것을 보고 하자'고 하며 미루거나 반대를 하기 때문이다. 그러나 병원이든 기업이든 남의 전략을 따라만 해서는 큰 성과를 기대할 수 없다.

병원에서 검증된 시술을 해야 하는 것은 맞다. 하지만 완벽하게 검증된 시술만 하다가는 첨단시술을 개발할 수 없다. H전문병원은 대학병원을 이길 수 없다는 우려의 소리를 뿌리치고 고난도 질환을 특화했고, 지금은 다양한 시도를 통해 대학병원을 능가하는 위상을 얻게 되었다. 의료계에서 탁월한 성과를 낸 전략은 대부분 국내에서 처음 시도한 것이었다. S대학교병원의 성과급제도와 독립된 고급 건진센터 운영, R대학교병원의 로봇수술, A대학병원의 장기이식 전문화 등 수많은 예가 있다. 고품질의 전략이라면 처음 시도하는 것First Move을 포함해야 한다.

Made by 병원장

고품질 전략의 실행가능성은 전략의 난이도가 아니라 전략을 수립하는 과정에서 결정된다. 실행의 첫 단추는 전략에 대한 병원장의 확신이다. 아무리 좋은 전략도 병원장이 실행가능성이나 효과에 대해서 확신하지 못한다면 시작조차 할 수 없다. 실무자나 컨설팅 회사가 전략 수립이나 실행에 도움을 줄 수는 있지만, 병원장이 결단을 해야만 실행할 수 있기 때문이다.

전략을 수립할 때 누가 참신한 아이디어를 내고, 누가 더 많이 기여했는지는 그다지 중요하지 않다. 전략의 성패는 경영진이 전략을 세우는 과정과 전략 목표를 얼마나 잘 이해하느냐, 얼마나 성공을 확신하느냐에 달려 있기 때문이다. 경영진이 전략을 수립하는 것을 구경만 했다면 그것은 병원의 전략이 아니라 컨설팅 회사의 전략이다.

전략을 수립할 때는 병원장을 비롯해 경영진과 지속적으로 토론하고, 그들의 생각을 반영하기도 하고 반대하면 설득도 해야 한다. 그렇게 해서 세운 전략이라면 전략 수립에 누가 얼마나 참여했고, 기여했는지에 관계없이 온전히 병원장의 작품이 되어야 한다. 병원장이 자신의 작품을 자랑스럽게 여길수록 실행가능성은 높다.

근거에 기반한 전략

대부분의 전략은 대규모의 투자와 많은 구성원이 투입되고, 또 그 결과는 병원의 이미지에 막대한 영향을 미치기도 한다. 한마디로 전략의 실행은 병원에 치명적이거나 결정적인 역할을 한다. 그래서 많은 사람이 새로운 전략을 반대하거나 결과를 주시하게 되고, 그 때문에 실행하기가 두렵고 망설여진다. 전략의 품질에서 독특한 아이디어나 발상의 전환은 매우 중요하지만, 그것의 근거가 탄탄하지 않다면 실행과정 내내 불안에 떨어야 한다.

고품질의 전략은 많은 사람의 의견을 정리한 수준이 아니라 누구든 수긍할 만한 근거가 있어야 한다. 전문가를 동원하고, 설문이나 인터뷰, 벤치마킹, 사례분석, 논리적 추론 등을 하는 이유는 전략에 대한 확신과 구성원의 수용도를 높이기 위해서다. 전략을 실행하지 못하는 것은 병원장의 의지와 추진력 못지않게 전략의 품질이 낮기 때문이기도 하다. 그래서 실행에 추진력을 제공할 수 있는 명확한 근거와 구체성을 담고 있는 전략이야말로 고품질 전략이라고 할 수 있는 것이다.

병원전략을
수립하는 법

병이 없다고 하면, 약을 쓸 수도 없다

자신이 운영하는 조직을 정확히 알기란 매우 어렵다. 환자들이 내 병은 내가 잘 안다고 하지만, 부분적으로 알거나 왜곡된 상식에 의존하는 경우가 많다. 이와 마찬가지로 병원 경영자는 병원의 객관적인 실상을 외면한 채, 자신의 과거 경험이나 성공사례에 기대어 병원의 현실을 해석하는 경우가 적지 않다.

다이어트를 할 때 허리둘레를 재거나 몸무게를 다는 것이 두렵듯이, 좋지 않은 결과가 나올까봐 겁이 나 건강검진을 차일피일 미루듯이, 자신의 발표 모습을 촬영한 영상자료를 조마조마해서 관람하기 어렵듯이 경영자가 자신이 운영해온 조직을 냉정하게 돌아보기란 결코 쉬운 일이 아니다. 병원 경영자들 중에는 병원의 문제점을 드러내는 것이 자신의 허물을 드러내는 것이라 여겨 변명하는 데 급급한 사람이 많다. 병원 경영자가 가장 잘못하는 것을 우리 병원에는 별 문제가 없다는 입장을 견지하는 것이다. 문제가 없으면 무엇을 할 이유도 없어지기 때문이다. 탁월한 경영자로 존경받는 이들의 공통점은 기업이 잘나가는 시절에 미래의 위기를 예견해 준비를 했다는 것이다.

병원장이 병원의 현실을 진단하는 것을 두려워해 미루거나 막연히 잘 안다고 생각하고 있다면, 매우 위험한 일이다. 경영자가 병원의 이런저런 문제를 산발적으로 안다고 해서 현실을 직시하고 있는 것은 아니다. 간경화인지, 간염인지 모르면서 간이 좋지 않은 것을 안다는 것은 진정 아는 것이 아니다. 간경화 아니면 간염이라고 말하는 것도 아는 것이 아니다. 감(感)이 아니라 구체적인 증거나 근거를 가지고 진단하고, 다른 사람도 공감할 수 있는 방식으로 설명할 수 있을 때 안다고 할 수 있다. 질병을 치료하는 것과 병원의 문제를 해결하는 것은 비슷하다.

경영에 전문성이 있는 기업들은 시행착오를 막고 추가적인 가능성을 얻기 위해 노력을 기울이고 투자를 많이 하는 반면, 의료계에서는 수백억, 수천억 원을 투자하면서도 향후 계획에 대해서는 그다지 관심을 기울이지 않는다. 알려지지 않았을 뿐 시행착오로 인해 엄청난 규모의 손실이 발생하는 병원도 있다.

병원에서 오진을 하면 잘못된 처방을 하듯이 경영도 진단을 잘못하면 품질 불량의 전략을 수립할 수밖에 없다. 잘못된 처방전은 병을 더 악화시키듯이 잘못된 전략은 병원 경영을 악화시킨다.

품질 불량의 전략은 사람들의 경험과 지식이 부족하거나, 전략을 수립할 때 투자를 하지 않거나 수립방법론이 적절하지 않을 때 나온다. 병원 전략을 수립할 때는 경영진은 물론 경험이 많고 열정을 가진 병원의 구성원들도 참여해야 한다. 또한 전략이 병원의 미래에 절대적인 영향을 미치는 만큼 전략 수립을 위한 벤치마킹, 자료 구입, 전문가 활용 등에도 기꺼이 투자를 해야 한다. 그리고 경영기법과 전략수립방법론을 결합해야 전략의 품질을 확보할 수 있다. 우수의료진의 임상경험과 최신장비가 결합해야만 훌륭한 진료 서비스를 제공할 수 있는 것과 같은 이치이다.

전략을 수립할 때 체계적인 분석은 하지 않은 채 상식선에서 고민을 주고받는 경우가 많은데, 분석을 하면 명쾌한 결론이 나올 일에 시간을 낭비해서는 안 된다. 다양한 경영기법을 이용해 분석한 결과를 놓고 통계치 이면의 뜻을 함께 토론하고 고민해야 한다. 경영기법에 문외한인 경영진이라도 분석결과를 듣고 토론을 하면 고민의 무게를 덜 수 있고, 같은 결론을 얻더라도 근거자료나 명쾌한 논리를 확보할 수 있다. 또한 자신의 병원이 처한 문제를 전문가와 함께 풀어가는 과정이 경영을 가장 효과적으로 배우는 길이다.

전략수립방법

전략수립방법론은 내용이 방대하다. 따라서 이 책에서는 병원의 상황에 맞춰서 무엇을 하고 어떤 점에 유의해야 하는지를 중심으로 설명하고자 한다. 병원에서 전략을 수립할 때 염두에 두어야 할 7가지 사항을 살펴보기로 하자.

미래의 위기를 찾아라

경영의 방향은 미래를 향해 잡아야 한다. 미래의 상황은 바뀌게 마련인데, 환경이 변하면 병원 경영이 위협을 받을 수도 있고, 또 기회를 얻을 수도 있다. 미래에는 고객과 경쟁자, 의료기술도 바뀌고 이에 따라 보건정책도 바뀐다. 현재 병원의 상태를 정확히 판단하는 일과 함께 앞으로 언제쯤, 어떻게 바뀔 것인가에 집중해야 한다. 그런 다음 자신의 병원에 미칠 영향이 기회와 위협인지 판단해야 한다.

역량을 새로운 눈으로 바라보라

병원의 역량은 선도병원이나 경쟁병원과 비교하여 평가해야 한다. 보고 싶은 것만 보지 말고, 있는 그대로를 직시해야 한다. 그러기 위해서는 고객의 눈으로 보거나 외부의 눈으로 보아야 한다. 고객이 중시하는 역량 중 차별화할 수 있는 강점과 치명적인 약점에 집중하면서, 그 강점과 약점이 미래에도 그대로 유지될지, 강화될지, 약화될지를 판단해야 한다. 또한 지금까지 추진해온 전략의 성과와 원인을 파악해보는 것도 새로운 전략 수립에 큰 도움이 될 것이다.

비전과 전략을 상상하라

현재의 병원 역량이 미래의 환경변화를 극복할 수 있을지에 대해서도 고민해야 한다. 즉, 병원이 별다른 조치를 하지 않으면 미래에 어떤 상황을 맞이할지를 생각해보아야 한다. 대부분 희망적이기보다는 부정적이거나 절망적일 것이다. 지금은 차별화 노력을 하지 않으면 위상과 경쟁력을 높일 수 없는 상황이기 때문이다.

5년 안에 달성할 수 있는 최대한의 목표를 잡고, 아이디어 수준이라도 괜찮으니 여러 가지 전략을 떠올려 정리해본다. 이때 기존 영역은 물론 새로운 영역을 포함하여 향후 집중해야 할 활동 분야를 잠정적으로 결정해야 한다.

비전을 보이게 하라

영역별 목표를 재설정하고, 병원 전체의 비전을 수립한다. '의료산업화의 선도병원', '첨단치료 영역의 개척병원', '아시아의 MD앤더슨' 등 어떤 모델을 만들든 목표가 달성되었을 때의 지표별 실적을 수립해야 한다. 그런 다음 비전의 요소 중 분야별 위상, 전략과 핵심역량, 핵심가치를 정리하고 비전선언문을 준비한다.

전략 옵션을 선택하라

비전을 수립했으면 달성하기 위한 전략 대안을 모색해야 한다. 이때 비전은 바꿀 수 없는 불변의 목표임을 명심해야 한다. 창의성을 발휘해 전략 대안을 모색하고, 전략 대안이 마련되면 전략 간의 관계를 분석한다. 실행가능성과 기대효과를 고려해 가장 적합한 비전과 전략 옵션을 선택한 다음 전략과제별로 차별화 방안을 구체화한다. 다른 병원과 전략명이 비슷해도 상관없다. 전문화 전략, 전략적 제휴, 인재육성 등 전략명이 같아도 내용은 병원별로 다를 수밖에 없기 때문이다.

실행계획을 수립하라

결정된 비전과 다수의 전략과제를 동시에 모두 추진하면 좋겠지만, 그것은 가능하지도 않고 효과적이지도 않다. 전략과제마다 투입하는 자금이나 인력도 다르고, 우선순위도 다르다. 대규모

자본이 필요한 전략이 있는가 하면 그렇지 않은 전략도 있고, 급하게 진행해야 효과가 극대화되는 것도 있고, 다소 시간적 여유가 있는 전략도 있다. 전략과제별 연관관계, 시급성, 중요도, 소요예산 등을 고려해 실행의 우선순위와 책임조직과 책임자, 그리고 예산을 정해야 한다. 이 과정은 경영진 못지않게 관련 실무자와 긴밀하게 협력하여 수립해야 한다.

언제든지 시작하라

비전과 전략을 수립하기 위해 미래를 전망하고 역량을 진단하다 보면 거창한 전략이 아니더라도 마땅히 해야 할 여러 조치Quick Fix가 생기기 마련이다. 이런 조치는 전략 수립이 끝날 때까지 미룰 필요가 없다. 신속한 실행은 구성원에게 좋은 자극을 줄 뿐만 아니라 구성원이 전략을 실행할 준비 자세를 갖추게 한다. 비전과 전략에 대한 기대감을 주기도 할 것이다.

비전과 전략이 수립되면 그 다음 순서는 병원 경영진과 구성원들 사이에 공감대를 형성하고 실행을 추진하는 것이 일반적이다. 그런데 경험이 많은 전략가라면 전략을 수립하면서 동시에 실행을 위한 준비를 하므로 일부 전략은 곧바로 실행에 들어가게 된다. 전략 수립 초기부터 실행세력을 정비하고 전문화 영역을 탐색하면서 진료과의 역량을 이끌어내는 작업도 진행할 수 있다.[15]

병원의
경쟁전략

병원전략의 종류

전략이란 결국 경쟁관계에 있거나 앞으로 위협이 될 병원에 대응하기 위한 방안이라고 할 수 있다. 병원은 고정된 장소에서 서비스를 제공하기 때문에 기업처럼 제품으로 직접 경쟁을 하지는 않지만, 교통과 정보가 발달하고 병원 쇼핑에 나서는 환자가 늘어나면서 기업과 유사한 경쟁상황을 맞고 있다.

기업의 전략을 병원 경영에 적용해보면, 공격적 전략은 병원의 위상을 높이고 높은 수익률을 안겨줄 때 필요한 전략이고, 방어적 전략은 경쟁병원의 공격에 맞설 때 필요한 전략이다. 넓게 바라보면 두 전략 모두 경쟁 병원을 능가하기 위한 전략이라는 점에서 일맥상통한다. 경쟁우위를 점하기 위한 전략은 크게 원가우위전략Overall Cost Leadership Strategy, 차별화전략Differentiation Strategy, 집중화전략Focus Strategy이 있고, 제품이나 서비스의 확대로 성장을 추구하는 다각화전략Diversification Leadership Strategy이 있다. 이러한 4가지 전략을 구사할 때 유효한 수단으로 병원M&AMergers and Acquisitions와 전략적 제휴Strategic Alliance가 있다.

병원 차원의 전략을 수립했다면 기능별 전략Functional Strategy을 마련해야 한다. 기능별 전략에는 브랜드 전략, 마케팅 전략, 연구개발전략, 정보화전략, 재무전략 등이 있으며, 이 중 단기간 내에 병원의 위상을 높이고 환자를 늘리는 데 가장 효과적인 전략은 브랜드 전략이다.

또한 병원을 리모델링하거나 신·증축할 때도 병원의 공간을 늘리고 깨끗하게 하는 데 만족하지 말고, 경쟁전략의 수단으로 활용해야 한다. 그러기 위해서는 건축전략이나 새 병원의 개원전략이 필요하다.

원가우위전략, 차별화전략, 집중화전략, 다각화전략을 먼저 설명하고, 병원M&A와 전략적 제휴, 브랜드 전략, 그리고 병원 건축전략 순으로 살펴보고자 한다.

원가우위전략

원가우위전략Overall Cost Leadership Strategy은 서비스의 질보다는 원가를 낮추어 경쟁에서 이기겠다는 전략이다. 규모의 경제나 관리의 효율을 통해 원가를 낮추어 동일한 수익을 올리더라도 높은 이익을 내겠다는 의도에서 출발한다.

최근의 병원 대형화는 원가우위전략에 기반을 두고 있다. 병상 수가 늘어나도 진료과, 의사와 간호사, 장비 등이 비례하여 증가하지 않기 때문에 환자당 진료원가가 떨어지게 된다. 또한 병원 규모가 커지거나 병원수가 늘어나면 인력이나 장비, 브랜드, 시스템을 공유함으로써 단위당 진료원가가 떨어질 수 있다. 하지만 진료원가는 무한정 떨어지는 것이 아니라 일정 규모가 넘어서면 다시 올라가게 된다. 진료원가가 최저점이 되는 지점을 영역별 적정규모라고 하는데, 적정규모를 넘기면 단위당 진료원가가 떨어지지 않고 오히려 관리위험이 증가해 더 높은 경영역량이 요구된다.

원가우위전략은 인터넷을 통한 진료비 비교가 가능하고 비급여 시술을 하는 진료과에서 주로 활용한다. 예를 들면 고난도 기술 없이 일정한 훈련만으로도 시술이 가능한 제모센터에서 많이 활용한다. 센터를 여러 개 운영하면 장비나 시설, 인력의 활용 등으로 원가절감을 하면 진료비를 낮출 수 있어 경쟁에서 우위를 차지할 수 있고, 지속적인 성장도 가능해진다. 의료계는 이런 경우를 제외하면 진료비가 저렴하다고 홍보하기가 쉽지 않다. 비급여수가가 다소 낮고 진료를 소극적으로 해서 평균진료비가 낮은 일부 병원도 있지만, 환자들은 진료비가 저렴하다고 해서 질 낮은 서비스를 선택하지 않는다. 의료의 원가경쟁력은 최소한 동일 품질을 유지할 때 확보할 수 있다.

프로세스를 표준화해 의료품질을 높이고 의료진의 진료시간을 절감한다든지, 진료실, 수술방, 장비 등 자원을 효율적으로 운영해야 한다. 이를 통해 동일한 환자를 보는 경우에는 이익률을 높이도록 경영하는 것이 진정한 원가우위전략이라고 할 수 있다. 그런데 일시적으로 높은 수익률을 내는 것이 의료품질이나 구성원의 만족도를 희생한 대가라면 원가우위의 전략을 성공하기 어렵다. 경기도에 있는 J대형병원은 유사병원에 비해 인건비와 관리비가 현저히 낮아서 타 의료기관에 비해 수익률이 매우 높다. 그러나 의료품질과 구성원 만족도는 떨어지고 환자들의 불만과 의료진의 이직률이 높아지고 있다. 이는 매우 위험한 징후이다.

원가우위전략을 성공적으로 이루려면 의료품질이나 구성원의 만족도를 유지한 상태에서 프로세스 혁신과 자원의 효율적 운영 등의 경영 혁신 노력이나 기술을 개발해야 한다.

차별화전략

차별화전략Differentiation Strategy은 원가우위전략과 대비되는 개념으로, 원가가 다소 올라가더라도 병원의 이미지나 서비스를 개선해 진료비를 더 받거나 환자를 더 유치하는 것이다. 차별화전략의 수단은 의료진의 충분한 상담, 협진 프로세스 구축, 대기시간 단축 등 의료품질을 차별화하거나 호텔과 같은 고급 서비스 제공, 시설 개선, 부가서비스 제공 등이 있다.

많은 병원은 자신만의 고유한 색깔을 가지려고 하기보다는 'Big4 따라잡기'와 같은 목표를 설정하고 있는데, 이는 성과를 거두기가 어렵다. 오히려 현재 잘나가는 병원이 갖지 못한 다른 특징을 갖도록 시도하는 차별화전략이 성공할 가능성이 높다.

미션병원은 종교적 이미지 때문에 발전에 한계가 있다는 인식이 팽배하지만, 종교적 이미지는 결코 마이너스가 아니라 신뢰를 주는 소중한 자산이 될 수 있다. 일본 동경에는 동경대학교병원에서 그리 멀지 않은 곳에 천주교재단이 운영하는 520개 병상의 세이루카국제병원Saint Luke International Hospital이 있다. 병원 내에 성당이 있는 등 매우 성스럽고 안락한 분위기로 꾸며져 있고, 입원실은 동경대학교병원과는 비교가 되지 않을 정도로 환자 중심으로 잘 관리되고 있다. 병원 전체에 천주교 고유의 사랑과 평화의 이미지를 잘 접목해놓았다. 그래서 중증도가 높은 환자나 유

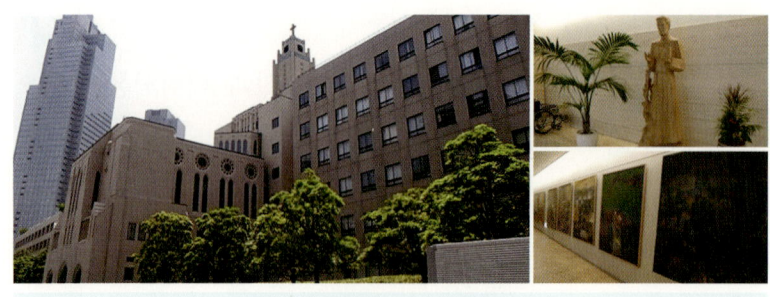

그림 1-4. 일본 세이루카국제병원

력인사도 규모나 명성이 압도적인 동경대학교병원에서 수술을 받지 않고 이 병원을 찾는 경우가 허다하다.

집중화전략

집중화전략Focus Strategy은 시장을 특성에 따라 세분하고, 그중 특정 영역을 선택해 집중적으로 공략하는 전략이다. 해당 산업 전체에서는 경쟁우위를 확보하지 못해도 목표하는 시장에서는 확고한 경쟁우위를 확보하려는 전략이다.

전문병원의 집중화전략은 유효하다. 이미 늘어날 대로 늘어난 종합병원에서는 질환별 환자에게 맞춤서비스를 제공하기가 쉽지 않다. 병원은 한 분야만 잘해도 재미있게 경영할 수 있는데, 특정질환을 전문으로 하는 병원이 여기에 속한다. 치질이나 대장암에 집중한 대항병원은 대장암 수술 건수 기준으로 2009년 전국 8위, 2010년 10위를 하는 등 유수의 대학병원들과 어깨를 나란히 하고 있다. 안과로 유명한 김안과병원, 유방암 전문병원인 세계로병원, 척추관절 전문병원인 우리들병원 등도 집중한 분야에서는 대다수 대학병원보다 나은 성과를 보이고 있다.

해외에서는 탈장에 집중한 숄다이스병원 Shouldice Hospital 등이 대표적인 예이다. 캐나다 토론토에 위치한 숄다이스병원은 탈장수술 전문화를 통해 경쟁우위를 확보하고 있다. 1995년 개원한 이 병원은 매년 30만 명의 외래환자를 보고, 연평균 7,500명의 탈장환자를 수술하고 있다. 일반 종합병원에 비해 수술비는 1/3, 수술 실패율은 1/12이며, 수술 후 몇 시간만 지나면 운동을 할 수 있을 만큼 빠른 회복률로 탈장 수술 분야의 전문화에 성공했다.[16] 일반병원의 탈장수술 합병률은 개복수술군의 경우 33.4%, 복강경수술군은 39.0% 정도로 보고 있다. 그러나 숄다이스병원 수술환자의 합병률은 0.5%에 불과하다. 재수술률은 평균 10~15%인데 이 병원은 1% 미만으로 매우 낮다.[17]

모든 진료 영역을 다루는 대학병원도 집중화전략을 택하는 경우가 있다. 일종의 변형된 집중화전략으로, 대학병원 내에 독립적인 전문병원을 운영하고 있다. 대만의 장궁병원(長庚病院)은 진료수익이나 연구성과가 모두 떨어지는 진료과를 과감하게 축소하고, 대외적인 브랜드를 확보할 수 있는 분야에 집중 투자해 성공한 사례이다.

다각화전략

다각화전략 Diversification Leadership Strategy이란 새로운 서비스나 제품을 제공하여 기존의 시장을 확대하는 전략을 말한다. 새롭게 제공하는 서비스나 제품과 기존의 서비스나 제품의 관련 여부에 따라 관련 다각화, 비관련 다각화라는 표현을 쓴다. 다각화는 기존 서비스를 더욱 강화하거나 미래의 새로운 성장동력을 찾기 위한 목적으로 한다.

개원가 병의원과 전문병원은 일정 수준으로 성장하면 다각화를 고려한다. 다각화전략은 크게 의료영역에 집중하는 것과 의료 이외의 관련분야로 확장하는 것으로 구분할 수 있다. 물론 두 가지 전략을 동시에 실행하는 병원도 있다. 다각화 초기에는 한 가지 진료과에 집중한 전문병원에서 의뢰Refer가 많은 환자군의 진료과를 확대하거나, 재활과 예방 혹은 의료관련 회사를 통해 병원의 영역을 넓힌다.

다각화전략의 좋은 사례는 차병원과 우리들병원이다. 차산부인과의원으로 시작한 차병원은 현재 국내외에 다수의 병원과 연구소, 검진센터를 갖추고 있으며, 대학교까지 설립했다. 우리들병원 역시 다수의 병원을 운영하면서 제약, 생명과학, 창업투자, 병원관리 등으로 사업을 다각화했다.

전문병원이 일정 수준으로 성장하면 유사한 분야로 병원을 확장하는 다각화전략을 시도할 것이다. 다각화를 할 때 염두에 두어야 하는 것은 현재의 이미지를 훼손하지 않고 현재의 역량을 펼칠 수 있는 분야로 진출하되, 가급적이면 단계적으로 접근해야 한다는 것이다. 다각화전략의 성패는 다각화 영역과 진입전략에 의해 결정된다.

이상과 같은 4가지 전략 중 선택을 할 때는 시장 환경, 병원의 핵심역량과 성장단계, 경쟁 병원의 전략을 모두 고려해야 한다. 또한 이들 4가지 전략 모두를 동시에 추진할 수 없다는 것을 명심해야 한다. 집중화전략을 하면서 차별화전략을 추진하거나, 집중화전략을 하면서 원가우위전략을 추진할 수는 있다. 하지만 집중화전략과 다각화전략을 동시에 추진하거나, 원가우위전략과 차별화전략을 동시에 추진하는 것은 바람직하지 않다. 상반되는 전략을 동시에 추진하면 방향성이 상충하기 때문에 효과를 보기 어렵다. 단, 특정기술을 개발하거나 경영 혁신을 할 때는 원가우위전략과 차별화전략을 동시에 수행할 수도 있다.

성장전략은 M&A로

성장의 한계를 돌파하기 위한 수단, M&A

글로벌기업인 GE와 HSBC, 그리고 우리나라의 두산그룹과 STX그룹의 공통점은 적극적인 M&A를 통해 회사를 성장시켰다는 것이다. GE의 잭 웰치 회장은 10년간 무려 615개 기업을 인수했고, 19세기 유럽-중국 간 무역활동을 지원하기 위해 설립된 HSBC는 각종 금융기관을 인수하면서 현재 88개국 8,000여 개의 사무소를 보유한 금융기관으로 성장했다.

두산은 한국중공업과 대우종합기계 등을 인수하면서 소비재에서 중공업 중심의 기업으로 바뀌었고, STX그룹은 유럽 최대 조선회사인 노르웨이 아커 야즈를 인수하면서 크루즈와 플랜트 사업역량을 단기간에 보강했다.

오늘날 M&A는 기업의 효과적인 성장수단으로 활용되고 있으며, 전 세계적으로 4조 달러가 넘는 시장이 형성되어 있다. 특히 경영 환경의 불확실성이 증대하면서 새로운 기술을 개발하지 못하거나, 사업 모델의 혁신을 이루지 못해 성장의 한계를 느낀 기업들이 M&A에 적극적으로 나서고 있다.

HCA와 포티스 헬스케어의 M&A 사례

성장 한계에 부딪혔을 때 기업만 M&A를 활용하는 것은 아니다. 미국의 HCA 병원과 인도의 포티스 헬스케어 병원은 M&A를 통해 급격한 성장을 이루었다.

1968년 테네시 주 네슈빌에서 '파크뷰'라는 중소병원으로 시작한 HCA는 이후 적극적인 인수합병을 통해 병원 163개, 외래 및 수술센터 109개의 병원그룹으로 성장했다. 2011년 연매출이 40조억 원(330억 달러)[18]으로 세계 최대 규모이다. 국내 최

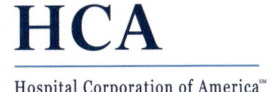 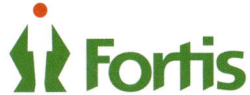

그림 1-5. HCA와 포티스 헬스케어 로고

대 의료원인 가톨릭중앙의료원과 아산의료원이 보유한 병원이 8개씩이고, 2010년 연매출이 각각 1조 4,000억 원, 1조 3,500억 원인 것과 비교해보면 그 규모를 짐작할 수 있다.

HCA는 처음부터 M&A를 통한 다병원체제를 염두에 두면서 기회가 있을 때마다 성장가능성은 높지만 저평가된 병원을 인수했다. 그리고 모병원의 경영시스템을 이전하고, 병원 간 공동구매, 공동연구, 환자교류 등을 통해 병원의 수익성을 개선했다. 병원 운영으로 창출되는 자금을 다시 다른 병원을 인수하는 데 사용함으로써 규모를 키워나가는 전략을 구사했다.

인도의 포티스 헬스케어는 호주와 캐나다 등 10개국에서 61개 병원을 운영하고 있는 대기업형 의료기관이다. 2001년 개원 후 10년 만에 14개 병원을 설립하고 47개 병원을 인수했다.[19] 아폴로병원보다 개원은 20년 늦었지만 성장속도는 빨랐다.[20]

병원이 M&A를 추진하는 이유

해외의 병원들이 적극적인 M&A를 추진하는 이유는 기업의 경우와 유사하다.

첫째, 신규지역을 신속하게 공략할 수 있다. 새 병원을 지으려면 부지 확보에서 건축설계, 시공까지 물리적인 인프라를 구축하는 데 많은 시간이 소요된다. 신규 인력을 채용하는 데에도 어려움이 있으며 브랜딩을 하는 데에도 오랜 시간이 걸린다. 그러나 적절한 병원을 인수하면 짧은 시일 내에 신규 지역에 진입할 수 있다. 병원을 인수하고 나면 기존 병원과 네트워크를 구축함으로써 인지도를 높이고 위상을 강화할 수 있다. 또한, 계열병원 간 지원기능을 통합하고 공동구매를 통해 규모의 경제를 쉽게 달성할 수 있다.

둘째, 핵심역량과 자산을 효율적으로 구비할 수 있다. 병원은 고도의 전문성과 오랜 경험에서 쌓은 노하우를 요구하는 서비스 업체이다. 따라서 필요한 역량을 구축하는 데 오랜 시간이 걸리고 다른 병원의 노하우를 모방하기도 어렵다. 고난이도의 진단이나 치료를 위시한 병원 고유의 의료기술과 치료성과에 따른 인지도와 명성은 단기간에 얻을 수 없다. 그래서 병원의 인수합병은 기존 병원의 진료, 연구역량과 핵심자산을 활용할 수 있는 좋은 기회가 된다.

우리나라의 병원 M&A와 전략적 제휴

의료산업을 활성화하려면 병원의 소유권을 인정해주는 제도적 장치가 필요한데, 우리나라의 법인병원은 모두 비영리로 운영되고 있어 인도나 미국에서처럼 병원을 사고파는 데 제약이 많다. 법인이 해산하면 잔여재산이 유사 목적을 가진 비영리법인이나 국가에 귀속된다고 법적으로 규정하고 있다. 그러나 합법적인 범위 안에서의 M&A 또는 이와 유사한 효과를 볼 수 있는 방법이 없는 것은 아니다.

우선 경영이 어려운 중소병원을 인수하는 방법을 생각해볼 수 있다. 누적적자로 인해 부채가 자산을 초과한 상태, 즉 초기 자본금이 잠식된 상태의 병원일 경우 부채를 떠안는다면 인수할 수 있다.

또한 경영상의 문제로 어려움을 겪고 있지만 브랜드 인지도가 높고 지역민들과 친밀한 병원의 경우, 인수 후에 철저한 경영 진단을 통해 문제를 해결하고 선진적인 운영시스템을 도입하면 회생시킬 수 있다.

병원 전체를 인수하는 것이 부담스럽다면 전략적 제휴를 통해 기존 병원에 필요한 역량을 보완할 수도 있다. 전략적 제휴란 둘 이상의 조직이 경쟁력 제고를 목표로 일정 기간 동안 경영자원을 공유하거나 협조관계를 유지하는 것을 말한다. 계열병원이나 그룹 간 협약을 통해 공동구매, 의료진 교류, 환자의뢰, 설비투자지원, 장비나 설비의 공동운영 등을 제휴할 수 있다. 예를 들어, 수익성을 개선하기 위해 노화된 건물과 장비를 교체해야 하는 상황인데 자금이 부족할 때는 전략적 제휴를 통해 지원을 받을 수 있다. 법인병원에 지분을 투자하는 것은 법적으로 허용되지 않지만, 투자가 아닌 임대방식의 지원과 임대로 인한 수익성 공유는 허용하고 있다.

병원 간 협약을 통해 경영자문의 형태로 대상 병원의 경영에도 일부 참여할 수 있다. 또한 브랜드 공유, 인력 교류, 조직통합 등을 단계적으로 실시하면서 실질적인 통합으로 발전시킬 수 있다.

M&A의 성공요건

M&A를 성공적으로 추진하는 것은 결코 쉬운 일이 아니다. 기업의 경우 M&A의 성공률이 30%에도 못 미친다는 연구결과도 있다. 병원 M&A의 성공률은 공식적으로 밝혀진 조사 결과는 없지만 기업 M&A보다 높지 않을 것으로 짐작된다. 그렇지만 자체적으로 지속적인 성장을 하려면 한계가 있는 병원의 경우 M&A를 잘 활용하면 성장의 기회를 잡을 수도 있다.

성공적인 M&A를 위해서는 먼저 추진 목적을 정의해야 한다. M&A만 하면 병원의 인지도와 수익률이 개선될 것이라는 막연한 기대감은 매우 위험하다. 괜한 기대감에 병원 가치를 과대평가할 수 있고, 인수 후에도 경영 방향을 잡지 못해 큰 손해를 입을 수 있다. M&A를 하려는 이유가 외형 확대를 통해 병원의 위상을 드높이기 위해서인지, 아니면 특정분야의 의료기술과 인지도를 확보하기 위해서인지를 분명하게 알아야 한다. 인수 목적에 따라 인수 대상 병원과 전략이 달라지기 때문이다.

인수 후 통합과정에서 인수 대상 병원의 핵심인력, 특히 의료진이 반발해 병원을 떠나게 되면 M&A를 실패할 가능성이 높다. 이는 M&A를 추진해본 CEO들이 실패의 원인으로 가장 많이 지적하고 있는 사안이다. 특히, 인수 대상 병원이 보유한 고난이도의 치료기술을 흡수하는 것이 M&A의 목적이라면, 인수 후에 핵심의료진이 병원을 떠나지 않도록 신경을 써야 한다.

실사를 해서 미리 핵심인력을 파악하고, 불안감을 갖지 않도록 개별면담을 하여 핵심의료진을 안심시켜야 하며, 통합 후 처우 수준에 불만을 갖지 않도록 배려하는 것이 필요하다.

M&A 추진목적	인수 대상으로 적합한 병원
지역 내 시장지배적 지위 확보	• 모병원과 인접한 지역에 위치 • 일정규모의 병상과 환자수를 확보
목표지역 인지도 제고 및 환자유치	• 진출을 계획하고 있는 지역에 소재 • 타깃지역에서 인지도와 평판이 좋음
인력운영의 효율성 제고	• 인력부족으로 병원 운영에 어려움을 겪고 있음 • 모병원과 지역적으로 인접함
특정분야의 전문성과 인지도 확보	• 타깃분야의 경험과 전문성이 있는 의사를 보유 • 해당분야에 대한 명성을 보유

표 1-2. M&A의 추진목적과 인수 대상으로 적합한 병원

병원을 인수한 후에는 대상 병원의 임직원이 저항감을 갖지 않도록 운영의 묘를 발휘해야 한다. 과거 일본기업이 미국이나 유럽 등의 선진기업 인수에 실패한 까닭은 신속한 통합을 최우선으로 생각해 소위 '점령군' 행세를 하는 실수를 범했기 때문이다. 인수 대상 병원의 경영진을 위시한 핵심인력을 통합과정에 참여시키고, 통합에 대한 부정적인 시각을 줄일 수 있도록 완급을 조절하면 이런 일을 피할 수 있을 것이다.

M&A 기회를 적극 활용해야 한다

과거 기업 M&A의 역사에서 귀한 시사점을 발견할 수 있다. 성공적으로 M&A를 추진한 기업들의 공통점은 이전에 적은 규모의 M&A를 지속적으로 추진해왔다는 점이다. 그들 기업은 상대적으로 위험이 적은 소규모 M&A를 지속적으로 추진함으로써 M&A 추진의 전문성과 경험을 쌓고, 이를 통해 성공가능성을 높일 수 있었다.

우리나라에서는 병원의 M&A가 아직 활성화되지 않았지만, 기회가 왔을 때 M&A에 성공하려면 미리부터 공부를 해두는 것이 좋다. 성장 잠재력이 있고 저평가된 병원을 가려낼 수 있는 통찰력과, 통합에 따른 시너지 효과를 창출할 수 있는 역량은 하루아침에 만들어지지 않기 때문이다.

(권중목 컨설팅 2본부 이사와 공동 집필)

병원의
브랜드전략

잊힌 병원의 비애

가장 불행한 여자는 잊힌 여자라고 한다. 그렇다면 가장 불행한 병원도 '잊힌 병원'이 아닐까? 10년 전만 해도 잘나가던 병원이 지금은 고객들의 기억 속에서 멀어지거나 낙후된 병원으로 전락한 경우를 종종 볼 수 있다. 이렇게 된 데에는 여러 가지 이유가 있지만 병원 이미지 관리를 소홀히 한 것도 한몫을 차지한다.

병원 광고는 개원가에서는 일반화되었지만 대학병원에서는 아직 낯설다. 10년 전만 하더라도 의료계는 경영이라는 용어에 거부감을 보였다. 그런데 이제는 경영은 물론이고 고객, 성과급이라는 용어도 익숙하게 받아들인다. 그러면 앞으로 의료계가 익숙하게 받아들여야 하는 용어는 무엇일까? 단연 브랜딩Branding일 것이다. 병원의 경영활동을 간략하게 정의하면, 다른 병원보다 잘하는 영역을 만들고, 이를 자연스럽게 알리는 것이다. 잘하는 영역을 만드는 것이 차별화, 전문화라면, 자연스럽게 알리는 것이 브랜딩이다. 흔히 홍보나 광고라고 이해하고 있으나, 브랜딩은 통합적인 이미지를 구축하는 것으로 더 넓은 개념이다.

병원 간 경쟁이 심화될수록 브랜딩에 더 관심을 기울여야 하는 이유는 고객은 수많은 병원 중에 하나를 선택하기 때문이다. 대

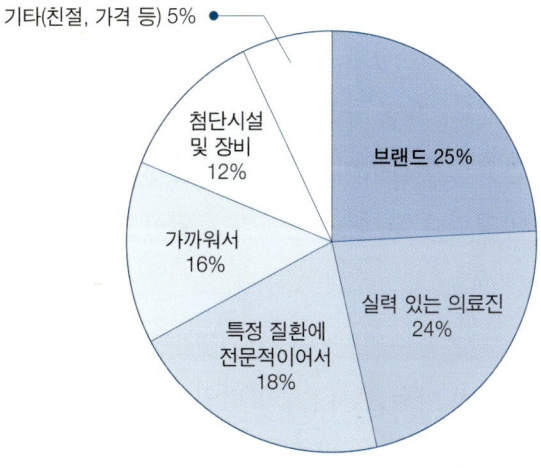

그림 1-6. 대학병원 내원고객 설문. 병원을 선택할 때 가장 큰 영향을 미쳤던 요소는 무엇입니까?
자료원, 엘리오 경영DB

학병원 내원 고객을 대상으로 대학병원을 선택할 때 가장 큰 영향을 미쳤던 요소가 무엇인지 조사한 자료를 보면, 과거에는 우수의료진을 보고 선택한다는 답변이 압도적이었지만, 지금은 브랜드를 보고 선택한다는 답변이 더 우세하다.

서울대학교병원과 세브란스병원이 높은 인지도를 확보하고 신뢰를 받는 데는 병원 자체의 역량도 크지만, 명문대학이 운영하는 병원이라는 이미지가 병원의 브랜드를 높인 것은 부정할 수 없는 사실이다. 삼성서울병원과 서울아산병원도 대기업 브랜드가 아니었다면 단기간에 대학병원의 벽을 넘어서기 어려웠을 것이다.

삼성서울병원과 서울아산병원 중 어느 곳이 고객 인지도가 높을까? 병원의 설립연도, 병원 규모, 명의 수 등을 볼 때 당연히 서울아산병원의 인지도가 높아야 하겠지만, 삼성서울병원의 인지도가 서울아산병원보다 두 배나 높다. 그 원인은 서울아산병원의 '브랜드명'에 있다.

서울아산병원의 이전 이름은 서울중앙병원이다. 지방에 있는 병원의 중앙병원 역할을 한다는 취지로 그런 이름을 지었는데, 얼마 후 중앙대병원과 혼동된다는 등의 이유로 지금의 이름으로 변경되었다. 아산은 이사장이었던 고 정주영 회장의 호인데, 아산병원 하면 많은 사람은 충남에 있는 아산을 떠올린다. '서울아산병원'이라는 명칭은 '현대'라는 브랜드를 연상시키지 못하는 한계를 가지고 있다.

그리고 홍보에 대한 개념의 차이도 중요한 역할을 했다. 삼성서울병원은 홍보를 할 때 진료과와 팀을 강조했고, 서울아산병원은 의사 개인에 집중했다. 그래서 삼성서울병원에는 알려진 의사가 적고, 서울아산병원에는 알려진 의사가 많다. 그러나 많이 알려진 의사가 꼭 명의를 의미하지는 않는다. 고객은 명의가 아닌 의사도 명의라고 생각할 수 있고, 명의인 의사도 명의가 아니라고 생각할 수 있다.

From Needs To Wants

기업은 브랜드의 중요성에 대해 잘 알고 있다. 듀폰이 의류, 가방, 펜 등 액세서리를 비롯해 다양한 제품을 만들어서 사업을 성공적으로 이끌고, 나이키가 공장 하나 없이 엄청난 규모의 매출을 유지할 수 있는 것도 모두 브랜드화에 성공했기 때문이다.

언론사나 브랜드 전문회사는 매년 각 기업의 브랜드 가치를 평가해 순위를 발표한다. 명품 가방 브랜드 루이비통의 브랜드 가치(219억 달러)는 첨단기술로 무장한 삼성의 브랜드 가치(195억 달러)보다 무려 24억 달러나 높다(2010년 기준). 특별한 차이가 없는 가방도 에르메스의 브랜드를 달면 3,000만 원에 팔리고, 평범한 실버 제품도 티파니라는 브랜드를 달면 수백만 원짜리 명품이 되기도 한다. 원가가 비슷한데 가격이 왜 이렇게 차이가 나냐고 말하는 것은 별 의미가 없다. 비싸도 줄을 서서 사는 사람들이 많으니까.

이는 명품 브랜드에만 국한되는 현상이 아니다. 우리나라는 등산전문 원단인 고어텍스를 인구대비 가장 많이 입는 나라라고 한다. 해발 8,000m의 산을 등반하는 데 필요한 특수복을 1,000m도 안 되는 산을 오를 때 입으려고 비싼 돈을 들여 구입하는 것이다. 필요 이상의 비싼 소재로 만든 등산복을 사는 것이 비이성적이라고 말하는 것은 의미가 없다. 고객은 기분 좋게 구입하니까.

지금은 필요를 충족시키는 시대가 아니라 욕구를 만족시키는 시대다. 브랜드는 기능을 넘어 사람들에게 만족과 안정 또는 긍지와 특별함이라는 즐거움을 제공할 수 있어야 한다. 브랜드에 관한 한 병원도 예외가 될 수 없다. 병원도 머리가 아니라 가슴으로 생각하는 법을 이해해야 하며, Needs(필요)가 아니라 고객의 Wants(욕망)에 귀 기울여야 한다. 그리고 브랜드 파워를 키우는 일이 미래의 고부가가치를 생산해낼 수 있는 지름길임을 알아야 한다.

브랜딩을 해야 할 때

애플, 코닥, 휴렛패커드를 컨설팅한 〈브랜드 갭〉의 저자 마티 뉴마이어는 '브랜드란 당신이 말하는 그 무엇이 아닌, 고객이 말하는 그 무엇이다'라고 정의했다. 즉 브랜드란 고객의 평판에 의해 좌우된다.

고객이 Big4병원을 떠올리면 어떤 생각을 할까? 또 가톨릭중앙의료원, 고대의료원, 이화의료원, 경희의료원, 한양대학교의료원, 전북대학교병원, 전남대학교병원, 경북대학교병원 등을 떠올리면 어떤 생각을 할까? 가장 먼저 떠오르는 이미지. 그것이 바로 브랜드다. 브랜드가 고객의 마음속에 형성된 이미지다.

마음이 착한데도 좋지 않은 인상을 주는 사람이 있듯이, 병원도 실제보다 좋지 않은 이미지를 주는 곳이 많다. 브랜드의 이미지는 나빴던 첫인상을 노력하면 바꿀 수 있는 것처럼 얼마든지 바꿀 수 있다.

만약 고객이 다음과 같은 경험을 한다면, 해당 병원의 브랜드를 어떻게 느낄까?

- 병원 외관은 얼룩져 있고, 복도는 좁고 지저분하며, 사인물은 어두운 색깔이라 가독성이 떨어진다.

- 홈페이지에 들어가니 가장 최근 소식이 6개월이 지난 것이며, 홍보물을 보면 촌스럽기 짝이 없다.
- 의료실력이 뛰어난 의사들이 포진하고 있어도 이들의 말투가 고객에게도, 옆 간호사에게도 기분 나쁘게 들린다.
- 의료진이나 간호사들이 때 묻은 옷을 입고 있다.
- 뉴스에 나오는 소식은 신기술 개발이나 연구성과에 대한 것은 없고 늘 의료사고나 파업과 같은 부정적인 내용뿐이다.
- 인터뷰에 나오는 병원장이 무슨 말을 하는지도 모르겠고, 복장이나 인상이 시골아저씨 같다.

병원의 브랜드는 이처럼 로고나 사인물처럼 눈에 보이는 감각적인 요소와 뉴스나 지인을 통한 간접경험, 그리고 서비스를 받은 직접경험 등을 통해 형성된다. 따라서 브랜드를 형성하는 요소들을 개선하면 브랜드의 이미지도 바꿀 수 있다.

그렇다면 브랜드 전략이 특히 필요할 때는 언제일까? 잘나가는 병원이든, 새롭게 시작하는 병원이든 항상 브랜드에 관심을 가져야 하는데, 다음과 같은 상황이라면 특별히 면밀한 브랜드 전략을 세워야 한다.

첫째, 병원 이름을 처음 만들 때와 바꿀 때다. 개원할 때 브랜드 전략을 면밀하게 수립해 그에 맞게 병원의 이름을 정해야 한다. 나중에 바꾸려고 하면 비용이 많이 들기 때문이다. 기존 병원의 이름이 고객에게 부정적인 인상을 주거나 다른 병원과 혼동할 여지가 있을 경우에도 브랜드 전략에 따라 새로운 이름으로 바꿔야 한다.

둘째, 병원의 기존 이미지에서 부족한 점을 강화할 때다. 병원의 인지도를 높이거나, 전문화된 이미지나 첨단 이미지 등 병원의 이미지를 새롭게 바꿀 때도 브랜드 전략을 면밀하게 짜야 한다.

셋째, 병원이 새로운 시도를 할 때다. 대규모 수익사업을 새로 시작하거나, 병원을 새로운 지역으로 확장할 때, 혹은 단일병원으로 있다가 다병원 체제로 전환할 때도 반드시 브랜드 전략에 따라 실행해야 한다.

넷째, 병원을 합병하거나 인수해 이미지를 통합할 때다. 인수한 병원의 이미지를 연장해도 되지만, 통합된 새로운 이미지로 브랜드를 강화할 수 있는 절호의 기회가 될 수 있으므로 브랜드 전략을 면밀하게 짜야 한다.

브랜드의 콘셉트를 설계하라

병원 브랜딩이란 고객에게 해당 병원과 타 병원의 차이를 인식시킴으로써 병원의 브랜드 가치를 높이는 전략이다. 이를 포지셔닝^{Positioning}이라 한다. 유명 브랜드의 병원은 병원의 규모와 위치에 관계없이 차별적이고 고유한 이미지를 고객에게 전달한다. 병원이 포지셔닝에 성공하려면 고객에게 어떤 이미지를 전달하고 싶은지, 고객에게 어떤 병원으로 인식되고 싶은지를 분명히 정해야 한다. 이보다 더 중요한 것은 고객이 기대하는 것이 무엇인지 아는 것인데, 아무리 좋은 장비와 의료진을 보유하고 있어도 고객과 병원이 서로 기대하는 것이 다르면 포지셔닝에 실패할 수밖에 없기 때문이다.

암환자의 대부분은 주로 첨단장비와 탁월한 의료진을 보고 병원을 선택하지만 소아과라면 친절, 신속, 청결의 이미지가 고객에게 더 가까이 다가갈 것이다. MD 앤더슨은 암치료에 특화된 이미지를 갖추고 있어서 '암' 하면 'MD 앤더슨'을 떠올리도록 포지셔닝하고 있다. 시애틀어린이병원은 어린이 전문병원의 이미지로 포지셔닝하기 위해 아이들과 아이 가족을 대상으로 한 이벤트를 지속적으로 열고 있다. 신장이식을 받은 아이에게는 수술에 참여한 스태프들이 정성을 모아 생일잔치를 열어주고, 수술 후 눈을 뜬 아이에게도, 수술로 인해 극도로 긴장상태에 있는 아이 부모에게도 기쁨을 줄 수 있는 이벤트를 제공하면서 '어린이병원=시애틀어린이병원'으로 포지셔닝하고 있다.

포지셔닝은 고객의 마음속 기준을 바꾸고 새로운 눈으로 병원을 바라보도록 할 때 강력한 효과를 발휘한다. 이화여대 하면 여성이 떠오르고, 여성암을 더 잘 다룰 수 있을 것이라는 기대를 확장해 큰 성공을 거둔 이대여성암전문병원의 전략은 포지셔닝 전략의 좋은 사례이다. 이대여성암전문병원은 대학부속병원이 해당 대학에 따라 순위가 매겨지는 현실에서 이화여대가 전체 대학순위에서 Top5 안에 들지 않는데도 고객의 마음속에 '여성암=이대여성암 전문병원'으로 자리매김하는 데 성공했다.

대학병원들은 소속 대학의 로고나 심벌을 병원 내부와 외부에서 최대한 활용하고 있다. 그래서 상위 대학부속병원의 경우 대학이 국내 상위이니 병원의 순위도 상위라는 인상을 고객에게 은연중에 심어주려 하는 것만 같다. 하지만 요즘은 대학병원이 최고 의료진을 보유하고 있다거나, 수술을 가장 잘한다고 강조하는 것만으로는 고객에게 차별화된 이미지를 줄 수 없다. 한편 하위 대학부속병원이 대학을 내세우는 경우 대학 순위대로 대학병원의 순위를 결정짓게 하는 부작용을 초래해 상위 대학병원의 위상만 높여주는 역효과가 발생하기도 한다.

국내 대학병원들은 하루 빨리 대학의 권위와 전통적 이미지에서 벗어나 새롭고 신선한 이미지로 자신만의 독특한 영역을 확보하는 데 힘써야 한다.

포지셔닝을 마쳤다면, 병원에 어울리는 개성과 독창성을 살려야 한다. 독창성을 가지면 경쟁 병원이 아무리 따라 해도 고객은 그 경쟁 병원을 아류로만 여긴다. 유일무이(唯一無二)보다 더 차별화된 경쟁력은 없다.

독창성을 갖기 위해서는 병원이 어떻게 성장해왔는지 돌아보고, 앞으로 어떤 방향으로 나아갈 것인지를 점검하면서 브랜드의 방향성을 잡아야 한다. 또한 방향성에 부합하는 병원의 명칭, 로고, 슬로건 등 고객이 인식할 수 있는 콘셉트를 설계해야 한다. 병원 이름을 선정한 이유, 심벌이 나오게 된 배경, 컬러가 갖는 의미, 슬로건 등 병원이 추구하는 비전과 가치 그리고 서비스를 아울러 시각적으로 개성 있게 디자인해야 한다. 이렇게 방향성을 정돈하면 구성원이 혼연일체가 되어 비전 달성에 몰입할 수 있게 된다. 병원의 명확한 미션과 비전을 구성원에게 전달하여 공감대를 형성하면 구성원이 고객과도 감성적인 소통을 할 수 있다.

브랜드를 구축하라

포지셔닝을 마쳤다면, 고객이 느끼고 공감할 수 있도록 병원의 브랜드를 구축해야 한다. 병원의 브랜드를 구축하는 요소 중에 고객경험은 단기간에 바꾸기 어렵지만, 눈에 보이는 이미지는 비교적 빠른 시일 내에 바꿀 수 있다. 보여주는 이미지는 로고,

캐치프레이즈, 병원의 외관, 홈페이지, 유니폼, 브로슈어, 사인물 등 매우 다양하다. 이 중에서도 이미지의 변화는 로고에서부터 시작해야 한다. 로고의 형태, 색깔 등은 병원의 이미지에 가장 많은 영향을 미치기 때문이다.

로고는 병원의 깃발로서 병원이 지향하는 바를 시각적으로 전달하기 때문에 고객에게 강렬한 인상을 심어준다. 좋은 로고의 기준으로 6가지를 들 수 있다. 간결해야 한다 Simple, 다른 것들과 구분되어야 한다 Distinctive, 특성을 알릴 수 있어야 한다 Relevant, 인상적이어야 한다 Memorable, 시간과 무관해야 한다 Timeless, 다양한 활용이 가능해야 한다 Versatile.

미국의 대표병원들의 로고를 살펴보자. 메이요클리닉, 메모리얼 슬로언 케이터링 암센터, MGH의 로고는 각 병원의 정통성과 철학을 매우 간결하게 표현하고 있다.

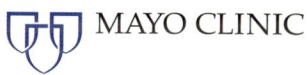 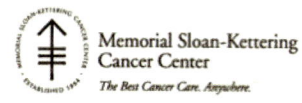

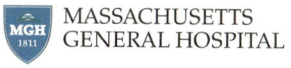

그림 1-7. 미국의 병원 로고

메이요클리닉 로고의 세 방패는 왼쪽에서부터 연구, 진료, 교육을 상징한다. 진료를 상징하는 방패를 가운데 둔 것은 메이요클리닉은 진료기능을 가장 중요하게 생각하며 이를 중심으로 연구와 교육을 연계하겠다는 철학을 표현하기 위해서다.

메모리얼 슬로언 케이터링 암센터의 로고 왼쪽에는 세 개의 평행선과 이를 관통하는 화살표가 위치한다. 교육, 진료, 연구의 세 영역을 아울러서 의료의 진화를 추구하겠다는 뜻을 담고 있다. 오른쪽에는 오랜 전통을 나타내기 위해 설립연도 1884와 캐치프레이즈인 'The Best Cancer Care, Anywhere'를 표시했다.

하버드의학전문대학원의 협력병원인 MGH도 200년 전통을 강조하기 위해 200이란 숫자를 로고 배경에 넣었다. 시간과 무관해야 한다는 취지와 상반되는 것 같지만, 이를 염려해 1811-2011이라는 숫자를 넣어 오랜 시간이 지나도 의미 해석에 문제가 없도록 했다.

세계 최고의 암병원인 MD 앤더슨 암센터는 최근에 병원 로고를 수정했는데, 병원의 슬로건을 병원 로고에 적절히 삽입해 미션을 잘 표현하고 있다. 'Making Cancer History'라는 슬로건과 Cancer 부분에 그은 붉은 줄은, '전 세계 모든 암을 역사의 뒤안

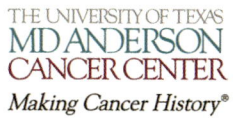 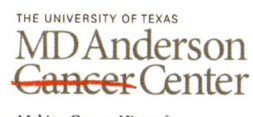

변경전   변경후

그림 1-8. MD 앤더슨 암센터 로고 [21]

길로 보내겠다'라는 구성원의 결의를 강력하게 나타낸다. 해외 병원들은 과거의 권위적 이미지를 탈피하고, 환자를 위한 병원 본연의 가치를 획득하기 위해 로고 변경을 통해 이미지 차별화를 적극적으로 시도하고 있다. 우리나라 병원의 로고는 어떨까?

우리나라 대학병원의 로고 디자인은 대부분 지향하는 가치나 비전을 전달하기보다는 전통과 권위를 드러내고 있다. 병원 명칭도 대학교의 명칭을 사용하며, 병원의 심벌도 대학교의 이미지를 크게 벗어나지 않는다. 또한 대학병원이라는 인식에 갇혀 있어 하위 대학병원의 경우 병원의 장점과 가능성마저 고객에게 어필하지 못하고 있다.

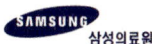 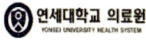 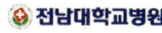 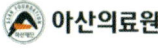
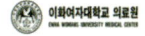 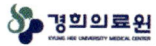 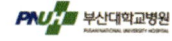 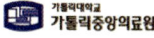

그림 1-9. 국내 병원 로고

병원의 로고 변경은 새로운 기회를 제공한다. 전문성을 갖춘 병원은 로고를 바꿈으로써 기존의 권위와 전통성을 강조하는 패턴에서 벗어나 혁신적 이미지로 새로운 포지셔닝을 시도할 수 있다. 병원의 로고는 고객에게 새로운 가치를 제공할 수 있으며, 기존의 인식을 넘어 새로운 시장을 여는 창이 되기도 한다. 해외 병원이 로고를 바꾸고 이미지 전환을 시도해 더 강한 브랜드가 된 두 가지 사례를 소개한다.

HI 사례 1. 미국 심장전문병원 메드캐스

뉴멕시코심장병원은 미국의 심장전문병원인 메드캐스^{MedCath}의 분원으로, 개원 초기에 병원 브랜드 전략 프로젝트를 시작했다. 브랜드 디자이너 매기 맥나브는 관련 의사와 관계자들과 미팅을 가진 뒤 로고를 통해 병원이 전달하고자 하는 메시지가 무엇인지 확인했다.

뉴멕시코심장병원이 HI$^{Hospital\ Identity}$에서 표현하고자 한 것은 3가지다. 첫째, 당시 뉴멕시코 주에는 심장전문병원이 없었기 때문에, 심장만 다루는 최초의 의료기관이라는 점을 부각해야 했다. 둘째, 메드캐스가 운영하는 다른 심장병원과 달리, 이 병원 직원들은 뉴멕시코라는 지역사회를 위한 소명의식^{Calling}으로 가득차 있음을 강조했다. 셋째, 심장을 다루는 병원이니만큼 고객이 안심할 수 있도록 확신을 주어야 했다.

매기 맥나브는 폭넓은 조사를 통해 100년 넘게 뉴멕시코 주의 상징인 지아^{Zia} 문양에 주목했다. 뉴멕시코 주의 원주민인 지아 인디언이 오래도록 사용해온 문양이기도 하니 고객이 원하는 3가지 기준을 충족시킬 수 있다고 생각했다. 그녀는 지아 인디언 원로들을 설득해 문양 사용권을 확보했고, 보살핌을 표현하기 위해 손바닥과 심장의 모양을 통합해 전통과 지역적 특성을 살린 새로운 상징을 개발했다.

병원을 개원하던 날, 예상 밖의 일이 벌어졌다. 수많은 지아 인디언이 전통춤을 추며 병원 개원을 축하했고, 이 소식이 지역방송에 크게 보도되었다. 이후 뉴멕시코심장병원은 홍보 효과에 힘입어 단시간에 심장전문병원으로서의 입지를 굳히게 되었다.

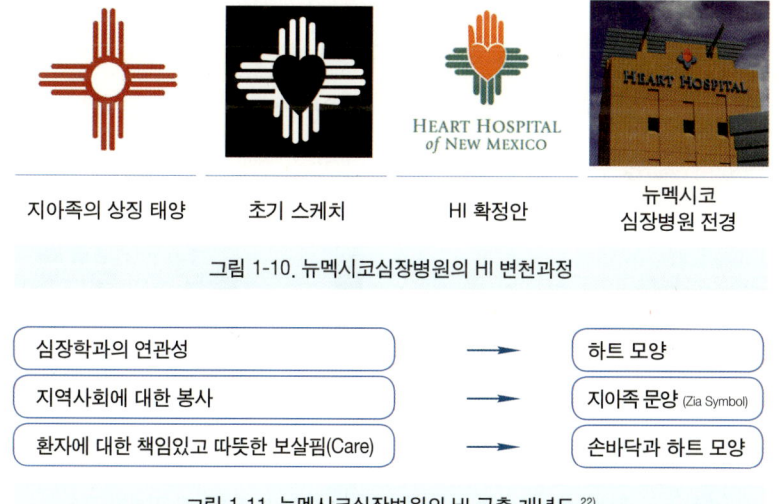

그림 1-10. 뉴멕시코심장병원의 HI 변천과정

그림 1-11. 뉴멕시코심장병원의 HI 구축 개념도 [22]

HI 사례 2. Children's Miracle Network Hospitals

Children's Miracle Network Hospitals는 세계 최대의 어린이 관련 자선단체다. 1983년 첫 모금활동을 시작해 현재까지 약 4조 8,000억 원($4.2 Billion)의 기금을 조성했고, 170개 병원을 도와 약 1,700만 명의 아이에게 최상의 의료서비스를 제공했다. 이 단체는 2011년 새해에 새롭게 단장한 로고를 선보였다. 기존의 로고 타이틀에 Hospitals를 추가해 병원을 지원하는 자선단체로서의 의미를 명확히 했다. 또 아이들에게 더 친근하게 다가가기 위해 기존의 애드벌룬 그림을 하늘로 날아오르는 열기구로 교체하여 어린이를 위한 자선단체라는 이미지를 더 분명하게 표현했다.

하늘로 날아오르는 열기구를 통해 건강해지기를 바라는 아이들의 마음을 강조했다. 조금 보수적으로 보이는 붉은색은 아이들의 순수한 면과 건강함을 떠올릴 수 있도록 노란색으로 일부 교체했다. 훌륭한 심벌은 고객으로 하여금 해당 브랜드의 이미지

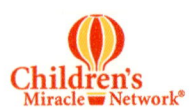 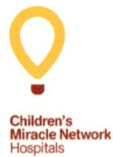 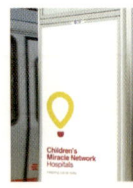 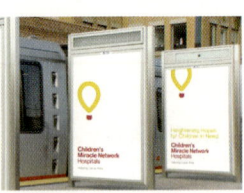

변경 전　　　　변경 후　　　　적용사례 (지하철 광고)

그림 1-12. Children's Miracle Network Hospitals 로고와 적용사례 (지하철 광고)

를 쉽게 떠올리게 한다. 해외 병원들이 이처럼 브랜드의 로고를 변경하는 것은 새로운 기회를 얻고 가능성의 문을 열기 위해서다.

통합적으로 커뮤니케이션하라

병원에서 홍보를 위해 홈페이지나 광고, 브로슈어에 쓴 글을 보면, 같은 병원에서 쓴 글인지 헷갈릴 만큼 일관성이 없다. 마치 시장에서 서로 물건을 팔려고 웅성대는 소음처럼 느껴진다. 병원 홍보를 이렇게 하면 밑 빠진 독에 물 붓기 식으로 비용과 시간만 빼앗긴다. 돋보기의 초점을 모아야 뭔가를 태울 수 있듯이, 병원의 메시지도 일관되고 또렷하게 전달해야 고객을 움직일 수 있다. 그러기 위해서는 다음과 같은 노력이 필요하다.

첫째, 브랜드 관리 시스템을 구축해야 한다. 그래야 경영자가 교체되더라도 브랜드 자산의 일관성을 유지할 수 있다. 기업에서는 대부분 홍보실에서 브랜드 관련 업무를 주관하지만, 브랜드를 기획하고 관리할 수 있는 여건을 갖춘 병원은 많지 않다. 병원장의 대외활동을 주로 지원하고, 보도자료와 소식지를 만들거나, 홈페이지를 관리할 여력도 없다. 하지만 앞으로는 병원도 브랜드에 영향을 미치는 사안에 대해서 기획하고, 관리할 수 있는 인력과 기능을 갖추어야 한다. 병원 홍보실에서 할 여력이 없다면 기획실로 이관해서라도 강화해야 한다.

둘째, 로고를 바꾸고 나면 브랜드의 콘셉트에 따라 일관성 있게 간판, 명함, 각종 서류의 양식, 브로슈어, 사인물, 유니폼 등의 이미지를 통일하는 작업을 해야 한다. 고객이 특정 브랜드를 인식하는 과정은 눈에 보이지 않지만 매우 정교하다. 따라서 시각 등 모든 감각기관을 통해 받아들이는 브랜드 이미지가 일관성을 갖추도록 관리해야 한다.

셋째, 사용자 매뉴얼을 작성해 브랜드 전략과 브랜드 디자인을 구성원에게 교육해야 한다. 브랜드의 이미지는 병원의 비전과 전략 그리고 추구하는 가치를 상징한다. 그래서 고객에게 알리는 것에 앞서 로고의 의미부터 사용방법을 구성원과 충분히 공유해야 한다.

넷째, 고객 접점MOT, Moment of Truth을 통해 고객에게 브랜드를 알려야 한다. 고객 접점은 스페인에서 유래한 말로, 투우사가 성난 황소의 급소를 찌르는 결정적 순간을 뜻한다. 그래서 'Moment of Truth'를 번역하면 '진실의 순간'보다는 '결정적 순간'이 더 잘 어울린다. 이 용어를 경영에 처음 도입한 스칸디나비아 항공의 얀 칼존 사장은 이렇게 말한다. "고객 접점의 순간은 고객이 한 기업과 관계를 지속할지의 여부를 결정하는 데 결정적인 영향을 미친다."

직접경험의 결정적 순간은 고객이 병원을 방문해 만족, 불만족을 경험할 때 발생한다. 예를 들면, 병원에 주차할 때, 주차안내원의 안내를 받을 때, 예약할 때, 진료를 받기 위해 의사와 처음 만날 때 등이다. 브랜드를 단순히 이미지로만 알리려고 해서는 안 된다. 고객이 병원의 이미지를 직접경험으로 확인할 수 없다면 병원은 고객에게 거짓말을 한 셈이 되므로 결국은 위상이 추락할 것이다.

간접경험의 결정적 순간은 고객이 병원을 선택하는 과정에서 발생한다. 예를 들면, 홈페이지를 방문할 때, 언론에서 병원의 뉴스나 기사를 접할 때, 이벤트나 행사에서 병원의 소개를 접할 때, 가까운 지인으로부터 병원의 평을 들었을 때 등이다.

(정철 브랜드 전략팀장과 공동 집필)

병원 건축도 전략이다

신축과 리모델링 시기의 도래

우리나라 종합병원은 대부분 개원 후 20년이 지나면 대규모 리모델링을 한다. 그리고 30년이 되면 새 병원 차원의 건축이 이루어진다. 한국의료복지시설학회 연구에 따르면, 종합병원의 35%는 개원 후 20년간 대규모 리모델링을 하지 않았다. 만약 20년 차에 모든 종합병원이 리모델링을 한다고 가정하면 38개 종합병원이 공사에 들어가게 된다. 같은 이치로 지은 지 30년 된 병원이 모두 새 병원을 짓는다면 101개 병원이 신축에 들어가게 된다. 병원별 재무 여력에 따라 건축 시기는 각각 다르겠지만, 적어도 139개 종합병원은 가까운 시기에 리모델링이나 새 병원 건축에 들어갈 것으로 예상된다.

건축에도 전략이 필요한 이유

병원끼리 극심하게 경쟁을 벌이는 상황에서는 병원 건축도 차별화를 위한 전략적 수단으로 삼아야 한다. 그런데 최근 10년 동안 신·증축한 병원을 살펴보면 깨끗한 병원을 건립하는 데는 성공했지만, 병원 고유의 개성을 드러내지 못하고 기존의 병원을 답습한 수준이다. 국내 병원들이 어떤 신·증축 경쟁을 벌이고 있는지 살펴보자.

먼저, 병상 증축을 통한 규모의 경쟁이 치열하다. 서울아산병원과 삼성서울병원의 진입으로 촉발된 병상 경쟁은 타 병원의 병상 증축과 대규모 투자를 불러왔다. 이미 인구 1,000명당 병상 수는 OECD의 평균을 훨씬 넘었음에도 불구하고, 지속적으로 증가하고 있다. 또 2012년 경기도 동탄의 한림대병원을 시작으로, 서울의 마곡과 은평구, 인천 송도에 각각 1,000개 병상의 병원이 개원할 예정이다. 인근 병원들도 도태되지 않기 위해 대규모 증축과 리모델링을 진행 중이거나 계획을 세우고 있다.

전문영역의 경쟁도 심화되고 있다. Big4 병원의 증축도 삼성서울병원 암센터를 기점으로 전문성을 강화하는 양상으로 바뀌고 있다. 실제로 삼성서울병원에 이어 서울아산병원, 서울대학교병원, 연세세브란스병원은 이미 암병원을 개원했거나, 조만간 개원할 예정이다. 나아가 어떤 병원에서는 심장이나 뇌질환에 특화된 병동도 준비하고 있다. 이제 대한민국 의료계는 규모와 전문성의 각축장이 되고 있다.

최근 병원끼리의 경쟁은 규모나 의료품질에만 국한되지 않고 고객서비스 영역으로 확산되고 있다. 재벌병원에 자극받은 병원들은 고객서비스에 부합하는 부대시설을 마련하는 등 환자들에게 최상의 서비스를 제공하기 위해 노력하고 있다.

병원들은 극심한 경쟁상황에서 우위를 점하기 위해 신·증축을 결정한다. 예산규모도 적게는 수백억 원에서 많게는 수천억 원에 이른다. 하지만 의료이익이 연 100억 원이 넘는 대형병원이 극소수라는 현실을 감안하면 대규모 투자가 얼마나 위험한 일인지 짐작할 수 있다. 새 병원을 건설하거나 리모델링을 할 때는 계획을 치밀하게 세우는 것이 무엇보다 중요하다. 즉 공간배분을 다른 병원의 평균으로 하거나, 공간배치를 의료진 간의 정치적인 힘에 의해 결정하는 건축설계는 지양해야 한다.

그리고 새 병원은 최소 20년에서 30년을 사용해야 하기 때문에 현재가 아니라 미래의 환자수를 비롯한 다양한 변수를 예측해야 한다. M병원은 개원 당시 엘리베이터 수용능력이 넉넉해서 스카이라운지를 식당으로 임대했다. 그런데 환자가 늘어난 지금은 스카이라운지를 오가는 손님 때문에 점심시간마다 몸살을 앓고 있다. 본원 바로 옆에 본원과 연계가 별로 없는 치과병원을 만들었기에, 정작 본원시설과의 긴밀히 협조해야 하는 심장병원은 본원과 멀리 떨어진 곳에 세워야만 했다. 이와 같이 대규모 투자가 필요한 신·증축을 통해 제대로 효과를 보기 위해서는 설계단계에서 다음의 4가지를 고려해야 한다.

공간 유연성의 확보

병원 부지를 선택할 때는 미래의 변화에 대비해 확장 가능한 부지를 감안해야 한다. 많은 병원이 환경변화에 따른 추가 공간 확보에 어려움을 겪고 있다. 따라서 공간 확보에 대한 창조적인 접근이 요구된다. 서울대학교병원 본원의 경우 건물이 낙후된 데다 진료공간도 부족하고 로비도 쾌적하지 않았지만, 병원 가까이에 역사적인 건물이 있어서 증축이 쉽지 않았다.

그런데 새로운 접근으로 문제를 해결했다. 병원 현관 앞에 2층으로 올라가는 도로용 캐노피를 철거하고, 앞으로 확장을 하자 쾌적한 로비공간이 나왔다. 이 공사를 하면서 부족한 엘리베이터 6대와 에스컬레이터도 설치했다. 서울대학교병원 본원의 경우 병원 입구와 본관의 표고차가 상당히 많이 나서 도보로 내원하는 환자들이 불편을 겪고 있는데, 본관 앞 넓은 부지를 지하공간으로 개발할 경우 상당한 추가면적을 확보할 수 있다. 본관에 있는 외래진료 기능을 지하공간으로 모으면 외래환자의 편의성도 높이고, 본관의 공간부족도 해결할 수 있게 된다. 이 계획이 실현되면, 전략적 건축을 통해 병원이 가진 약점을 강점으로 전환한 좋은 사례가 될 것이다.

부지 전체에 대한 마스터플랜이 있어야 한다. 본원이 확장될 때 전문화된 병원이나 연구시설 그리고 부대사업이 어디에 위치하는 것이 효과적일 것인지에 대해서 미리 구상해야 한다. 대부분의 대형병원들이 그렇지 못했기 때문에 부지 내의 난개발로 인하여 막대한 비용을 지불하고 있다. 병원은 추후 공간 확장을 고려하여 최대한 유연성을 확보할 수 있도록 해야 한다. 병원에는 변경이 불가능한 여러 시설이 있다. 중앙진료부에 해당하는 수술실과 검사실은 한번 자리를 잡으면 더 이상 용도 변경을 하기 어렵다. 수술실은 항온, 항습, 항균 등 온갖 특수시설이 집중되어 있고, 첨단 검사장비는 무게가 상당해 하중을 지탱해주는 시설이 있어야 한다. 이런 시설을 옮기려면 환자의 불편

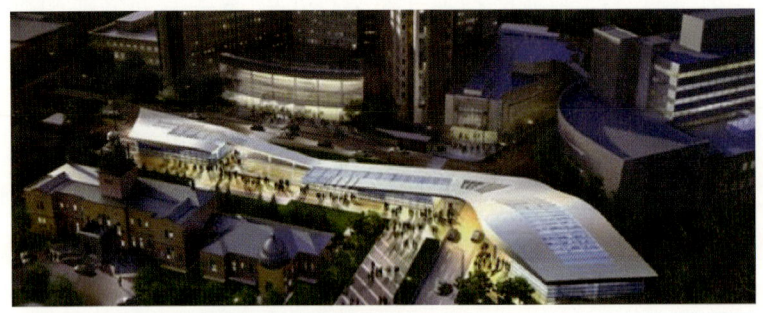

그림 1-13. 서울대학교병원 지하개발 조감도 [23]

은 물론 공간 확보나 비용 측면에서 막대한 대가를 지불해야 한다. 그래서 이전이나 확장이 어려운 중앙진료부와 같은 시설 주변에는 상대적으로 이전하기 쉬운 시설과 공간을 배치하여 확장에 대비해야 한다.

또한 지하 1층과 지상 1, 2층의 구조도 리모델링이 용이해야 하며, 병실구조 또한 다인실과 개인실을 쉽게 호환할 수 있도록 설계해야 한다. 의약분업과 같은 보건정책의 변화는 약국의 위치 변화를 가져왔다. 과거에는 없었던 첨단장비와 연구시설, 부대시설은 공간의 변화를 유도하고 있다. PACS(의료영상저장 전송시스템)와 EMR(전자의무기록) 시스템이 도입되면서 의무기록실의 공간은 현저히 줄어들었다. 또한 평균 재원일수가 줄면서 외래환자가 급격히 늘어나 병원 지하 1층과 지상 1, 2층 간 이동에 병목현상이 생겨 에스컬레이터를 비롯한 수직이동 동선을 확보하는 것이 필요해졌다. 사생활을 중시하는 추세는 개인실에 대한 요구로 나타나고 있다.

정체성을 반영한 병원외관

사람에게 얼굴 생김새가 중요하듯이, 병원의 외관이 병원 이미지에 미치는 영향은 매우 크다. 과거에는 대부분의 아파트가 성냥갑 모습을 하고 있었지만, 최근에는 아파트의 외관이 다양해지고 있으며, 외관이 아파트의 가격에도 영향을 미치고 있다.

그럼에도 불구하고 요즘도 병원의 외관을 과거와 변함없이 비슷한 모습으로 꾸미고 있다. 병원끼리 서로 간판만 바꿔 달면 외관이 거의 구분되지 않을 정도다. 저층 기단부에 병동을 올린 천편일률적인 형식에서 크게 벗어나지 못하고 있다.

병원의 정체성은 고객에게 첫인상을 주는 건물 외관에서부터 형성된다. 그래서 선진국에서는 병원이 추구하는 이미지와 공간 활용 방안에 맞추어 병원의 형태를 선택한다. 더 나아가 병원의 외관에 재단이나 소속 대학교의 정체성을 접목하여 병원을 자연스럽게 알리고 있다. 그럼에도 우리나라 병원들은 천편일률적인 형태를 선택하는 실수를 하면서 정체성을 알릴 수 있는 좋은 기회를 놓치고 있다.

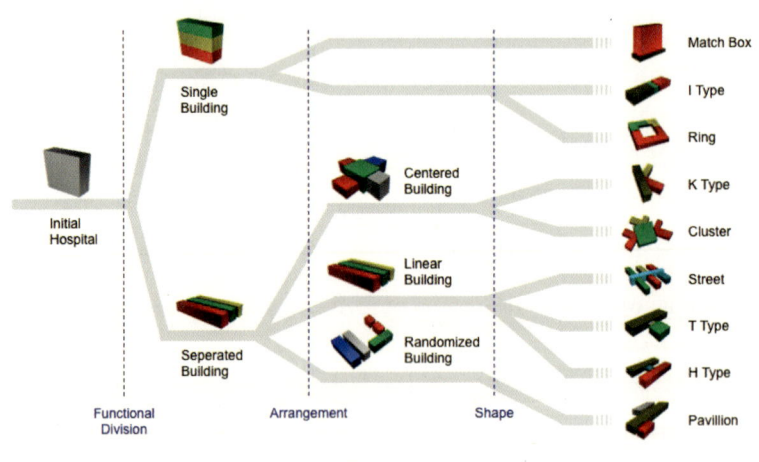

그림 1-14. 다양한 형태의 종합병원 [24]

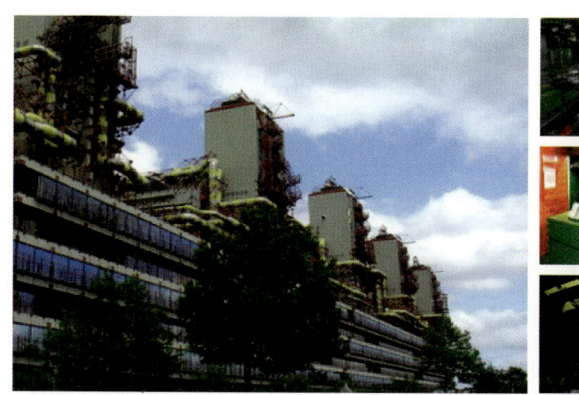
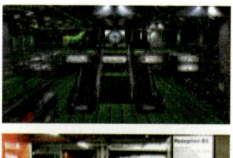
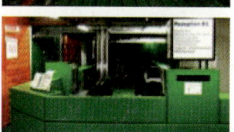
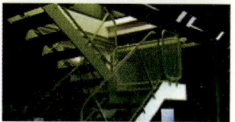

그림 1-15. 아헨공과대학병원 내·외부 전경 [25]

유럽의 MIT라고 불리는 독일의 아헨공과대학의 부속병원은 건물에 소속 대학교의 정체성을 접목한 대표적 사례다. 산업계의 뛰어난 인재를 육성한다는 공과대학의 미션과 정체성이 부속병원 건물에도 담겨 있다. 병원의 외부는 건축자재를 과감하게 노출해 공과대학의 이미지를 잘 표현했으며, 내부도 금속성과 공조시설을 그대로 오픈하는 등 파격적으로 구성하여 최첨단이라는 느낌과 함께 아무나 흉내 낼 수 없는 독특한 병원의 이미지를 형성하고 있다.

전문화 전략의 반영

앞으로 병원전략의 대세는 전문화가 될 것이다. 전문화 전략은 가장 잘할 수 있는 영역을 선택하고 자원을 집중시키는 전략이다. 아직은 전문진료센터의 간판만 붙이는 수준이지만, 앞으로 병원의 수준은 전문화 정도에 따라 더 격차가 벌어질 것이다.

전문화 전략은 의료진 구성, 진료의 차별화 포인트, 진료과정의 재설계, 공간배분, 시설배치, 서비스 표준, 인력 교육 등 주요 사항을 포함한다. 여기에 중요한 한 가지를 더한다면 전문화를 '병원 외부에 노출'하는 것이다. 고객들이 알지 못하는 전문화는 전문화라고 할 수 없다.

고객들은 병원의 전문화를 병원 입구에서부터 느낀다. 병원의 주 출입구는 많은 환자가 이용하는데, 주로 급성기와 만성기 환자, 소아와 성인 환자, 보행자와 차량 이용 환자가 드나든다. 전문화의 시작은 이러한 환자를 진료과별로 구분해 각각 다른 출입구를 이용하게 하는 것이다. 이를 위해서는 먼저 병원이 환자에 대해 충분히 이해한 뒤에 어떤 환자에게 어떤 방식으로 출입구를 제공할지 결정해야 한다.

실제로 서울 소재 N대학병원 검진센터는 남성과 여성의 출입구가 분리되어 있다. 검사 장비는 똑같은 것을 사용하지만, 서로 출입구를 분리해 남녀가 마주치지 않게 설계함으로써 남성과 여성 모두가 편안한 상태에서 검사를 받을 수 있게 했다. 이러한 배려는 이 병원이 여성친화적인 브랜드를 구축하는 데 한 몫하고 있다.

그 다음은 외부에서 쉽게 인지할 수 있도록 전문영역별로 병원 내부를 구분해야 한다. 병원 내 아트리움이나 병원복도를 전문화 전략에 따라 배치한다. 이런 배치가 병원 외부로까지 확장되면 독립된 건물에 하나의 전문분야가 자리 잡게 된다.

대표적인 사례로 싱가포르국립대학교병원을 들 수 있다. 싱가포르국립대학교병원은 종합병원이 부지 가운데 위치하고 있으며, 그 주변을 암병원, 눈병원, 심장병원, 뇌신경병원, 치과병원이 둘러싸고 있다.

이와 더불어 병원 내부의 동선도 전문영역의 특성에 맞게 짜야 한다. 예를 들어 의료진과 환자의 동선을 철저하게 분리할 것인지, 혼합할 것인지 등 여러 가지를 고려해 전문화를 완성해야 한다.

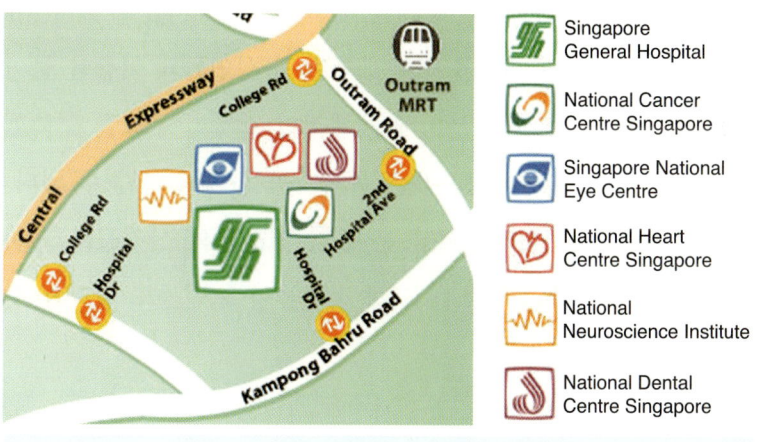

그림 1-16. 싱가포르국립대학교병원의 전문병원 [26]

고객우선의 동선, 배치

병원들은 앞다투어 환자중심, 고객중심이라는 슬로건을 내건다. 병원을 지을 때도 고객중심으로 짓는다고 주장한다. 최근에 지은 병원일수록 시설이 깨끗하고 로비공간도 넓지만 그것을 제외하고 과거보다 나아진 것을 찾아보기 어렵다.

어떤 병원은 대기 환자를 수용할 넓은 공간을 마련하지 않아서, 진료실 바로 앞에 있는 대기 환자들이 다른 환자를 진찰하는 의료진의 이야기까지 듣기도 한다. 또 환자가 병원을 방문해서 진찰, 수납, 귀가에 이르는 동선이 너무나 복잡해서 환자나 보호자들은 낯선 병원의 복도를 헤매야 한다. 그럼에도 불구하고 병원의 시설과 배치에 대한 안내표지는 부실하기 짝이 없다.

선진국 병원을 보면 이런 문제를 해결할 답을 찾을 수 있다. 유럽의 한 병원은 각 구역을 구분해 가톨릭 성인들의 이름을 붙여 부르고, 상징물과 색을 부여해 체계적인 길찾기 구조를 구축했다. 이를 통해 환자와 방문객은 목적지를 쉽게 찾아갈 수 있다. 일본의 병원들은 외래진료실 문에 각 진료과의 상징물로 표시를 해두거나 진료실 번호를 크게 적어놓아 노인들도 멀리서 찾기 쉽도록 했다.

병원을 새로 지을 때는 앞서 언급한 여러 가지 문제를 충분히 고려해야만 나중에 다시 공사해야 하는 사태를 막을 수 있다. 센터별로 공간을 배치해 복잡한 프로세스가 진행되어도 환자의 이동을 최대한 줄이도록 해야 한다. 부실한 안내표지판도 환자가 길을 찾기 편하도록 개선해야 한다.

병실은 입원환자가 대부분의 시간을 보내는 공간이니만큼 편의성이 중요하다. 또 병원 내에서 감염이 되지 않도록 적절한 구조를 갖추어야 한다. 유럽이나 미국은 1·2인실이 대부분을 차지하고, 일본은 4인실이 기준인데 우리나라는 대부분 5인실이 기준이어서 병원 내 감염을 예방하기 어렵고, 편의성이나 사생활 보호가 되지 않는 단점이 있다.

이런 상황이다 보니 우리나라 병원들이 선진국의 병원처럼 병실에 발코니를 제공하거나, 모든 입원환자에게 밖을 볼 수 있도록 병실에 창을 제공하는 일은 아직 먼 나라 이야기로만 들린다. 병원이 진정으로 환자를 위한다면 공간 배정의 0순위는 고객이어야 한다.

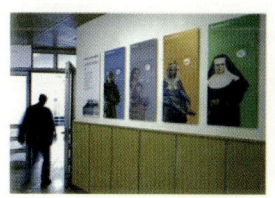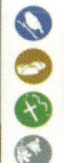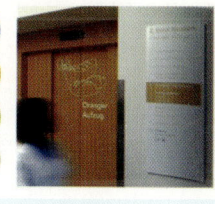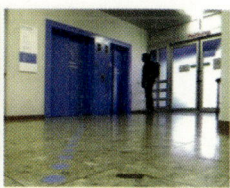

그림 1-17. 해외병원의 길 찾기 사례 [27)]

명품이란 본질적인 면에서 차별화 역량을 가지고 있지만, 고객을 위한 세심한 배려도 결코 소홀히 하지 않는다. 디테일이 약한 제품은 결코 명품이 될 수 없다. 병원도 마찬가지다. 그런데 유명 병원들조차도 본관과 신관의 표지판이 다른 경우가 많다. 신·증축을 할 때마다 매번 새로운 표지판을 만든다. 서로 다른 화장실 표지판 숫자만 헤아려보면 병원을 몇 번 신·증축했는지 알 수 있다며 우스갯소리를 할 정도다.

이에 반해 선진국은 병원의 작은 부분까지 세심하게 신경을 쓴다. 예를 들어 층간 색과 문의 색, 커튼과 병상 시트의 색, 그리고 사물함의 색까지도 조화롭게 구성한다. 정체성을 잘 나타내는 외관에 공간을 전문화 전략에 맞춰 잘 배치했어도, 표지판이 통일되지 않거나 색깔이 조화를 이루지 못하면 고객들은 명품 병원이라고 느낄 수 없을 것이다.

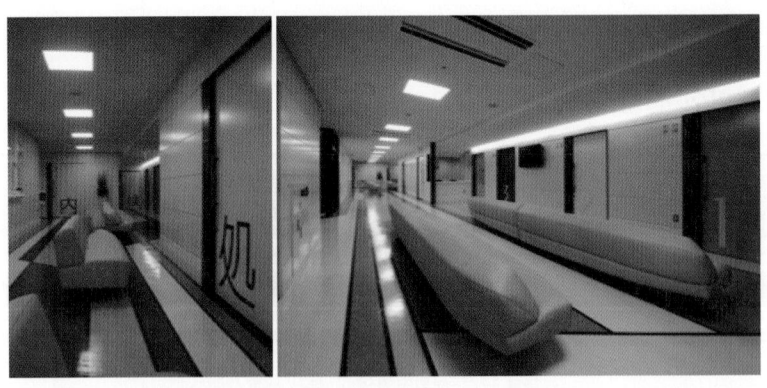

그림 1-18. 일본병원의 진료과 표시 사례 [28]

우리 병원에 꼭 맞는 마스터플랜

병원의 신·증축을 통해 기대하는 효과를 거두기 위해서는 질환구조의 변화, 환자수요 예측, 고객의 선호의 변화, 의료정책의 변동가능성, 재무예측, 선진국 진료패턴의 변화, 선진병원의 건축 추세 등에 대한 체계적 연구와 분석이 필요하다. 병원은 오피스나 주거공간과 달리 환자진료라는 목적에 맞게 설계해야 하기 때문이다.

그러기 위해서는 설계에 앞서 의료환경과 진료특성에 대해 전반적으로 이해하고, 또 이를 구현할 수 있는 능력을 갖춘 사람이 있어야 한다. 그런데 아쉽게도 우리나라는 병원장들의 인식이 부족하고, 의료 전반을 이해하여 새로운 설계안을 제시할 수

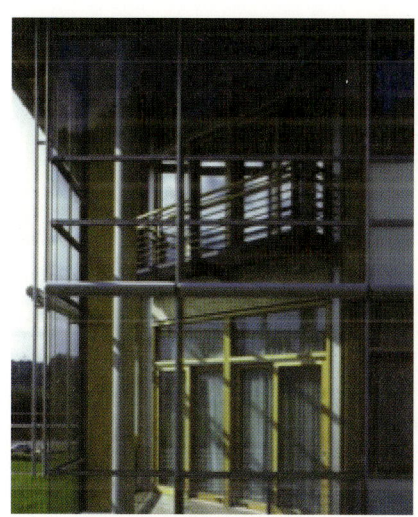
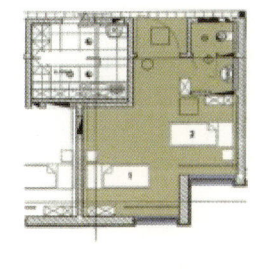
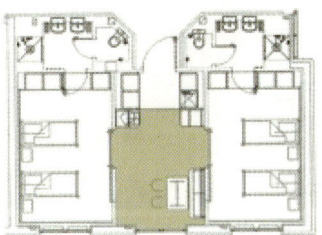

그림 1-19. 발코니를 제공하는 병원(좌) 환자편의공간 제공 병원의 평면(우)

있는 전문 인력이 부족하다 보니 다른 병원을 그대로 모방해 짓는 수준에 머물고 있다.

주어진 의료환경과 상황을 무시하고 다른 병원을 모방해 병원을 짓는 것은 매우 위험하다. 병원 내부의 인력을 육성해 활용하거나, 외부 전문가의 자문을 얻어 우리 병원만의 마스터플랜을 수립해야 한다. 우리 병원의 고객들과 의료진을 비롯한 우리 병원의 구성원들이 앞으로 30년 동안 사용해야 할 병원을 짓는 일이기 때문이다.

(임항빈 컨설팅 2본부 시니어 컨설턴트와 공동 집필)

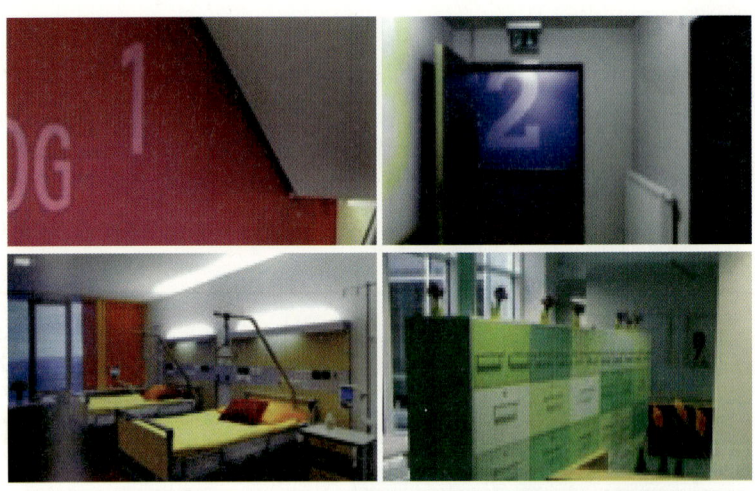

그림 1-20. 병원 내 색 표현 디테일(상) 병원 내 커튼과 시트, 사물함 디테일(하)

대나무처럼 : 물을 주고 한참을 기다려라!

전략을 수립하고 실행하는 과정에서 가장 필요한 것은 인내와 끈기이다. 창의적이고 획기적인 아이디어일수록 오랜 기다림이 요구된다.

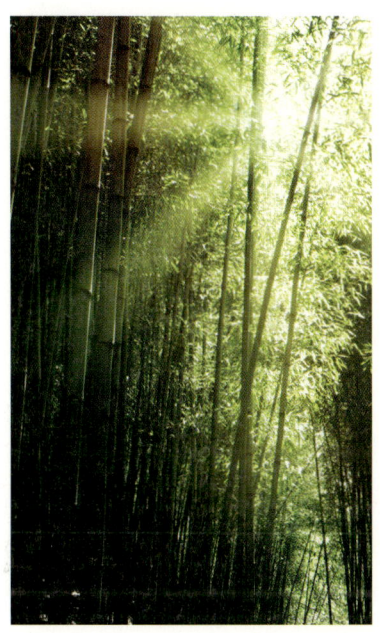

매년 추수할 수 있는 일반적인 농작물과 달리, 대나무는 자라는 데 훨씬 오래 걸린다. 작은 대나무 씨를 가져다 심고, 1년 동안 정성껏 물을 주고 거름을 주어도 아무 변화가 없다고 한다. 그 이듬해에 대나무에 물을 주고 거름을 주어도 역시 아무것도 나오지 않는다고 한다. 그 다음 해 역시 물을 주고 거름을 주어도 아무것도 볼 수 없다고 한다. 실망스럽기는 말로 다할 수가 없다.

그런데 넷째 해에 씨에 계속 물을 주고 거름을 주면 갑자기 대나무가 싹을 틔우고 자라나 6주 만에 27미터가 된다. 대나무의 뿌리는 해마다 자라고 있었고, 뿌리는 그렇게 높은 키를 버틸 만한 기초가 된 것이다.

– 조 스위니의 '기적을 부르는 네트워킹' 중에서

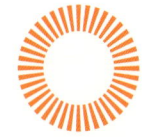

2. 시스템경영

착오는 사소한 데서 발생하고
성공은 시스템에 달려 있다.

- 빌 메리어트(Bill Marriott 메리어트호텔 CEO)

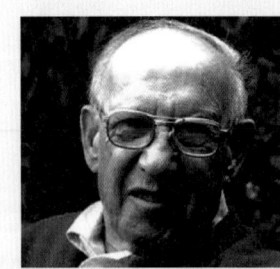

우리가 측정할 수 없는 것은 관리할 수 없다는 것이며,
관리하기를 원한다면 반드시 측정해야 한다.

- 피터 드러커(Peter Drucker)

궁녀의 목을 친
비정한 병법체계

궁녀들을 병사로 만든 손무

손무는 지금의 산동성에서 태어나, 강남에 있던 오나라의 장군이 되었다. 오나라 왕 합려가 손무를 장군으로 채용할 때의 일화가 있다.

합려 : "손 선생, 그대의 병서는 모두 읽었소. 지금 당장 병사를 움직이는 법을 보여줄 수 있겠소?"
손무 : "예, 그렇게 하겠습니다."
합려 : "궁녀들도 훈련할 수 있겠소?"
손무 : "네 할 수 있습니다. 그런데 소인 마음대로 해도 괜찮겠습니까?"
합려 : "어떤 방법을 써도 상관없소. 그대 마음대로 하시오."

손무는 궁녀 180명을 궁전의 안뜰에 나란히 세운 뒤 두 개 부대로 나눈 뒤 왕이 가장 총애하는 궁녀 둘을 각 부대의 대장으로 임명했다.

손무 : "너희들은 네 몸의 좌우와 앞뒤, 그리고 손, 가슴, 등의 위치를 알고 있는가?"

궁녀들 : "그럼요. 알다마다요."

궁녀들은 깔깔거리며 말했다.

손무 : "좋다. 그러면 내가 우(右)라고 호령하면 자기의 오른손을 보고, 좌(左)라고 하면 왼손을 보고, 앞이라고 호령하면 가슴을 보고, 뒤라고 호령하면 뒤를 돌아보아라. 군대에서는 아무리 사소한 명령이라도 위반하면 처벌을 받는다. 특히 각 부대의 대장에게는 갑절의 책임을 묻겠다."

손무는 규칙을 궁녀들에게 반복해서 설명한 뒤 왕이 자신에게 전권을 맡겼다는 것을 알리기 위해 커다란 도끼를 궁녀들 옆에 세워두었다.

손무가 북을 치며 "좌!" 하고 호령했다. 그러나 대장을 비롯한 궁녀들은 깔깔거리기만 할 뿐 아무도 왼손을 보지 않았다. 손무는 이어서 "우!" 하고 명령했지만 궁녀들은 이번에도 명령을 듣지 않았다.

이를 보고 손무는 큰소리로 호령했다.

"몇 번이나 설명했는데 명령을 알아듣지 못했을 리가 없다. 병사들이 장수의 명령을 듣지 않는 것은 대장의 책임이다."

손무는 순식간에 칼을 **빼**들어 좌우에 있는 여대장을 쓰러뜨리려 했다. 누각 위에서 구경하던 오나라 왕은 사랑하는 궁녀의 목이 달아나게 되자 크게 놀라 손무에게 급히 전령을 보냈다.

합려 : "그대의 병법이 훌륭하다는 것을 충분히 알았소. 이 두 여인을 베지 말아주시오."

손무 : "폐하, 장수는 전쟁터에서 군주의 명령일지라도 받아들이지 않는 법입니다."

손무는 두 대장의 목을 치고 본보기로 두 궁녀의 목을 내건 뒤 왕이 사랑하는 궁녀 두 사람을 새 대장에 임명했다. 손무가 다시 명령을 내리자 궁녀들은 좌라 하면 좌, 우라 하면 우, 무릎을 꿇으라 하면 무릎을 꿇고, 달려라 하면 달렸다. 이젠 웃는 궁녀도 없고 기침소리 하나 새어 나오지 않았다. 손무는 왕 앞으로 나아가 말했다.

"이 궁녀들은 이미 훌륭한 병사입니다. 폐하께서 명령을 내려 시험해보십시오. 명령만 내리시면 불구덩이든 물속이든 뛰어들 것입니다."

오나라 왕 합려가 말했다.

"장군의 병법이 뛰어남을 알았으니 이제 숙소로 돌아가서 쉬도록 하시오."

손무의 인물됨을 알아본 오나라 왕 합려는 손무를 오나라의 병법 지도자로 채용했다.

— 사마천의 〈손자오기열전(孫子吳起列傳)〉 중[29]

부재경영의 비결,
운영시스템

병원장에게 인사권이 없는 이유

병원장이 구성원들과의 관계에서 가장 고민하는 것은, 병원의 정책을 따르지 않는 구성원들에게 페널티를 주기 어렵다는 점이다. 즉, 병원장에겐 인사권이 없다. 병원장에게 애초부터 인사권이 없었던 것일까? 그동안 구성원들을 평가할 수 있는 시스템이 없어서 병원장의 자의적인 인사권 행사가 제한되어왔을 뿐이다. 일반적으로 기업의 사장은 종업원에 대한 무소불위의 권한을 가지고 있다고 생각하는 사람들이 많다. 하지만 기업에서도 직원을 함부로 퇴출시키거나 보상을 줄이기는 어렵다. 근거가 없으면 근로기준법에 의해 제약을 받거나 노동조합의 반발을 사기도 한다. 그래서 인사고과제도에 각별히 신경을 쓴다. 체계적인 인사평가시스템을 만들고 평가결과에 따라 차등보상을 하거나 승진과 퇴출을 결정하기도 한다. 탁월한 성과를 낸 사람에게는 포상과 발탁승진을 하며, 부진한 성과를 내면서도 개선의 의지가 없는 사람에게는 징계를 가한다.

한 병원 구성원이 조직에 엄청난 해를 끼치면서 버티려고 할 때 다른 구성원들은 그 구성원의 퇴출 여부를 놓고 무조건 보호해야 한다고 말하지도 않지만 병원장이 자의적으로 결정해서도 안 된다고 말한다. 병원장의 인사권 행사가 자의적이지 않음을 검증할 만한 시스템이 없는 환경에서 인사권을 행사할 때는 구성원들의 공감을 이끌어내는 일이 쉽지 않다.

병원의 경우 구성원이 성과를 내지 않더라도 조치를 할 방법이 없고, 급여도 해마다 인상되는 체계를 적용하고 있어서 인건비를 줄일 방법도 없다. 조직에 부적합한 직원일지라도 퇴출시키기 어렵고, 의료수익은 미미하게 상승하는데 평균 근속연수는 늘어나 급여는 매년 일정하게 올라간다. 대부분의 병원이 호봉제, 그것도 직종과 무관한 단일호봉제를 적용하기 때문이다. 이는 대형 병원이 고령화되면 활기를 잃어버리는 이유가 된다. 최근에 병원들이 분원을 계속 늘리는 것도 고령화를 해소하기 위한 노력의 일환이다. 고령화된 구성원을 분산시키고, 젊은 의료진과 일반직을 채용해서 평균연령을 낮추면 병원에 활기를 되찾을 수 있기 때문이다.

병원이 지나치게 많이 공급된 상태에서는 분원을 늘려 구성원을 분산시키면 오히려 독이 될 수 있으므로, 병원 자체적으로 강건해질 수 있는 구조를 만들어야 한다. 고령화될수록 경쟁력이 높아지거나 경쟁에서 도태되는 시스템을 구축하는 것도 하나의 방법이다.

V대학병원에서는 수년째 합리적인 평가제도를 적용하고 있다. 실력이 현저히 부족하고 병원 정책에 반하는 의료진은 승진을 시키지 않거나 성과급에서 페널티를 주고, 리더십 평가가 현저히 낮은 의료진은 진료과장 대상에서 제외한다. 일반직 보직자들도 주기적으로 평가해 우수한 보직자에게는 보상을 강화하고, 부족한 보직자는 보직해임을 시키기도 한다. 동일한 역량을 가진 병원장이 임명되었을 때도 이런 시스템의 구비 여부에 따라 성과는 전혀 달라질 것이다.

할 수밖에 없도록 하는 것

조직의 규모가 작을 때는 탁월한 리더의 '개인기'로 많은 것을 챙길 수 있지만, 규모가 커질수록 리더의 손길이 닿지 않는 곳이 많아진다. 그래서 기업이든 병원이든 리더가 챙기지 않아도 알아서 판단하고 행동하는 주인의식을 가진 구성원이 많아야 경쟁에서 이길 수 있다. 병원의 미래에 대해 병원장 혼자만 고민하는 병원과 구성원 대다수가 고민하는 병원이 경쟁하면 결과는 불을 보듯 뻔하다. 운영시스템은 구성원 스스로 병원 발전을 위해 고민하게 하는 비결은 가지고 있다.

선진기업은 운영시스템을 구축해 잘 활용하고 있다. 세계적인 기업 GE는 회장을 비롯해 수많은 본부별 경영자들이 몇 주씩 휴가를 가도 의사결정에 아무런 지장을 받지 않는다. 부재경영(不在經營)이 이루어지고 있는 것이다. 최고경영자가 부재상태여도 회사가 정상적으로 경영된다. 특별한 사항이 아니라면, 대타 경영자가 정해진 시스템과 절차에 따라 고민하고 의사결정을 할 수 있다.

이렇듯이 운영시스템이란 사람이 바뀌어도 조직의 목적을 위해 일관되게 작동하는 장치이다. 우수한 사람이 많아도 운영시스템이 없다면 오합지졸의 모습을 보일 테고, 제대로 된 운영시스템이 있다면 병원은 물 흐르듯 자연스럽게 운영될 것이다. 또 많은 구성원이 병원의 미래를 고민하게 되고, 병원에 많이 기여한 사람들이 더 큰 책임과 권한을 가지고 신나게 일할 수 있게 된다. 운영시스템이 있으면 일상 업무는 병원장 지시 여부와 관계없이 정상적으로 수행된다. 병원장은 운영에 대해서 일일이 잔

소리를 하거나 챙길 필요가 없기 때문에 더 전략적이고 중요한 병원 경영 업무에 집중할 수 있게 된다. 결과적으로 운영시스템은 병원장의 업무 부담을 덜어주는 가장 큰 지원군인 셈이다.

운영시스템을 구축할 때는 다음의 2가지를 주의해야 한다. **첫째, 획일적으로 적용되는 시스템이 되어서는 안 된다.** 일부 사람들은 운영시스템이 개인의 열정과 창의력을 줄인다고 우려한다. 일종의 관료주의에 따른 부작용을 우려하는 것인데, 이런 부작용은 운영시스템의 근본적인 한계가 아니라 잘못된 운영시스템에서 나타난다. 시스템을 설계하고 운영할 때 구성원의 개성을 존중하고, 창의력을 활성화하기 위한 방안도 함께 고려하면 이러한 부작용을 충분히 방지할 수 있다.

둘째, 운영시스템은 지속적으로 가다듬어야 한다. 자금여력만 있다면 첨단장비와 시설은 물론이고, 병원 브랜드의 상징인 '스타 닥터'도 영입할 수 있다. 하지만 운영시스템이나 조직문화는 필요하다고 당장 만들거나 살 수 있는 것이 아니다. 운영시스템은 각 조직의 상황에 맞게 만들어야 하고, 구성원도 운영시스템을 잘 활용할 수 있도록 교육을 해야 한다. 또한 규모가 커지는 등 병원의 환경이 바뀔 때는 운영시스템도 함께 수정^보완해야 비용과 시간을 많이 들여 구축한 운영시스템이 '병원 고유'의 핵심역량 역할을 제대로 해낼 수 있다.

낙후된 운영시스템

대형 병원을 이룩한 이사장들은 대개 개인의 역량을 활용해 병원을 성장시켜왔기 때문에 병원에 운영시스템을 구축할 필요성을 느끼지 못한다. 또한 병원 규모가 커져 성장이 정체되거나 어이없는 실수를 하더라도 '시스템의 부재'가 아니라 '구성원들의 불성실'이나 '보건정책' 등에서 원인을 찾는다. 설사 운영시스템이 부실해서 문제가 있다고 느껴도 가시적인 성과를 확신할 수 없는 운영시스템에 많은 투자를 하는 것은 어리석어 보이기 때문에 새로운 시스템을 구축하지 못한다. 이는 대부분의 병원이 체계적인 운영시스템을 구축하지 않는 이유이기도 하다.

일정 규모 이상의 병원의 경우 경쟁이 심화되면 이사장이나 병원장 개인의 헌신과 역량에만 의존해서는 장기적인 성장과 발전을 하기 어렵다. 최근 의료계에서는 낙후된 운영시스템이 낙후된 시설보다 더 심각한 문제가 되고 있다. 그러면 요즘 병원의 운영시스템 수준을 들여다보자.

사례1. 이사장이나 병원장이 자리를 비우면 어떻게 될까? 이사장이나 병원장은 아직도 10만 원 단위의 결재까지 직접 하며, 병원에서 일어나는 일을 모두 알고 싶어 한다. 이런 병원장이라면 의사결정은 대부분 지연되거나 유보될 것이다.

사례2. 분원을 세웠을 때 누구에게 경영을 맡길까? 분원의 병원장과 경영진을 선임하려고 보니 보직을 해본 사람이 거의 없고, 병원 경영과 관련해 교육을 이수한 사람도 없으며, 누가 경영에 소질이 있는지도 알 수 없다. 그럴 경우 열에 아홉은 이사장이나 본원 경영진과 친근한 사람들이 분원에 파견될 것이다.

사례3. 만성적자에서 벗어나서 구성원들의 사기를 올려주기 위해 처음으로 성과급을 주려고 하는데, 어떻게 분배해야 할까? 진료수입이 많은 의사부터 주려고 하니 내과계에서 반발하고, 환자수를 기준으로 주려고 하니 외과계에서 반발한다. 수익을 낸 비율로 주려고 해도 정확하게 계산할 만한 시스템이 없어서 결국 직급별로 동일하게 나누어주었다.

사례4. 연이어 의료사고가 발생하고 있는데 앞으로 비슷한 사고가 일어나지 않을까? 수술 사고의 책임자인 송 교수는 아무런 잘못이 없다고 발뺌하지만, 사실을 파악해보니 송 교수는 수술실에 들어가지도 않았고 다른 스태프들이 대신 수술을 하다가 사고가 난 것이었다. 밖으로 이야기가 새어나가지 못하게 주의를 주었지만, 과거에도 이런 일이 있었기 때문에 안심할 수 없다.

사례5. 신사업을 추진하기 위해 인사과에 병원 내부 인력 중 일정 수준 이상의 고과를 받은 사람을 요청했다. 어떻게 되었을까? 곧 자원자를 구하는 내용이 인트라넷에 올라왔다. 직급, 나이, 주요 경력을 검색하면 기준에 맞는 인력이 신속하게 도출돼야 함에도 정보화된 인사DB가 없다. 심지어 수작업으로 기록된 인사카드도 부실하기 짝이 없다.

최근에는 운영시스템을 체계적으로 구축해놓은 병원이 늘어나고 있는데, 병원 간 운영시스템 구축 수준도 많은 차이를 보인다. 다음은 운영시스템을 효과적으로 구축한 병원의 장점을 열거한 것이다.

- 중장기전략계획을 세우고 지속적으로 점검할 수 있다.
- 의사결정구조가 명확하고, 권한 위임을 쉽게 할 수 있다.
- 체계적 교육제도로 우수 인재를 육성할 수 있다.
- 객관적이고 변별력 있는 인사제도를 구축하고 운영할 수 있다.
- 병원전략에 부합하는 정교한 성과급을 운영할 수 있다.
- 전 직원들이 프로세스를 지속적으로 혁신할 수 있다.
- 환자 안전을 포함한 의료품질을 체계적으로 관리할 수 있다.
- 경영을 지원하는 정보시스템을 활용할 수 있다.

운영시스템의 효과는 당장은 드러나지 않지만, 시간이 지나면서 병원의 미래를 결정할 것이다. 기업이든 병원이든 운영시스템이 좋지 않으면 뛰어난 인재를 비롯한 건물과 장비 등의 자원이 제 기능을 발휘할 수 없다. 아무리 컴퓨터 하드웨어 용량이 크고 성능이 뛰어나더라도 운영프로그램에 문제가 있으면 프로그램이 작동하지 않는 것과 같은 이치이다.

운영시스템 구축은 리더의 핵심의무

어느 조직이든 일을 열심히 하지 않으면 몸이 근질근질하거나, 실수할 때 하더라도 과감하게 도전하는 사람은 쉽게 찾아보기 힘들다. 특히 리더들 눈에는 이런 사람들이 잘 띄지 않고, 오히려 솎아냈으면 하는 사람들만 보인다. 이렇듯 어느 병원에나 있는 '문제 의료진과 문제 직원'들은 병원 분위기를 해친다.

하지만 이들을 내보낸다고 해서 병원의 역량이 획기적으로 개선된다거나 이와 비슷한 사람들이 또 생기지 않는다고 확신할 수도 없다. 한강에 떠다니는 오물 몇 개를 건져낸다고 해서 한강이 깨끗해지지 않듯이 단순히 몇몇 사람을 정리한다고 해서 문제가 해결되지 않는 것과 같은 이치이다. 이는 수질을 근본적으로 개선하기 위해 힘써야 하고 그에 맞는 운영시스템이 절실한 이유이다.

자신의 의지에 따라 운영하고, 자신의 역량에 의해서만 성과가 창출되는 조직을 만드는 사람은 탁월한 리더라고 할 수 없다. 탁월한 리더란 카리스마를 가진 리더가 아니라, 생명력이 긴 조직을 만드는 리더이다. 조직이 오랫동안 생명력을 유지하려면 **첫째, 비전이나 목표를 조직 발전의 원동력으로 삼아야 한다.** 달리 말하면 조직의 비전과 목표야말로 '보이지 않는 리더 Invisible Leader'인 것이다. 비전이 있는 조직의 구성원들이 장기적으로 높은 성과를 내고, 보다 안정적으로 일할 수 있는 것은 특정인의 눈치를 살피지 않고 비전을 달성하는 데만 집중할 수 있기 때문이다.

둘째, 구성원들이 스스로 판단하고 행동할 수 있게 하는 운영시스템을 갖춰야 한다. 운영시스템을 갖추지 않은 조직은 카리스마를 가진 리더와 생명을 함께할 것이다. 조직이 한두 사람의 지배 아래 놓이면 장기적인 성장을 확신할 수 없다. 그래서 카리스마 있는 리더가 없어도 목표를 향해 움직일 수 있는 운영시스템이 있어야 한다. 운영시스템은 구성원들이 비전 달성에 매진하고 진정한 주인으로 살아가게 하는 힘을 준다.

삼성의 이병철 회장이 '관리의 삼성'이라고 불릴 만큼 운영시스템을 잘 구축했기에 오늘의 삼성이 있는 것이다. 병원장도 다를 바 없다. 그동안은 시스템의 중요성에 대해 잘 몰랐고 임기가 짧아서 시스템을 구축하지 못했더라도, 이제는 운영시스템을 설계하고 구축하는 것이 병원장의 핵심임무이다.

병원장은 정교한 운영시스템을 구축해 효과적으로 작동될 수 있도록 노력해야 한다. 많은 종류의 운영시스템 중에서도 병원에서 반드시 갖추어야 할 대표적인 것은 의사결정시스템, 인재육성시스템, 의료품질관리시스템, 성과관리시스템, 병원정보시스템이다. 이들 시스템이 여러 병원에서 운영되는 상황과 구축방안에 대해 질의응답을 통해서 알아보기로 하고 운영시스템 못지않게 병원 경영에 많은 영향을 미치는 조직문화에 대해서도 살펴보기로 하자.

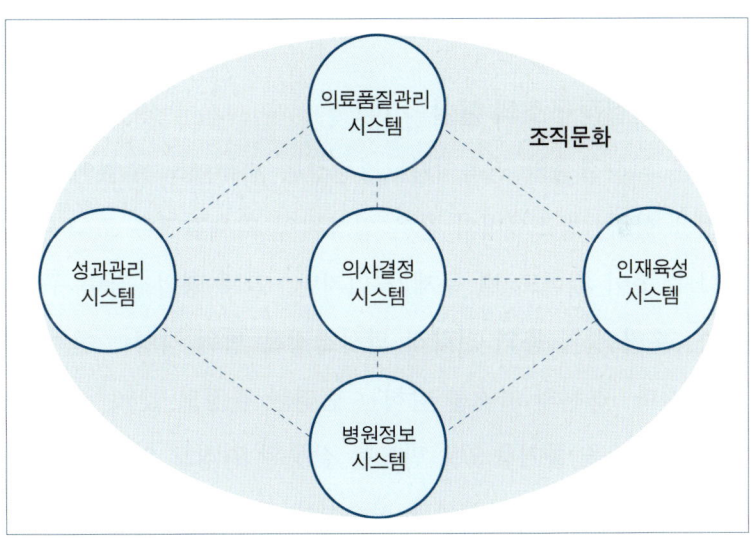

[그림 2-1. 엘리오의 5OS(Operating System)]

인재육성시스템 | 의료품질관리시스템 | 성과관리시스템 | 병원정보시스템 | **의사결정시스템**

권한도 가지고
책임도 지게 하라

병원 의사결정구조의 현실

경영은 의사결정의 연속이다. 병원장은 하루에도 수없이 많은 결정을 한다. 경조사비와 같은 일상적인 의사결정은 조금 미루거나 잘못이 있어도 별 문제가 없지만, 인재 영입, 장비 구매, 증축, 분원 설치 등의 전략적 의사결정은 병원 경영에 큰 영향을 미친다. 병원의 미래를 밝히는 현명한 결정도 있고, 모든 구성원의 노력을 물거품으로 만드는 잘못된 결정도 있다. 병원의 미래는 의사결정의 적절성과 신속성에 달려 있다고 해도 과언이 아니다.

그런데 병원에서 이루어지는 의사결정은 다소 위험하기까지 하다. 병원장실 앞에 많은 사람이 결재를 받기 위해 줄을 서 있는 모습을 자주 볼 수 있는데, 결재받을 내용이 대부분 부서장이 결정해도 될 사안들이다. 병원장에게 얼굴도장을 찍기 위해 많은 사람이 줄을 서고, 병원장은 실무자 말만 듣고 도장을 찍는다. 병원장과 실무자 모두 시간을 허비하고 있는 셈이다.

어떤 병원장은 의사결정의 영향력에 비례해 깊게 고민하지 않고, 사소한 일로 오랜 시간 토론을 하는가 하면, 면밀한 검토가 필요함에도 한두 사람의 말만 믿고 의사결정을 한다.

신속한 의사결정

경기도에 H병원이 있다. P병원에서는 H병원에서 2km 정도 떨어진 곳에 분원을 세우기로 했다. P병원의 새로운 병원장은 추진계획에 회의를 표명했지만 재단에서는 막무가내로 진행을 하라고 했다. P병원에서 이런 논의가 진행되는 소식을 들은 H병원은 고난이도 분야를 전문화하기 위해 신속히 병원 건물을 증축했다. 그러자 규모가 커진 병원과의 경쟁을 부담스럽게 느낀 P병원은 분원을 내기로 한 계획을 포기했다. P병원이 분원을 먼저 냈다면 H병원은 환자수가 줄고 병상가동률이 낮아졌을 것이다. 병원 건물을 증축해야 되는지, 하지 말아야 되는지도 결정하지 못해 진퇴양난에 빠졌을 것이다. H병원의 사례는 적절한 의사결정을 하는 것이 병원의 미래에 얼마나 큰 영향을 미치는지, 특히 적시에 결단을 하는 것이 얼마나 중요한지를 잘 알려준다.

의사결정 번복의 대가

Y대학병원은 수년간 심혈관병원을 열 계획으로 설계까지 했는데, 갑자기 재단에서 암병원을 여는 것이 좋겠다고 결정했다. 심혈관병원으로 설계한 병원을 암병원으로 전환하려니, 비용도 많이 들고 동선도 고객편의성이 현저히 떨어졌다. 심혈관병원 개원을 기다리고 있던 의료진도 맥이 풀리고 사기가 꺾였다. 그 일이 있고 나서 Y대학병원의 경영진은 큰 사업을 추진하면서 구성원들에게 협조를 요청했다. 하지만 구성원들은 재단에서 승인받지 않은 일은 추진될 가능성이 낮다는 이유를 들면서 경영진의 협조 요청을 받아들이지 않았다.

합리적인 이유도 없이 계획을 번복하면 물적 손해에만 그치는 것이 아니다. 재단이 병원장의 의사결정을 못 믿고 번복하면 재단도 경영진도 신뢰를 잃게 되고, 패배적인 조직문화가 형성된다. 병원 구성원들은 무엇을 시도하고자 하는 마음이 사라지고, 자신감이 없어진다. 병원장은 비전을 아무리 제시하더라도 구성원의 마음을 움직이기 어렵다. 거짓말만 하는 '양치기 소년'이 되고 만 병원장은 혁신적이고 도전적인 결정은 하지 못하고, 무난하고 단순한 의사결정만 하게 된다.

잘못된 의사결정의 대가

K병원은 다양한 분석을 통해 암병원을 설립하겠다는 계획을 세웠다. 하지만 재단에서 파견된 이사 한 사람이 요즘 암병원이 많은데 가능하겠냐며 의문을 제기하자, 다른 이사들도 그의 말에 동조했다. 이사들 중에 병원 경영에 대해 식견이 있는 사람은 없었던 것이다.

K병원은 4년 전에도 암병원을 추진해야 한다는 분석결과가 나왔지만 계획을 유보해서 결국 경쟁병원과 격차가 벌어지게 되었다. 그리고 2년이 지난 후 다시 추진해야 한다는 분석결과가 나왔지만 재단의 반대에 부딪히는 것이 걱정되어 규모를 축소해서 위·대장암을 특성화하자는 계획을 세웠다. 하지만 그 계획조차 반대에 부닥쳤다.

지금 병원의 위상이 현저히 떨어졌고, 경쟁 병원과 중증도나 1인당 진료수입, 진료이익 등 모든 면에서 현격한 차이가 나게 되었다. 전문성이 있는 많은 사람이 면밀하게 분석한 결과를 권한이 더 있다고 해서 보류하는 것이 얼마나 위험한 결과를 초래하는지 잘 보여주는 사례이다.

경영은 상식 이상의 지식이 필요함에도 경영을 상식으로만 해결하려는 윗사람 때문에 벌어진 현상이다.

잘못된 의사결정의 원인들

앞의 사례는 적절하지 않은 의사결정이 병원의 미래에 어떤 영향을 끼치는지 알게 해준다. 적절한 시기에 최적의 의사결정을 하기란 쉽지 않다. 다음은 잘못된 의사결정을 하는 원인이다.

첫째, 부적절한 인사가 관여하기 때문이다. 책임과 전문성이 없는 사람들이 많이 관여할수록 배는 산으로 간다. 종합병원에서 출발해 대학병원과 대학을 만든 K의료원의 박 이사장처럼 병원경영에 대해서 잘 아는 사람이 의사결정과정에 적절하게 참여하는 것은 크게 문제가 되지 않는다. 하지만 재단의 이사들이나 경영에 관여된 인척들 중에는 경영 전문가가 별로 없기 때문에 병원장에 대한 평소의 감정이나 상식에 따라 의사결정을 하기도 한다. 주요 의사결정에 전문성이 높은 사람을 참여시키거나 의사결정을 하는 사람들의 전문성을 높이는 노력을 해야 한다.

둘째, 의사결정구조의 혼선 때문이다. 자신에게 권한이 있다고 판단해 사업을 진행했는데, 윗사람이 번복하는 경우가 이에 해당한다. 혼선을 방지하기 위해서는 위임전결규정을 마련해 사안별로 누가 최종 의사결정권자인지 명확히 해야 한다. 주식회사에서 주요 의사결정은 대주주가 하되 나머지는 대주주가 위임한 범위 내에서 대표이사 사장이 하는 것과 같이, 병원도 사안별로 의사결정의 권한 위임에 대해 규정해야 한다.

셋째, 의사결정권자의 전문성 부족이다. 결정을 하기 위해서는 전문성이 필요하다. 검토안을 잘 만들었다고 해서 결정을 잘할 수 있는 것은 아니다. 사안에 대한 통찰력, 미래에 대한 전망, 과거의 결정경험 등이 어우러져야 현명한 선택을 할 수 있다. 그러나 병원장이 전문성을 가지기에는 토양이 너무 척박하다. 병원경영 경험이 전무한 의사가 의료원장이나 병원장으로 임명되기도 하고, 2년이라는 짧은 임기도 채우기 전에 병원장이 교체되기도 한다. 전략적 의사결정을 잘하려면 전문성 있는 인사를 임명하고, 이들의 임기를 최소 3년 이상 유지시켜야 한다.

의사결정과정에서 전문성 있는 사람들이 충분히 조언을 할 수 있도록 사안별 의사결정방식을 정해야 한다. 대부분의 병원이 이사회, 경영회의, 보직자 회의, 확대간부회의 등의 명칭으로 회의체를 운영하지만, 토의 안건별 통과해야 하는 회의체를 명시하거나 회의 중에 실질적인 토의를 하는 병원은 많지 않다. 병원장은 전문성을 보장받기 위해 많은 사람의 의견을 경청하고 지혜를 기꺼이 빌리려고 하는 자세를 유지해야 한다. 전문가를 각종 회의에 참석시키는 것도 좋은 방법이다. 또한 병원장은 회의를 주재할 때 몇 가지를 유의해야 한다. 말을 많이 하지 않고, 다른 사람 말하는 것을 가급적 끊지 않고, 엉뚱한 소리 같아도 면박 주지 말고, 새로운 이야기를 하는 사람을 격려해야 한다.

인재육성시스템 | 의료품질관리시스템 | 성과관리시스템 | 병원정보시스템 | **의사결정시스템**

책임경영제를 도입하라

책임경영제의 취지

규모가 커질수록 최고결정권자가 모든 것을 결정하는 것은 바람직하지도 않고, 가능하지도 않다. 조직에 대해 보다 잘 아는 사람들이 자신들의 이익을 걸고 의사결정을 할 수 있는 체계를 만들면, 최고결정권자가 일일이 간섭하는 것보다 더 효과적일 수 있다. 즉, '책임경영제'란 특정 부문에 전문성이 있고, 의욕이 있는 사람들에게 상당부분을 맡기고, 그에 대한 책임을 묻는 방식이다. 이것을 왜곡 적용해 자율적인 의사결정권한을 주지 않고, 책임만 묻는 경우가 허다하다.

책임경영제는 의사결정에 전문성이 있다고 판단되는 단위, 독립적인 전략 수행이 필요하다고 판단되는 단위별로 도입할 수 있으며 종류는 병원별 책임경영제, 전문센터별 책임경영제, 진료과별 책임경영제, 개인별 책임경영제로 나눌 수 있다. 개인별 책임경영제는 다른 말로 개인 성과급이다. 책임경영제를 도입했다는 곳은 많아도, 개인 성과급을 제외하고 조직 차원의 책임경영제를 실시해 성공한 사례는 많지 않다. 책임경영제가 성공하기 위해서는 전문성 있는 경영진과 이들의 임기가 일정기간 지켜져야 하는데, 이 전제조건을 갖추지 못하기 때문이다.

무늬만 병원별 책임경영제

3개의 병원을 보유한 W의료원은 책임경영제를 실시하고 있다. 의료원 내에 소속된 각 병원에 조직관리와 사업추진에 대한 권한을 주고, 이에 대한 책임을 지게 하려는 의도이다. 분원에서 적합한 전략을 자율적으로 세우고, 신속한 추진을 통해 경쟁력을 확보할 수 있으리라 기대하는 것이다.

의료원 소속의 각 병원들은 고객의 수준과 경쟁병원의 수준, 의료진의 역량 등이 전혀 다름에도 불구하고, 동일한 운영시스템을 적용한다. 예를 들면 분원은 2차병원인데도 3차병원인 본원의 직원과 동일한 급여를 지급한다. 연구도 적게 하면서 진료세션 수는 본원과 동일하다. 또 역으로 분원에서 이익이 나도 분원을 위해 사용하지 않고 또 다른 분원을 내기 위해 적립을 하거나 본원의 경쟁력을 높이기 위한 투자에 사용한다. 그러면 분원에서 허리띠를 졸라맬 이유가 없고 적자가 나면 본원의 처분만 기다리게 된다. 다수의 병원을 가진 의료원이 형식적으로는 책임경영을 내세우고 있지만, 분원의 병원장이 실질적 권한을 행사하는 경우는 적다.

책임경영을 하고 자율적인 전략을 구사하기 위해서는 의료원과 본원, 분원의 역할분담과 위임전결 규정을 명확히 정해야 한다. 단위 병원은 브랜드 관리, 인력교류, 정보시스템 도입 등 의료원 차원에서 조율해야 하는 의사결정은 반드시 협의하게 하고, 관련 공통비를 부담하는 것 이외에는 자율권을 부여해야 한다.

센터별 책임경영제가 시급

전문센터, 진료과, 클리닉을 책임단위로 취급해야 한다. 하지만 대부분의 종합병원에는 진료과를 넘어서는 책임단위는 존재하지 않는다. 전문센터, 클리닉은 편의상 부르는 명칭일 뿐 실상은 복수의 진료과를 물리적으로 모아두었거나 진료과를 세분한 것에 불과하다.

내과, 외과, 산부인과, 소아과 등 의과대학의 교실별 분류체계를 병원에서 그대로 따르고 있어 질환이나 장기별 특성화는 아직도 요원하다. 진료과별 특성과 기득권을 지나치게 고집하다 보니, 제한적으로 협진을 하는 수준에 그치고 있다.

선도병원은 진단에서 사후관리에 이르기까지 진료과 간의 원활한 협력체계를 발전시키고 있다. 이는 의료품질을 높이는 유효한 수단이고, 불편함을 겪은 고객들이 간절히 원하고 있다. 전통적으로 진료과를 구분하는 것은 실익이 없는 일이다. 고객은 진료과의 영역이 겹치는 수술의 경우 전공을 떠나 경험 많고 성과가 높은 의사를 선택한다. 심장질환을 치료할 때도 가급적 수술을 하지 않기를 원한다. 심장내과와 심장외과의 영역이 무너지듯이, 앞으로는 내과와 외과의 구분이 모호해질 것이다.

전문센터별 책임경영제를 도입하고, 질환별 진료성과를 축적하는 것이 미래를 대비하는 지름길이다. 책임경영제를 실시하려면 준비가 필요함에도 불구하고 체계적인 여건도 갖추지 않고 준비과정도 없이 책임경영제를 실시하는 병원이 있어 안타깝다. 한두 번 시행착오를 하면 센터나 진료과별 책임경영제는 우리나라 실정에 맞지 않거나 시기상조라고 하면서 중단하는 병원도 있는데, 책임경영제를 성공적으로 정착시키는 병원이야말로 미래의 선도병원이 될 것이다.

병원에서 추구할 수 있는 가장 바람직한 방향은 특성화할 전문센터를 만들고, 책임경영제를 도입하는 것이다. 이것이 어렵다면 진료과별 책임경영제부터 도입해도 상관없다. 진료과장이나 센터장에게 권한을 부여하고 성과를 주기적으로 평가하고, 그 결과에 맞는 보상과 책임을 연계해야 한다.

진료과장이나 센터장에게 가장 먼저 부여해야 할 권한은 '정보에 접근할 권한'이다. 정보접근권은 자신의 진료과나 센터에 대한 구성원의 정보나 경영정보를 알 수 있는 권리를 말한다. 책임경영제를 하면서 전문센터나 진료과에 경영 정보를 제공하지 않는 것은, 무수한 시행착오를 하라는 말이나 다름없다.

책임경영제를 제대로 시행하려면 진료과장이나 센터장이 목표를 설정하고, 구성원은 목표 달성도에 따른 보상과 페널티를 받아들여야 한다. 초기에는 보상의 규모나 편차가 적어도 무방하다. 이를 전제로 인사권과 예산권의 범위를 단계적으로 확대해야 한다. 진료과장이나 센터장을 지원할 전담 행정지원인력이 있어야 하고, 신규의료진을 채용할 때는 제청권을 가져야 하며 소속의료진을 평가할 수 있어야 한다. 간호인력도 몇 명의 외래간호사를 운영할 것인지, 어떤 인력을 채용할 것인지, 어떤 교육을 할 것인지를 판단하고 정기적인 평가를 수행할 수 있어야 한다. 센터·진료과에 소속된 의료진과 간호인력의 성과급은 센터·진료과 차원의 성과를 최소 30%정도 반영하는 것이 좋다.

전문센터장과 진료과장은 성과를 어떻게 높일 것인지, 다른 진료과나 의료진과 어떻게 협력할 것인지, 소속 의료진에게 어떻게 동기부여를 할 것인지, 고객만족도를 어떻게 높일 것인지 고민하고 대안을 모색해야 한다. 이 과정을 통해 대규모 병원을 이끌 수 있는 경험과 노하우를 수련하게 된다."[30]

진료과 간 융합을 통한 질환별 전문센터로 진화

'하리수의 성전환 수술은 어느 진료과 의사가 했을까?' 하고 물으면 다양한 대답이 나온다. 비뇨기과, 일반외과, 산부인과 등이다. 그런데 집도의는 결혼식의 주례를 맡은 김석권 교수다. 그의 전공은 성형외과. 김 교수는 성전환 수술을 무려 300여 회 시행한 베테랑이고, 이 중 남자를 여자로 전환한 것만 200여 회를 한 내공이 있다.

일반외과 전공의 중 성형을 잘해서 강남에서 명성을 날리는 이도 적지 않다. 척추나 구강암과 같은 분야에서 진료과별로 분쟁이 많다. 하지만 고객은 진료과를 한정하지 않고, 잘하는 사람이 하면 된다고 생각한다. 이미 외과에서의 진료과 영역이 붕괴되었음을 의미한다.

게다가 질환별로 외과와 내과의 영역도 붕괴되고 있다. 순환기내과의인 서울아산병원의 박승정 교수와 서울대학교병원의 김효수 교수는 각각 심장동맥시술과 협심증, 관상동맥시술의 대가로 불린다. 수술을 하지 않고 치료를 하기 때문에 환자들이 좋아할 수밖에 없다. 이는 외과의 위기로 인식될 수도 있으며, 선진국에서는 이미 외과 수술이 일부 줄고 있는 추세다. 첨단장비가 발달할수록 내과와 외과의 영역도 빠르게 통합될 것이다. 그래서 전통적인 진료과 구분에서 벗어나 내·외과가 실질적으로 융합된 전문질환별 센터를 운영하는 병원이 미래의 승자가 될 것이다.

의사결정시스템 | 인재육성시스템 | 의료품질관리시스템 | 성과관리시스템 | 병원정보시스템

결정속도의
장애를 제거하라

신속한 의사결정도 경쟁력

병원은 의사결정을 하는 데 보수적인 것으로 유명하다. 돌다리도 두들겨보고 건너는 것이 아니라 두들겨만 보고 건너지 않는다. 너무 두들겨서 무너지면 그 봐라 건넜으면 큰일 날 뻔했다고 말할 정도다. 변화하는 환경에서 경쟁우위에 서기 위해서는 적절한 의사결정의 속도가 매우 중요하다. 책임경영제를 도입하거나 부서장에게 권한을 위임하는 것도 업무를 잘 아는 사람들이 결정을 신속하게 하자는 취지에서다. 책임단위의 장이나 부서장, 현장실무자가 충분히 결정할 수 있는 사안을 의료원장이나 병원장이 결정하는 것은 의사결정의 속도를 늦추는 요인이

된다. 수익을 내는 단위인 전문센터나 진료과 이외에도 각종 기능을 하는 부서에 대해서도 신속한 의사결정을 할 수 있도록 제도적인 장치를 마련해야 한다.

전략수행에 맞는 조직을 설계하라

의사결정의 경로는 조직도에 나타난다. 조직도에서 가장 위에 있는 사람이 최고결정권자이고, 아래로 내려갈수록 권한과 책임이 줄어든다. 조직도상의 하위조직은 의사결정을 할 종류를 묶어놓은 것과 같다. 업무의 양이나 종류는 의사결정을 할 양이나 종류와 비례한다. 적절한 의사결정을 하려면 우선 조직구조를 잘 설계해야 한다.

중소병원에서는 한 부서가 여러 가지 일을 하기도 하지만, 병원의 규모가 커지면 여러 부서로 분화되기 마련이다. 한 사람이 여러 분야의 전문성을 갖추기도 어렵고 여러 가지 일을 하면 역량을 집중하기 어렵다. 새로운 업무를 추진할 때는 기존의 업무를 처리하느라 새로운 업무를 처리하지 못하는 것을 방지하기 위해 새로운 조직을 만들고, 전문성 있는 사람들을 영입한다. 신설조직이 신사업에만 전념한다면 의사결정의 질은 물론 속도도 빨라질 것이다. 이런 취지에서 요즘은 강화되고 있는 협력병원 관리와 대외협력기능, 신사업 개발을 위해서 새로운 조직을 신설하고 있다.

부서장의 임무와 자질을 정하라

부서를 만들 때 부서의 임무가 무엇인지, 부서장의 권한과 책임은 어디까지인지에 대한 명확한 가이드라인이 있어야 한다. 대부분의 의료진은 전혀 예상하지 않은 상태에서 부서장에 임명되기 때문에 처음에는 자신이 맡은 부서의 임무가 무엇인지 정확하게 아는 부서장이 많지 않다. 임명 초에 병원장이나 총무부장이 부서장을 만나 수행해야 할 임무나 갖추어야 할 자질에 대해서 직접 설명하는 것이 바람직하다. 아니면 신임보직자를 대상으로 한 교육 시간을 마련해 임무와 자질에 대해 강사가 설명해주어야 한다.

대학병원은 물론이고 일반종합병원에서도 보직자가 경영을 잘못했다고 해서 책임을 물어 해고하거나, 보수상의 불이익을 주기는 어렵다. 게다가 오래 근무한다는 보장도 없기 때문에 권한만 많이 주는 것도 바람직하지 않다.

앞으로는 보직자가 해야 할 임무에 대해서 명시하고, 이를 준수하겠다는 사람을 보직에 임명해야 한다. 또한 빠른 시일 안에 보상 재원을 보강해서 성과평가 결과에 따라 보직자를 보상하는 방식을 도입해야 한다. 지금과 같이 보직수당을 조금만 지급하는 것은 병원에서는 보직을 명예직으로 여기니 적당히 일하라고 공표하는 것이나 다름없다.

결재속도를 높여라

결재속도는 최고의사결정권자의 스타일에 많은 영향을 받는다. 주요 사안에 대해서 신속히 짚어보고 결정하는 병원장이 있는가 하면 장고(長考)하는 병원장도 있다. 개인의 스타일을 바꾸기란 매우 어렵다. 병원장이 장고하는 스타일이라면, 그가 신뢰하는 사람을 통해 결재속도를 높이는 것도 방법이다.

의사결정의 속도를 높이기 위해서는 결재단계를 줄이고, 결재의 편의성을 높여야 한다. 결재단계는 업무의 특성과 중요도에 따라 3단계가 일반적이지만 최대 4단계는 넘지 않도록 해야 한다. 결재를 요청하면 진행과정을 결재라인에 있는 상위자들이 모두 볼 수 있도록 하고, 결재가 지연되면 그 다음 상위자가 결재를 하게 한다. 결재를 미루는 것을 방지하기 위해 결재시한을 정하거나 결재가 머물고 있는 단계를 알 수 있도록 한다.

결재의 편의성을 높이려면 전자결재시스템을 구축하는 것도 방법이다. 인터넷과 스마트폰을 이용하면 어디서든 결재를 할 수 있고, 결재내용도 관련자끼리 공유할 수 있다. 전자결재시스템을 통한 결재는 경상적인 업무를 위주로 하는 것이 좋다. 단위금액이 크거나, 최저낙찰가 계약이거나, 기타 비경상적인 내용은 전자결재 이전에 대면보고를 하거나 경영회의를 통해 공식적인 토론을 거쳐 결정하는 것이 바람직하다. 기업에서는 신규투

자사업의 경우 사장의 결재가 났더라도 사외이사가 포함된 이사회에 안건으로 부쳐 충실한 토론을 통해 검증을 받는다. 이를 통해 시행착오가 줄어들기도 하고 일부 내용을 보완할 수 있어서 의사결정의 완전성이 높아지는 경우가 많다.

인재육성시스템 | 의료품질관리시스템 | 성과관리시스템 | 병원정보시스템 | **의사결정시스템**

질의와 응답

? 병원의 핵심사안을 전문성이 없는 위원회에서 결정해서 잘못된 것도 많고 책임감도 없다. 어떻게 해야 하나?

! 병원에는 진료과나 직종 간의 협력이 필요할 때가 많기 때문에 위원회의 운영이 불가피한 경우가 있다. 위원회는 협력과 이해관계를 조정하기 위하여 의견을 수렴하는 장(場)이 되어야 한다. 많은 저항이 예상되는 안건은 위원회를 구성해서 토론을 거쳐 실행을 결정해야 한다. 하지만 결정해야 할 사안이 여러 분야의 협력을 얻을 필요가 없거나, 고도의 전문성이 필요한 것이라면 위원회보다는 전문성이 있는 실무자가 분석

을 하고, 그 분석결과를 참고해 경영진이 결정을 하는 것이 바람직하다.

? **의료원과 병원은 어떻게 역할분담을 하고, 병원에는 어느 정도의 권한을 위임해야 하나?**

! 일반적으로 의료원이 너무 많은 권한을 가지고 있기 때문에 의료원과 병원 사이에는 늘 갈등이 존재한다. 의료원이 있는 지역 병원의 병원장이 하는 역할을 보면 의료원의 부원장에 지나지 않는 경우도 있다. 의료원이 처한 상황에 따라 다르긴 하지만, 의료원과 병원의 관계는 군단장과 사단장으로 보아도 무방하다.

의료원에서는 병원 간 연계가 필요한 경우와 대규모 투자, 대외 이미지 관리, 신사업 개발, 경영진 교육과 평가, 병원별 성과평가와 정보화 분야만 수행해야 한다. 그 외 개별병원에만 영향을 미치는 투자나 혁신활동에 대해서는 병원에게 맡겨야 한다.

? **주임교수와 진료과장의 갈등이 많은데 어떻게 역할분담을 하는 것이 좋을까?**

! 대학병원에서 주임교수와 진료과장이 다른 사람일 경우에는 갈등의 소지가 많아서 선진국에서도 특별한 사유가 없는 한 주임교수와 진료과장을 겸임시킨다. 다수의 병원을 가진 경우에는 주임교수는 본원의 진료과장을 겸임한다. 분원에 있는 의료진의 역량이 커지면 주임교수를 분원에 둘 수도 있다. 이때도 분원의 진료과장을 겸임시키는 것이 바람직하다. 주임교수가 본원이나 분원 어디에 있든 한 병원 내에서는 주임교수와 진료과장이 분리되지 않는 것이 좋다.

인재육성시스템 | 의료품질관리시스템 | 성과관리시스템 | 병원정보시스템 | 의사결정시스템

쓸 사람을 육성하라

계속될 인재가뭄

많은 병원장이 주변에 쓸 만한 사람이 없다고 말한다. 보직자를 임명할 때도 '진료는 잘하는데 사람이 외골수라서', '사람은 원만한데, 진료성과가 좋지 않아서', '보직경험이 전혀 없어서'라며 고민을 한다. 그러다가 결국은 자신이 편하게 대할 수 있는 의사를 보직자로 임명한다.

의료진을 홍보할 때에도 '진료를 뛰어나게 잘하지 않아서', '진료는 곧잘 하는데 말을 못해서', '진료는 잘하는데 병원에 비협조적이고 이기적이라서'라며 망설인다. 그러다가 결국은 언론에

적극적으로 노출되기를 원하는 사람에게 기회를 주고 만다. 새로운 사업을 추진할 책임자를 선정할 때도 병원장의 '쓸 사람' 고민은 계속된다. '경영에 전문성이 없어서', '소극적이라서', '헌신하는 마음이 없어서', '너무 정치적이어서', '나이가 너무 많아서'라는 이유를 대며 쓸 사람이 없다고 불평한다.

재벌기업의 사장을 만나도 같은 소리를 한다. 쓸 사람이 없으니 좋은 사람을 찾아달라고 부탁한다. 다른 조직에 비해 우수인재가 많아도 사장의 눈높이가 높으니 눈에 띄지 않는 것이다. 우수인재를 찾는 것이 병원만의 문제가 아니라는 생각에 다소 위안이 되지만 실상을 들추어보면 기업과 병원의 구성원들은 역량이나 자질이 적지 않게 차이가 난다. 이유가 무엇일까?

자수성가한 이사장이나 병원장은 자신이 모든 것을 알고, 할 수 있다고 생각하기 때문에 시키는 일만 잘하는 사람을 선호했다. 교육도 투자라기보다 비용이 나가는 일이라고 여겨 구성원들 교육에 예산을 많이 책정하지 않는다. 임기가 정해진 병원장은 짧은 임기 내에 성과를 보일 수 있는 일에만 집중하고 먼 훗날을 대비해 사람을 키우려고 하지 않는다. 모두 병원장 주변에 쓸 사람이 없는 이유다. 쓸 사람을 찾으면서도 우수인재를 기르는 노력을 하지 않으면 인재가뭄은 시간이 지나도 해결되지 않을 것이다.

GE의 경영자 육성시스템

선진기업들은 인재를 육성하기 위해 엄청난 투자를 한다. 스타 경영자를 배출하는 인재사관학교로 불리는 GE는 경영자를 체계적으로 육성해 기업을 지속적으로 성장시키는 엔진으로 삼고 있다.

식스 시그마로 유명한 잭 웰치 회장은 7개년 계획을 세워 자신의 후임을 결정한 것으로 유명하다. 그는 1994년 봄부터 23명의 후임 후보자를 선정하고 매년 두 차례씩 평가했다. 4년 후인 1998년에는 평가결과에 따라 후보자를 제프리 이멜트, 제임스 멕나니, 로버트 나델리 3명으로 압축했다. 이들에게 2년간 각 사업부의 CEO를 맡겨 경영능력을 확인한 다음 최종적으로 44세의 이멜트를 후임자로 선택했다.

GE의 CEO 선정이 끝나기를 기다렸다는 듯이, 3M과 홈디포는 경쟁에서 탈락한 두 후보를 최고경영자로 각각 영입했다. 두 회사 모두 세계적인 기업임에도 GE의 후임자 선정에서 탈락한 후보를 CEO로 영입한 것을 보면 GE의 경영자 육성프로그램이 얼마큼 인정을 받고 있는지 알 수 있다. 경영자 육성의 중요성을 잘 보여주는 사례이다.[31] 사실은 잭 웰치도 GE의 차기 CEO 승계지침에 따라 선택된 인물이다. 전임회장인 레지널드 존스는 취임 2년 차부터 경영권 승계 절차에 들어갔다. 최초 선별된 96

명의 후보자를 이후 7년에 걸쳐 12명, 다시 6명으로 압축하는 검증 절차를 거쳤다.

GE의 경영자 육성프로그램은 1922년 이후 내부 인재로만 탁월한 CEO를 배출하는 데 기여했다. 레지널드 존스를 포함해, 제라드 스워프, 랠프 코디너, 프레드 보치 등 4명의 경영자는 GE를 가전사업 등에 진출시켜 기업가치를 수십 배 늘린 주인공들이다. 잭 웰치가 기업계 역사상 최고경영자 중 한 명인 것은 분명하지만, 그의 전임자들도 우수했다. 순이익, 주가지수 수익률 등 일부 지표에서는 잭 웰치를 앞서는 경영자도 있었다. GE는 100년 가까이 대대로 유능한 경영진을 배출했고, 그것은 오랫동안 GE가 세계적 기업으로 존재할 수 있는 원동력이 되었다.

GE의 차세대리더 육성시스템

GE의 리더십개발센터는 세계적으로 명성이 드높은 인재사관학교로, 소재지인 크로톤빌이라는 이름으로 많이 알려져 있다. 크로톤빌에서의 연수 기회는 일정 직급 이상의 자격을 갖추었다고 주어지는 것이 아니다. 인사조직평가를 통해 가능성이 있다고 판별된 사람 중에서 GE의 회장이 직접 검토해 입소를 결정한다. 크로톤빌에서의 교육은 일방적인 강의가 아니라 GE가 처한 최악의 난제를 풀어가는 과정이며, 차세대 리더를 발탁하는 기회로 여기기 때문이다. 스왓분석[SWOT], 목표관리[MBO] 등 낯익은 경영기법이 크로톤빌에서 시작되었다. 이는 리더 양성과 경영혁신을 이야기할 때 크로톤빌이 빠짐없이 등장하는 이유가 된다.[32]

해외의 선진기업뿐만 아니라 웬만한 국내 대기업들도 연수원이나 인재개발원을 보유하고, 수시로 직원을 교육한다. 그리고 임원이나 직급이 높은 직원에게는 더 많은 시간을 투자하여 심도 깊은 교육을 한다. 그런데 병원은 어떤가? 대기업보다 구성원 수가 훨씬 많고 업종의 특성상 인력에 대한 교육이 더 절실하면서도 별도의 교육시설이나 연수원을 보유하고 있는 병원은 극히 드물다. 다른 업종에 비해 특별히 우수한 인재를 보유한 것도 아닌데, 교육도 덜 시키면서 우수한 역량을 발휘하기를 바라는 것은 지나친 욕심이다.

| 의료품질관리시스템 | 성과관리시스템 | 병원정보시스템 | 의사결정시스템 | **인재육성시스템**

역량개발평가를 활용하라

평균이 98.6점인 인사고과

'감나라' 교수는 처음으로 홍보실장이라는 보직을 맡게 되었다. 그런데 자신이 아무리 경영에 문외한이라 하더라도 지금의 홍보 방식은 정말 잘못되었다는 생각이 들었다.

나름대로 다른 병원의 홍보실장을 만나고 대기업 홍보실에 다니는 친구를 만나 상의한 뒤 몇 가지 아이디어를 병원의 반 팀장을 포함한 몇몇 직원에게 제의했다. 그러나 돌아오는 것은 모두 부정적인 반응이었다. 예산이 많이 든다, 병원은 기업과 다르다, 인력이 적어서 안 된다는 식이다. 지금 다른 병원들은 병원홍보를 위해 대대적으로 인력을 충원하고 새로운 방법을 시도하고 있음에도, 그들은 보도자료 내고 홈페이지 관리하기에도 손이 모자란다고 울상이다. 보도자료라고 작성한 것을 보니 부실하기 짝이 없었고, 홈페이지는 새롭게 바뀌는 것 없이 늘 그대로다.

감나라 홍보실장은 어느 날, 인사팀으로부터 홍보실 직원들의 인사고과를 이달 말일까지 제출해달라는 요청을 받았다. 감 실장은 이번 기회에 정신을 차리게 해야겠다는 생각에 반 팀장에게 65점을 주기로 마음먹었다.

그런데 어떻게 알았는지, 저녁 늦게 반 팀장이 감 실장을 찾아와서 그동안 고생한 이야기와 함께, 병원장 비서실이나 기획실 등 실세 자리에 있지 않아 손해를 보았다는 둥 하소연을 늘어놓았다. 그러고는 자신에게 고과를 100점을 주어야만 윗사람으로서 도리를 다하는 것처럼 말했다. 심지어는 고과를 잘 주지 않는데 열심히 일할 이유가 있겠냐고 하면서 협박성 멘트를 날리기도 했다.

감 실장은 기가 막혔다. 자화자찬에 아랫사람 고과를 잘 주는 것이 윗사람의 도리라는 논리, 일은 형편없이 하면서 고과는 만점을 받겠다는 뻔뻔함에 할 말을 잃었다. 감 실장은 생각해보자며 반 팀장을 돌려보낸 뒤 선배 보직자들을 만나 의논을 했다. 결론은 보직을 오래 할 것도 아니고, 고과를 낮게 준다고 해서 반 팀장이 바뀌지도 않을 테니 대충 원하는 대로 주라는 것이었다. 감 실장은 갈등을 하다가 95점이라는 높은 점수를 주었다.

얼마 후 반 팀장이 찾아와 자신이 꼴찌라며 울먹였다. 다른 팀장들은 거의 만점 가까이 받았는데 자신만 나쁜 상사를 만나 95점밖에 못 받아서 앞으로 승급이나 승진하기는 글렀다며 원망하는 눈초리를 보냈다. 평균을 알아보니 98.6점이었다.

차세대 인재를 육성하려면 누가 인재인지 선별할 수 있어야 한다. 교육을 하려면 누구를 대상으로 어떤 내용을 교육해야 하는지 알아야 하고, 보상을 하려면 누가 더 기여했는지 알아야 하고, 승진을 시키려면 누가 리더십이 있는지 알아야 한다. 그런데 위의 이야기에서도 알 수 있듯이 대부분 병원의 인사고과는 변별력이 없을 뿐 아니라, 인력의 자질이나 태도, 업적에 대한 정보나 개발해야 할 역량에 대한 정보도 제공하지 못하고 있다.

병원에서는 대부분 인사권자가 개인적인 취향이나 선입견으로 구성원들을 평가한다. 그러면 정확성이 떨어질 뿐만 아니라 인치(人治)라는 비난을 피하지 못한다. 혈연, 지연, 학연 등 연고에 의한 인사나 회전문 인사 등은 대부분 합리적인 인사제도의 부재 때문에 생긴다.

주관의 객관화 = 역량개발평가

합리적인 고과제도를 구축하려면 시간이 오래 걸릴 뿐만 아니라 평가의 신뢰성도 확신하기도 어렵다. 이때 활용할 수 있는 것이 역량개발평가이다. 과거에는 다면평가라는 이름으로 불렸는데, 제기되었던 단점이 보완되고 개인의 역량을 개발하는 데 필요한 다양한 정보를 제공할 수 있도록 발전되었다.

역량개발평가의 순서는 먼저 직종별 평가항목을 설정하고, 평가 대상자별 평가 가능자를 선정한 후 평가를 시행한 뒤 분석 결과를 개인과 CEO에게 보고한다.

역량개발평가를 할 때는 평가 대상자에 따라 평가항목을 업적, 역량, 태도, 리더십의 네 가지 영역별로 3개 내외의 설문을 구성하고, 평가 대상자의 장단점은 주관식으로 쓰게 한다. 평가자는 동일부서는 물론 관련 업무를 하는 타 부서의 구성원도 포함할 수 있다. 병원은 업무연관도가 높은 사람이 많은 곳이므로 최소 12명이 한 사람을 평가하게 된다. 평가자의 수가 적정수 이상이 되면 매우 높은 신뢰성을 가지게 된다. 주관의 객관화인 것이다.

역량개발평가의 개인보고서는 총괄평점, 평가성향 분석, 영역별 평점, 강·약점분석, 코멘트를 포함하고 있다. 총괄평점을 통해 자신의 평점이 동일직종이나 동일직급에서 어떤 수준인지,

상위자와 동료, 하위자가 각각 어떤 평가를 하고 있는지 알 수 있다. 평가성향에서는 자신이 다른 사람들을 평가하는 성향이나 다른 사람보다 특별히 가혹하거나 관대하게 평가한 사람이 누구인지도 알 수 있어서 객관적 평가를 유도하는 교육효과가 있다.

영역별 평점은 업적, 역량, 태도, 리더십과 세부항목별로 상위자, 동료, 하위자가 어떤 평가를 하는지 알게 해준다. 강·약점은 상대적으로 평가를 잘 받은 항목과 그렇지 않은 항목을 구분해 어떤 점을 교육해야 하는지 알려주고, 코멘트에서는 다른 사람들이 익명으로 자신의 장단점에 대해서 기술한 내용이 정리되어 있다.

이 보고서를 받으면 많은 사람이 적잖게 놀라고, 자신의 단점을 재빨리 보완하는 것을 보게 된다. 늙어서 고집이 세어지는 것은 경험에 따른 자신감 때문이기도 하지만, 지위가 높아지고 나이가 많아지면 자신에게 충언을 해주는 사람이 없어지기 때문이기도 한다. 역량개발평가의 개인평가보고서는 개인의 나이나 직위에 관계없이 개인의 멘토와 같은 역할을 하여 성장을 도와준다.

경영진들은 CEO 사이트에 접속해 구성원들에 대한 정보를 살펴볼 수 있다. 이를 활용하는 경영진 중에는 구성원의 성격을 비롯해 친소관계까지 알 수 있어 흥미롭다고 하는 분이 적지 않다.

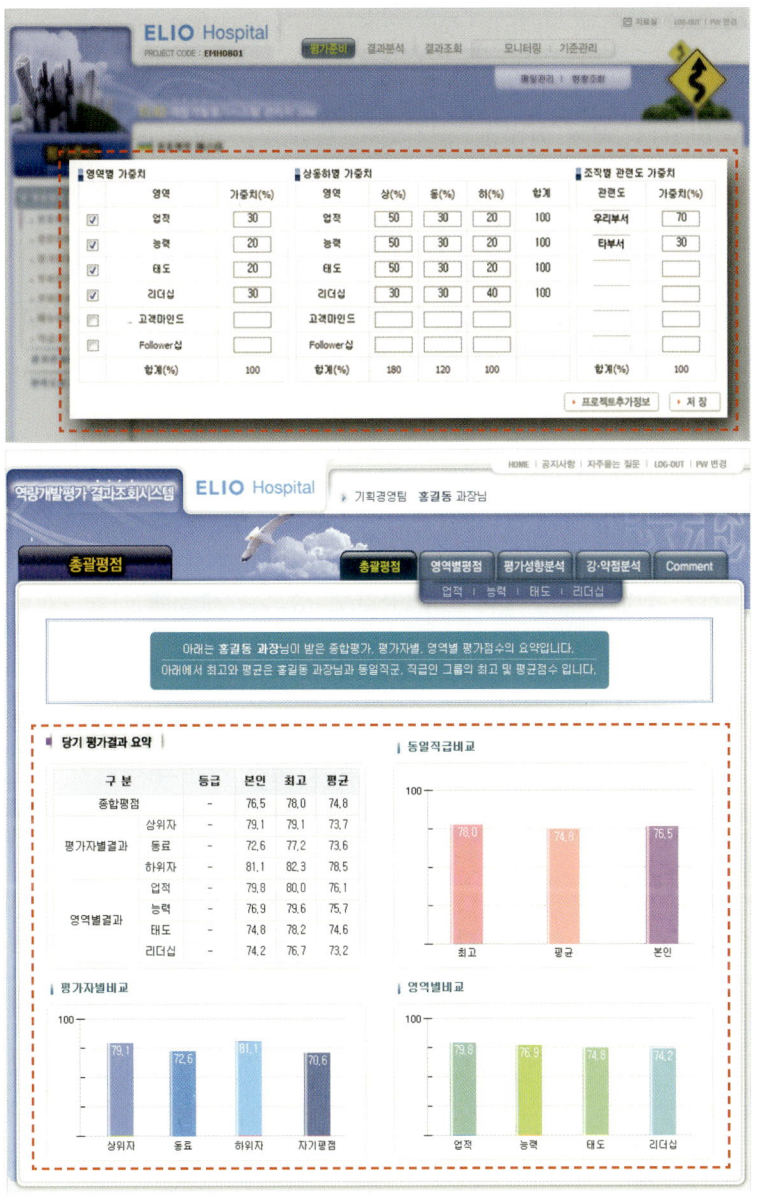

그림 2-2. 엘리오 역량개발평가 사이트 (http://www.elioevaluation.co.kr/)

이 외에도 특이 평가자, 평가성향 분석, 미평가자, 부적절 평가자, 평가참여율, 특별인재 요약, 종합평점 최고자, 상승이나 하락 최고자, 평점 저조자, 평가자별 우수자, 개인평점 추이, 특정요건 검색기능 등이 있다.

CEO 사이트의 검색기능을 이용하면 개인에 대한 평가보고서를 비롯해 특정요건에 해당하는 사람을 찾을 수도 있다. 예를 들면 각 직종별, 4급 이상 직원 중에서 상위 10%내에 드는 사람을 검색하면 바로 확인할 수 있다. 역량개발평가 자료가 쌓이면 개인에 대한 매우 신뢰성 높은 정보가 된다. 다른 사람들의 서술형 평가는 신임보직자에게 매우 유용한 정보를 제공해준다.

역량개발평가의 장점
역량개발평가는 다음과 같은 장점이 있어서 기존의 평가가 가진 문제점을 상당부분 보완할 수 있다.

첫째, 신뢰성이 매우 높다. 과거에는 상위자 한두 사람이 평가했기 때문에 개인의 성향에 좌우될 수 있었다. 하지만 역량개발평가는 다수의 동료와 하위자가 참여하기 때문에 상위자만 평가할 경우 범할 수 있는 주관적 오류를 원천적으로 제거한다. 한 개인에 대한 주관적인 평가라고 해도 의미 있는 평가자가 많으므로 평가점수는 객관성을 지니게 된다. 동료를 경쟁자로 인식해 실제보다 가혹하게 평가해도 점수 조정을 위한 안전장치가 구비되어 있어서 전체 평가점수를 좌지우지하지 않는다.

둘째, 신속하게 도입할 수 있다. 일반적인 고과제도를 도입하기 위해서는 제도를 설계하여 합의를 거치고 교육을 하고 평가를 해야 하기 때문에 오랜 시간이 소요된다. 그러나 역량개발평가는 병원 내 각 직종의 구성원들이 갖추어야 할 항목을 정의하면 신속하게 실시할 수 있다. 역량개발평가를 위한 정보시스템이 구비되어 있으면 더 쉽게 할 수 있고, 내부적으로 구비되지 않았으면 전문회사의 시스템을 활용할 수도 있다. 인터넷만 되는 곳이면 어디서든 평가를 할 수 있는 것이다.

셋째, 다양한 정보를 제공한다. 일반적인 고과는 점수밖에 없지만 역량개발평가는 직종별, 직군별 점수나 순위 혹은 등급을 알 수 있고 상위자, 동료, 하위자 등 평가자별로도 알 수 있다. 강·약점과 장단점을 알려주어 자신의 문제점을 보완할 수도 있고, 교육대상을 선정할 때도 활용할 수 있다.

넷째, 평가자의 부담을 덜어준다. 상위자 한 사람이 평가를 하면 평가결과가 알려질 수도 있어서 하위자를 나쁘게 평가하기가 어렵다. 앞으로 계속 일을 시켜야 하는데 하위자가 자신에게 나쁜 감정을 가지는 것을 좋아할 상위자는 없다. 이는 평균이 거의 만점에 가까울 정도로 높은 점수를 남발해 고과를 무력화시키는 결과를 초래한다. 역량개발평가는 평가자가 여럿이기 때문에 하위자를 의식하지 않고 자유롭게 평가할 수 있다.

다섯째, 조직 내 협력하는 문화를 정착시키는 데 기여한다. 과거에는 직급이 높으면 하급자에게 함부로 하더라도 몇몇 상급자에게만 잘 보이면 승진하는 데 크게 무리가 없었다. 소위 '계급이 깡패'인 시절이 있었다. 그러나 역량개발평가는 이를 더 이상 용납하지 않는다. 상위자, 동료, 하위자가 모두 나의 평가자이자 피평가자이기 때문에 기존 하향식 제도의 문제점을 극복할 수 있고, 조직 내에 합리적인 문화를 정착시킬 수 있다. 특히, 부서단위로 평가자를 구분하는 것이 아니라 상호 업무 관련성을 기준으로 평가자 그룹을 구분하므로, 구성원들 스스로 팀워크에 최대한의 관심을 가지게 된다.

역량개발평가는 인기투표가 아니다

역량개발평가는 인기투표라는 일부의 우려가 있다. 술 잘 마시고, 성격이 원만해 인간관계를 잘하는 사람은 좋은 평가를 받고, 적극적으로 일하거나 아랫사람의 잘못을 지적하는 사람은 좋은 평가를 받지 못한다는 것이다. 우리나라 사람들은 성과보다는 정(情)에 이끌려 평가를 하는 경향이 있다는 뜻인데, 오랜 경험에 따르면 이런 걱정은 기우(杞憂)에 지나지 않는다.

저자가 흔히 겪는 일화를 소개하고자 한다. 역량개발평가가 실시되기 며칠 전 어느 팀장과 팀원이 업무와 관련해 주위 사람들이 다 알 정도로 심한 말다툼을 했다. 며칠 후 팀장과 팀원이 서로를 평가했는데, 유의성을 검증하는 과정에서 해당 팀원이 그 팀장을 어떻게 평가했는지 유심히 살펴본 뒤 놀라운 사실을 발견했다. 그 팀원은 해당 팀장의 업무능력에서는 거의 만점에 해당하는 높은 점수를 주었지만 리더십 등 직원들에 대한 태도에서는 평균 이하의 점수를 주었다. 예상대로라면 그 팀원은 자신과 다툰 팀장을 평가하면서 거의 모든 항목에 평균 이하의 점수를 주었어야 했다. 그러나 그렇게 하지 않았다. 평가에 대한 전문훈련을 받거나 고급 교육과정을 이수하지도 않은 팀원이었기에 더욱 놀랐던 기억이 있다.

우리나라 사람들이 평가를 잘못한다는 인식은 틀렸다. 그동안 우리나라 사람들이 평가를 온정적으로 한 것은 비합리적인 평가제도 때문이다. 평가의 익명성이 보장되지 않아서 낮은 점수를 받은 사람이 서운하다고 따지고 드는데 누가 감히 솔직한 평가를 하겠는가. 합리적인 평가제도가 구축되어 있다면 우리나라 사람도 세계 어느 나라 사람 못지않게 합리적이고 냉철하게 평가할 수 있다. 저자는 이 같은 사실을 역량개발평가를 수없이 진행하면서 확인했다.

역량개발평가를 비롯해 평가제도가 제대로 작동하게 하려면 몇 가지 원칙을 지켜야 한다. 그 원칙들은 평가구조의 객관성, 익명성의 보장, 평가성향의 차이에 대한 과학적 보완이다.

첫째, 누가 누구를 평가할지, 평가관계에 따른 가중치 등 평가구조를 객관적으로 설계해야 한다. 역량개발평가라고 해서 모든 구성원이 1/n식으로 평가해서는 곤란하다. 상급자를 평가할 때는 동료나 하급자의 평가보다 가중치를 부여해야 한다. 이는 병원의 평가문화가 어느 정도 정착되면 조정할 수 있다. 또한 동일 직급이라도 같은 부서와 다른 유관부서의 평가 비중도 차등을 둘 수 있는데, 이는 평가구조의 설계에서 반영해야 한다.

둘째, 익명성을 보장할 수 있는 장치가 필요하다. 누가 누구를 평가하는지 비밀이 보장되지 않는다면 구성원이 할 말을 제대로 못한다. 평가구조가 아무리 잘 짜였더라도 평가내용이 공개된다면 어느 누구도 진실을 말하려 하지 않을 것이다. 근래에는 평가정보를 암호화하거나 외부 전문기관의 시스템을 활용해 익명성을 보완하고 있다. 이와 함께, 평가 결과를 무단으로 유출할 경우 내부 관련자들에 대한 엄벌규정도 마련해야 한다.

셋째, 관대화, 가혹화 등의 평가성향을 과학적으로 보정할 수 있어야 한다. 품성이 너그러운 사람들만 모여 있는 부서에서는 만점을 남발하기 쉽고, 갈등이 있는 부서에서는 0점에 가까운 보복성 평가를 할 수 있다. 즉, 평가성향에 따라 부서 간 비교 평가결과가 왜곡될 우려가 있다. 실효성 있는 평가를 위해서는 극단적인 평점을 제외하거나 의도적인 담합을 희석화하는 등의 방법도 있다. 한두 사람이 담합해 사실과 다르게 서로를 좋게 평가하거나, 그 반대로 어떤 사람을 악의적으로 낮게 평가하기도 하지만 담합 여부는 다양한 검증장치를 통하면 색출할 수 있다. 담합을 하여 평가를 했을 때는 해당 평가자의 점수를 반영하지 않거나 불성실한 평가를 증거로 들어 인사상 불이익을 줄 수 있다. 또 평가자별 평가성향이 달라도 평가결과는 왜곡되지 않도록 개인별 평가성향을 조직 전체 평가성향의 기준에 맞추어 조정하는 정규화 방식을 사용해야 한다.

이런 안전장치를 하지 않으면 역량개발평가는 인기투표에 그칠 수 있다. 하지만 적절한 안전장치만 있다면 평가를 거듭할수록 평가에 대한 신뢰도는 높아지고, 구성원들의 평가에 대한 인식도 개선될 것이다.[33]

역량개발평가, 이렇게 활용하라
첫째, 구성원들의 역량개발의 기초자료로 삼는다. 현 보직자나 차세대 보직자들의 역량 중 부족한 것이 무엇인지 파악하여 교육프로그램을 만들어야 한다. 또 특정역량이 부족한 구성원들을 모아서 내부 교육을 하거나 파견 교육을 할 수도 있다. 물론 한 두 번의 교육으로 역량을 쌓지는 못하지만 교육을 거듭하다 보면 구성원들이 자신의 부족한 점을 알게 되어 꾸준히 노력하게 되고, 그렇게 하는 과정에서 병원의 분위기가 좋아진다.

둘째, 주요 보직자 선정을 위한 자료로 활용한다. 리더십 역량이 현저히 부족한 구성원은 보직자 대상에서 제외해야 한다. 역량이 아무리 탁월한 보직자라도 하위자들을 포용하지 못하면 리더십을 발휘할 수 없다. 보직의 특성에 따라 성과나 역량, 태도 중에서 한두 영역에만 집중해 선택할 수도 있다.

셋째, 멘토링을 위한 자료이다. 역량개발평가는 개인이 잘하는 점과 부족한 점이 점수와 함께 기술되어 있어서 한 개인이 어떤 역량을 개발해야 하는지 자세히 알 수 있다. 상위자라면 역량개발평가를 참고해 하위자의 부족한 부분과 관련해 자신의 경험을 말해줄 수도 있고, 교육을 권할 수도 있다.

넷째, 동기부여를 위한 자료이다. 보직자나 중견관리자는 경영 성과에 따라 보상해야 하는데, 이들의 개인 업적을 판단하기가 매우 어렵다. 그들을 잘 아는 사람들이 평가한 결과는 설득력 있고 신뢰할 수 있어서 보직자의 연말 성과급 지급의 근거로 활용하는 데 모자람이 없다.

역량개발평가는 만병통치약은 아니다. 사람의 판단에만 의존한다는 것이 단점인데, 이를 보완할 수 있는 것이 성과지표에 의한 평가이다. 뒤에서 성과관리시스템을 다루면서 설명하겠지만, 직급이 높은 사람은 맡고 있는 조직의 성과와 역량개발평가를 합쳐서 종합적으로 평가해야 한다. 역량개발평가와 성과관리시스템이 정착되면, 개인의 인사정보를 관리하여 인재육성시스템과 정보시스템을 만들 수 있다. 여러 가지 시스템이 서로의 문제를 보완해 효과를 극대화한다.

의료품질관리시스템 | 성과관리시스템 | 병원정보시스템 | 의사결정시스템 | **인재육성시스템**

경영자 후보군을
육성하라

병원 보직자의 현실

기업과 달리 병원에서는 경영자 후보군이 자연스럽게 육성되지 않는다. 기업에서는 대부분의 직원이 사장이나 임원을 목표로 노력하지만, 병원의 구성원은 병원장을 목표로 하지 않기 때문이다. 병원 차원에서 의도적으로 육성하지 않으면 훌륭한 보직자 그룹은 형성되지 않는다.

최근 서울대학교병원, 세브란스병원, 서울아산병원 등 대형 병원에서는 기획부실장, 교육수련부장, 기획실장, 부원장 중 2~3개의 보직을 거쳐 보직 경험만 최소 6년 이상 되는 사람이 병원장이 되었다. 대형 병원일수록 진료과장 교육을 강화하고, 보직자가 될 가능성이 있는 사람들을 체계적으로 관리하는 데 관심을 기울이고 있다. 의료계의 미래를 위해 바람직한 일이다.

하지만 아직도 별다른 보직 경험이 없고 경영교육도 받지 않은 사람이 병원장이 되는 경우가 적지 않다. 차세대 경영진을 체계적으로 육성하기 위한 관심과 투자가 부족하기 때문이다. 경영자 후보군을 체계적으로 관리하지 않으면, 주어진 역할보다는 보직 자체를 과시하거나 정치적인 사람이 임명될 가능성이 높아진다.

병원장이 이러할진대, 보직자의 실상은 더 심각하다. 보직자는 군대로 보면 장수인데, 보직자 본인은 장수인 줄도 모른다. 장수는 때때로 부하를 위해 목숨을 걸기도 하고 부하의 상처를 핥기도 해야 하는데, 늘 자기 앞가림하기 바쁘고 병원 경영이나 구성원에 관한 일은 뒷전이다.

병원장을 주변으로부터 보호하고, 고민을 함께 나누기는커녕 자신을 믿어주지 않으면 불평불만을 늘어놓기 일쑤다. 병원장의 역량이 뛰어나더라도 주변의 보직자가 제 역할을 못하면 기량을 발휘하기 어렵고, 병원의 분위기도 활기를 띠지 못한다.

윙맨을 길러야 한다

병원 경영에서는 병원장의 역량이 매우 중요하지만, 병원장의 역량이 병원 경영의 완성 요건은 아니다. 머리를 떠받치는 척추와 허리, 건강한 어깨가 요구된다. 조직부문별 뛰어난 리더가 있어야 하고, 그 분야에서 리더십을 발휘해야 병원 경영의 틀을 갖출 수 있다.

병원장은 윙맨 리더십을 길러야 한다. 독일 공군은 '로테'라는 개념을 만들어냈다. 전투를 할 때 전투기 두 대가 한 조를 이루어 리더 전투기는 나이 많은 고참이 조종하고, 윙맨 전투기는 상대적으로 경험이 적은 사람이 조종한다. 윙맨 전투기는 리더 전투기가 폭격을 할 때 엄호사격을 하며 주변을 살피다가 리더 전투기가 빠져나오면 적이 전열을 가다듬기 전에 폭격을 시작한다. 이때는 리더 전투기가 윙맨 전투기 역할을 한다. 전투를 할 때는 때때로 리더와 윙맨의 역할이 바뀐다.

모든 조직에서도 그러하겠지만 특히 전문가 조직에서는 역할만 다를 뿐 대등한 파트너십이라는 인식하에 경영을 해야 한다. 병원은 최상의 의료서비스를 제공하기 위해 다양한 분야의 전문가들이 유기적으로 협력하고, 협력의 완성도는 시간이 갈수록 중요해지는 집단이다. 저자는 병원에서 발생하는 다양한 사례를 경험하면서 병원과 같은 전문가 조직에서 필요한 리더십

형태를 발견하게 되었다. 이것이 엘리오의 '윙맨 리더십$^{Wingman\ Leadership}$'이다.

윙맨 리더십은 사람 간의 관계에서 섬기는 리더십$^{Servant\ Leadership}$과 다르다. 섬기는 리더십은 타인을 위해 헌신한다는 점에서 병원 환경에 적합해 보이지만 사실은 그렇지 않다. 섬기는 리더십은 주인과 머슴의 관계를 전제로 하기 때문에 주인은 봉사하는 마음으로 다가가 머슴을 감동시킨다거나, 머슴을 잘 부리려면 주인이 겸손해야 한다는 식이다. 이에 반해 윙맨 리더십은 사람 간의 관계를 주종으로 보지 않고 '서로 역할이 다를 뿐 대등한 파트너'로 여긴다는 점에서 섬기는 리더십과 구분된다. 윙맨 리더십을 실천하는 방법과 다양한 사례는 저자의 또 다른 저서인 〈병원장은 있어도 경영자는 없다 Ⅱ〉를 참조하기 바란다.

스페인의 프로축구팀인 FC 바르셀로나에는 발군의 스타 메시가 있다. 축구선수에게 최고명예라 할 수 있는 FIFA 최고선수상 발롱도르를 3회 수상하며, 24세라는 어린 나이임에도 전설적인 선수의 반열에 올랐다. 그는 스페인 리그에서는 천부적인 드리블 능력과 골 결정력으로 찬탄을 자아내게 했지만, 아르헨티나 국가대표로 뛰는 경기에서는 매번 무기력한 모습을 보이며 실망감을 던졌다. 왜 그럴까? 해답은 윙맨이다. 메시가 FC 바르셀로나에서 골을 넣을 수 있었던 것은 대부분 차비와 이니에스타라는 미드필드 선수들의 도움 덕분이다. 하지만 아르헨티나 대표팀에는 메시의 윙맨이 없었다. FC 바르셀로나 윙맨들의 숨은 공로와 헌신이야말로 메시를 발군의 스타로 만든 일등공신이다. 또한 차비와 이니에스타라는 세계적인 미드필드는 메시라는 윙맨에 의해 만들어진 것이다.

병원장은 보직자를 윙맨으로 길러야 한다. 그 윙맨은 미래의 경영자 후보가 될 수 있을 것이다. 병원의 미래는 차세대 경영자 후보군에 달려 있다. 병원마다 경영에 관심이 많고 특출한 성품과 자질을 가진 사람들은 있다. 하지만 당장 병원장이나 주요 보직자를 시켜도 잘할 것 같은 사람이 20여 명이 되는 병원이 있는가 하면, 병원장 후보가 한두 명도 없는 병원도 적지 않다. 병원의 미래를 생각하는 병원장이라면 지금부터라도 경영진 후보군 육성에 관심을 기울여야 한다.

경영진 후보군 선정

경영자 후보군은 보직자의 2~3배수 정도가 되어야 한다. 경영자 후보자가 될 수 있는 부원장과 기획실장 등은 보직별 자질을 정의한 후 적합한 인력을 찾아야 한다. 현재의 보직자와 진료과장도 경영자 후보군에 포함된다. 병원장은 경영자 후보들에게 크고 작은 역할을 부여해 업무를 대하는 태도와 업무성과를 지켜보아야 한다.

경영자 후보군을 정할 때는 의료진과 함께 일반직 인사도 포함해야 한다. 병원장이 될 사람은 출신보다는 경영역량을 갖추는 것이 훨씬 중요하다. 향후 5~10년 후에는 비의사 출신 병원장이 늘어날 것이다.

미국의 〈U.S. News & World Report〉는 US Best Hospital : The Honor Roll 2010에서 Top 14개 병원 중 비의사 출신이 병원장인 비율이 35.7%에 이른다고 밝혔다. 의사 출신 병원장들도 MBA와 같은 전문적인 경영수업을 받은 사람이 많고, 대학병원이 아닌 경우에는 비의사 출신 병원장이 과반수를 넘어선다.

경영진 후보군 교육 강화

우리나라 병원에서는 대부분 경영지식이 없는 의료진이 보직자가 되어도 경영교육을 거의 하지 않는다. 기업의 임원들이 직원들보다 교육을 더 많이 받는 것과 대비되는 현상이다.

병원에서 보직자나 경영진이 된 사람에게는 집중적인 교육이 필요하고, 교육 내용도 주기적으로 업데이트해야 한다. 경영진 교육은 1년에 1~2회 정도 4~5일간의 합숙훈련이 효과적이다. 이때 교육뿐만 아니라 병원의 발전방향과 현안에 대해 자유롭게 토론하는 시간도 과정에 포함해야 한다. 보직자 교육에 보직 후보군을 참여시키거나, 후보군을 위한 교육프로그램을 따로 만들어 교육할 수도 있다.

기업은 임원교육에 점점 더 투자를 늘리고 있다. 삼성과 현대자동차는 5박 6일간 핵심보직자 합숙을 통해 비전과 핵심가치를 공유한다. 현실에서 직면하는 문제를 해결하기 위해 임원교육을 하는 기업도 있다. 금호아시아나는 기존 임원은 3박 4일, 신규 임원은 8박 9일 교육을 실시하고 과목별로 시험을 치르며 과락자는 재시험을 보도록 하고 있다.[34]

보직자 평가와 보상체제 구축

보직자는 병원을 위해서 자신의 시간과 정열을 소모하므로 진료성과와는 별개로 경영기여도에 따라 보상을 해야 한다. 보직에 대한 보상금액은 보직자 급여의 평균 30%가 바람직하다. 특히, 병원장이 평균 이상의 성과를 낸 경우 급여는 보직을 맡기 전 급여의 150% 이상은 되어야 한다. 보직자의 금전적 보상 이외에도 자동차나 운전기사를 제공하는 등 일을 원활하게 할 수 있는 여건을 마련해주어야 한다. 최근 대형 병원에서 기획실장에게도 운전기사를 제공하고 있는데, 매우 바람직한 일이다.

보직자에 대한 보상이나 근무여건을 개선하면, 병원장이 솔선수범하지 않는다거나 자기 사람 챙긴다는 비난을 들을 수 있다.

하지만 이런 말에 신경 쓸 필요가 없다. 경영진은 일반 의사와 하는 일이 다르기 때문에 직무에 맞는 대우를 하는 것은 당연하다. 정당한 대가를 지불하면서 보직자의 자리가 매력적이라는 것을 알려야 우수한 인재를 유치할 수 있다.

보상을 효과적으로 하려면 합리적인 평가가 뒷받침되어야 한다. 보직자들이 낸 연초계획서를 기준으로 성과 달성 여부를 문서로 정리한 후 그 문서를 보고 보직자들이 서로를 평가하게 하여 평균점수를 산출해야 한다. 여기서 나온 점수와 역량개발평가를 각각 6:4 정도로 반영해 총점을 낸다. 평가결과는 보상뿐만 아니라 보직자 개인의 장단점을 평가하는 데 활용할 수 있으며, 시기별 평가점수의 누적결과는 병원장 후보군을 선정할 때 활용할 수 있다.

의료품질관리시스템 | 성과관리시스템 | 병원정보시스템 | 의사결정시스템 | **인재육성시스템**

중견관리자를
리더로 육성하라

중견관리자의 현실

병원에는 의료진 이외의 일반직 부서장, 수간호사, 기사장 등 직종별 책임자가 있는데, 이들을 흔히 중간관리자 또는 중견관리자라고 부른다. 이들은 실무적으로 대안을 만들고 핵심보직자의 의사결정을 지원하고, 하위관리자를 포함한 일반 구성원에게 병원의 정책과 보직자들의 의견을 전달한다. 병원은 보직자만으로는 움직일 수 없고 중견관리자가 제 역할을 해야 움직일 수 있다. 대학병원의 경우 교수 출신 보직자들이 중견관리자들의 역할을 인정하지 않거나 그들의 역량을 무시하기도 하지만 그들의 역할은 매우 중요하다. 중견관리자들이 취하는 입장에 따라 구성원들이 경영진을 신뢰하거나 불신하기도 한다. 그들은 실무는 잘 처리하지 않더라도 경영진의 성과나 시도를 그르치게 할 수는 있다.

간호사는 인증제 준비, VIP 고객관리, 프로세스 관리 등의 분야에서는 이미 의사 이상의 역할을 하고 있다. 고객만족도 관리 측면에서 3분 진료하는 의사의 말 한마디보다 설명간호사나 방사선 기사 혹은 원무과 수납직원의 태도가 환자에게 더 큰 감동을 주기도 하고, 반대로 돌이킬 수 없는 이미지 저하로 이어지기도 한다. 최근 들어서는 전문화 전략, 분원 설립, 해외환자 유치 등에서 기획과 실행을 담당하는 사무직의 역할이 더욱 중요해졌다. 병원의 일반 직원들이 함께 움직여주지 않으면 주어진 시간 내에 제대로 된 성과를 낼 수 없다.

그뿐만이 아니다. 중견관리자가 존중받지 못하면 개인의 자존심이 훼손되는 것 이상의 손실이 있다. 부서장을 신뢰하고 따라갈 수 없다면 일반 직원들은 자신의 미래를 제대로 그리지 못할 것이다. 자신들의 5년 후, 10년 후의 모습이 현재의 무기력한 부서장의 모습과 같다면 본인의 미래가 너무 답답하지 않겠는가.

병원장 임기가 짧아 경영의 일관성이 우려될 때, 병원에 애정을 가진 직종별 리더를 육성하는 것이야말로 병원 경영의 확실한 버팀목을 세우는 일이다. 중견관리자의 리더십을 확보해주면 병원장이 일상 업무에서 벗어날 수 있어 경영자다운 역할을 할 여력이 생긴다. 우수한 중견관리자가 경영자의 리더십을 보완해준다.

성장의 기회를 주어라

병원 구성원들에게 직종이나 자격증에 상관없이 유관 업무를 현장에서 경험할 수 있도록 배려해야 한다. 간호사나 방사선사도 임상경험만 하는 것이 아니라 고객, 원무, 교육, 연구, 기획 등 본인 의사에 따라 심사를 거쳐 다양한 직무를 수행할 수 있도록 개방해야 한다.

많은 병원에서 고객관리나 원무, 교육, 기획 등의 분야에 간호사들의 진출이 활발하다. 환자와 직접 만나면서 쌓은 경험이 기획이나 경영에 큰 도움을 주기 때문이다. 대규모 진료센터를 신축하는 경우, 의사가 놓칠 수 있는 환자와의 관계증진에 대한 고려나, 일반 사무직이 놓칠 수 있는 임상관련 현안에 대한 방안을 제시할 수도 있다.

이런 추세에 따라 병원에 직종 간 교류가 활성화되고 있다. 전통적으로 간호사들이 하던 업무에 일반직이 참여하기도 하고, 병원 경영에 참여하는 간호직 부서장 수도 늘어나고 있다. 간호부원장, 간호본부장, 간호원장 등 명칭은 다양하지만 이들은 병원 경영의 한 축으로서 역할을 확대해가고 있다.

병원 구성원들이 병원 내 교육과정은 물론 다양한 원외 교육을 받도록 권장해야 한다. 상대적으로 소홀히 했던 경영관련 교육을 강화하기 위해 교육과정을 자체적으로 운영하든지, 경영대학원이나 보건대학원에 위탁교육과정을 만들어야 한다. 소수의 핵심인재들을 위한 교육과정은 교육의 질을 담보하기 위해 내부에서 직접 만드는 것보다 전문기관에 아웃소싱하는 것이 효과적이다.

경영에 동참하게 하라

병원의 중견관리자들은 오랜 기간 주요 의사결정에 대한 권한도 없었고 책임도 지지 않았다. 별것도 아닌 사업을 위한 위원회를 의료진 중심으로만 구성하고 중견관리자는 실무를 하지만 결정에는 참여하지 못하고 결정된 사항을 수행하는 역할만 하고 있다. 사업에 참여하는 일반직의 사기나 의욕이 어떨지는 충분히 짐작할 수 있다.

앞으로는 공식적인 자리에서 중견관리자들의 의견이 존중받는다는 것을 느낄 수 있도록 해야 한다. 중견관리자들이 자신이 담당하는 업무에 대한 계획을 세우고, 이를 경영회의에서 발표하도록 해서 토론을 거쳐 결정해야 한다. 이렇게 하면 중견관리자가 병원과 자신의 업무에 대해 애정을 가질 수 있고, 내려진 결정에 대해 직원들을 설득하는 데 동기부여를 할 수 있다.

중견관리자를 배려하는 측면에서 유의해야 할 점이 있다. 예외적인 경우가 아니라면 병원장을 비롯한 보직자는 부서장을 통해 업무를 지시해야 한다. 부서장을 건너뛰어 실무담당자와 직접 이야기하는 것은 중견관리자의 리더십에 독약이나 마찬가지다. 물론 하위직과의 커뮤니케이션을 위한 이벤트라든지 최소한의 통로 확보를 배제해야 한다는 뜻은 아니다.

중견관리자도 보상을 차등화하라

병원에서 중견관리자로 승진하면 그들의 능력이나 태도와 무관하게 자리를 보존할 수 있다. 승진을 하지 못해도 그들 간의 자리바꿈만 있을 뿐이다. 오랫동안 승진을 하지 못하는 중견관리자가 자기계발을 하지 않고 자신의 권한과 이해만 추구하고, 우수한 직원의 사기를 꺾거나 직원들의 마인드를 망치는 행위를 하곤 한다. 무능한 중견관리자에게 별다른 조치를 하지 못하는 것은 체계적인 인사제도를 운영하지 않기 때문이다. 최근에는 의료진 평가제도와 성과관리제도가 활발히 도입되어 정착되고 있지만, 일반직 평가제도와 성과급 체계는 아직도 초보 수준이다.

한시라도 빨리 일반직에 대한 객관적인 평가제도가 도입되어야 한다. 좋은 평가를 받은 중견관리자에게는 성과급은 물론 교육이나 해외병원 연수 기회를 부여하고, 계속 최하등급을 받는 중견관리자는 보직을 해임하거나 재교육을 실시해야 한다.

적극적 실패도 보상하라

병원에서는 일을 하다가 조금만 실수를 해도 난리가 나기 때문에 중견관리자가 소극적이 된다. 하지만 해야 할 일을 하지 않아 손해가 생긴 것에 대해서는 누구도 알지 못한다. 실상은 일을 벌여서 손해를 끼치는 것보다 마땅히 해야 할 일을 하지 않아 손해를 끼치는 일이 더 많다. 더 큰 문제는 수익을 더 늘릴 수 있는데도 늘리지 않는다거나, 더 아낄 수 있는 것을 아끼지 않아도 표시가 나지 않는다는 것이다.

예를 들면, 부대사업의 적정임대료를 받지 않아 벌어야 할 임대수입이 줄거나, 비급여수가를 관리하지 않아 다른 병원보다 현저히 낮게 받거나, 또 미래를 위해 준비해야 하는 일을 적기에 하지 않을 때가 그렇다. 병원장을 비롯한 보직자는 병원에 치명적인 손실을 입히고 있는데도 이러한 사실을 알아채기 어렵다.

병원에서는 일을 만들어서 하는 사람을 격려해야 한다. 그런 사람은 다소 모난 데가 있고 주변에서 견제하거나 질투를 해서 '자기만 잘났다고 설쳐서 다른 사람까지 괴롭힌다'는 핀잔을 듣기 일쑤다. 하지만 이들을 보호하지 않으면 병원은 시키는 일만 하는 조직으로 바뀌게 된다. 새로운 일을 벌이길 좋아하는 사람들은 실수를 하더라도 병원의 자산이다. 아무런 실수나 시행착오 없이 발전하는 사람이나 조직은 없다.

인재육성시스템 | 의료품질관리시스템 | 성과관리시스템 | 병원정보시스템 | 의사결정시스템

질의와 응답

? 병원에서는 우수의사의 존재가 매우 중요하다. 이들을 체계적으로 육성하는 시스템은 어떻게 구축해야 하나?

! 의료계의 경쟁이 치열해지면서, 브랜드가 없는 병원일수록 우수의사를 육성하거나 유치하려고 애쓴다. 누가 우수의사, 스타 의사일까? 진료수익을 많이 올린다고 우수의사라고 할 수 있을까? 유명 대학병원에서 진료수익을 많이 올리던 의사가 다른 병원으로 옮기면 환자가 현저히 줄어드는 경우가 있다. 이런 의사는 병원 브랜드의 후광을 입어야 빛을 발할 수 있기 때문에 행성의사(行星醫師)라고 한다. 반면 어느 병원

에 가든 의료진 개인 브랜드로 환자를 모으는 의사를 항성의사(恒星醫師)라고 하는데, 이런 의사를 우수의사라고 할 수 있다.

항성의사들에게는 고유의 특징이 있다. 진료성과가 좋고, 말을 잘하고, 인상이 좋으며, 무엇보다 확고한 환자중심 마인드를 가지고 있다. 이들은 환자에게 겸손하고 한번 진료를 받으면 철저하게 책임을 지고 사후관리를 한다. 이런 항성의사를 육성하기 위해서는 남다른 노력이 필요하다. 물론 의료진 자신의 노력이 선행되어야겠지만, 효과적으로 항성의사를 키워내기 위해서는 병원 차원의 조직적인 투자가 필요하다.

우선, 연령대별로 항성의사를 선정한다. 병원의 미래전략을 책임지는 대표 진료과에서 가장 항성의 특징을 가진 의사를 선별한다. 이들에게는 강의와 연수기회에서 우선권을 부여하고, 대외관계를 위한 말투, 외모, 프레젠테이션 등에 대한 교육을 실시한다. 개인에 대한 극적인 스토리를 구성해 언론매체에 노출을 극대화한다. 매년 항성의사로 선정된 의사들을 대상으로 언론 노출도나 환자들의 인지도, 국민인지도 등을 조사해 지속적으로 관리한다.

하지만 병원에 대한 충성심이나 인간적인 신의가 없는 의사라면 지원 대상에서 과감히 제외해야 한다. 이런 의사가 많을수록 병원의 분위기가 삭막해지고, 이들이 다른 병원으로 옮겼을 때 병원에 큰 부담이 될 수 있기 때문이다.

❓ 교육은 '밑 빠진 독에 물 붓기'라고들 한다. 투자효과를 내려면 어떻게 해야 하나?

❗ 교육은 '콩나물시루에 물 붓는 것'과 같다는 말도 있다. 물은 흘러내리지만, 시간이 지나면 콩나물이 쑥쑥 자라는 것과 같이 교육도 당장은 표시가 나지 않아도 시간이 지나면 구성원들의 역량과 자세가 바뀌게 된다. 특히, 신임 진료과장을 포함한 보직자와 신입직원 교육이 효과가 높은 편이다. 신입사원이나 신입의료진은 의욕이 높아 교육을 잘 받으며, 진료과장이나 주요 보직자는 바빠서 교육에 참가하기가 어렵지만 일정 수준의 참여도만 유지하면 효과가 매우 높다.

구성원 교육은 일회성 이벤트가 아니므로 체계적인 프로그램을 수립해 운영해야 한다. 그리고 교육이수 실적과 성과를 경력관리나 보상, 승진 등의 고과에 반영하고, 필수교육과정 참여 실적이나 평가가 저조한 구성원은 승진 대상에서 제외하는 등 인사제도와 연계해야 한다.

성과관리시스템 | 병원정보시스템 | 의사결정시스템 | 인재육성시스템 | **의료품질관리시스템**

의료품질을
개인에 의존하지 마라

생명과 직결되는 품질

제조업에서는 품질에 기업의 사활을 건다. 탁월한 품질이 아니면 치열한 경쟁 속에서 고객을 지키는 것이 참으로 어렵기 때문이다. 조금의 하자라도 발생하면 인터넷 매체를 통해 대중에게 알려지고, 심지어 소비자보호법에 따라 고발조치를 당하기도 한다. 특히 건강에 영향을 미치는 식품은 품질이 더욱 중요하다. 한 번의 실수가 기업의 생존을 흔들 수도 있기 때문이다.

의료는 생명과 직결된 분야가 많다. 사소한 부주의가 돌이킬 수 없는 결과를 초래한다. 생존율이 60%라는 것은 다른 표현으로 하면 사망률이 40%라는 것을 의미한다. 생사를 넘나드는 몇 %가 의사 손에 달려 있기 때문에 의사라는 직업은 고귀한 것이다. 과거에는 최선을 다한 의사에게는 비교적 관대했다. 하지만 이제는 조금의 실수도 눈감아주지 않는 세상이 되었다.

미국에서의 의료불량품질로 인한 대가

미국 캘리포니아 주 보건부는 병원의 과실을 여러 등급으로 나눠 벌금을 부과한다. 2007년 이후 4년간 캘리포니아 주에 위치한 124개 병원에 대해 총 198건의 시정명령을 내렸다. 병원은 총 460만 달러(약 55억 원)의 벌금을 지불해야만 했다. 벌금은 해당 주 의료품질 향상을 위해 사용된다.[35] 보건부 담당자에 의하면 건당 벌금 규모를 매년 확대할 방침이라고 한다.

정부의 규제는 의료소송으로 병원이 지불하는 금액에 비하면 아무것도 아니다. 2012년 4월, 미국 일리노이 주 시카고대학병원은 의료과실로 사망한 제임스 타이리 유족에게 합의금으로 천만 달러(약 120억 원)를 지불했다. 병원의 과실을 증명하는 것이 쉽지 않은 것은 동서양이 마찬가지다. 그러나 유족은 의료진의 작은 실수를 증명한 것만으로 병원 측의 합의를 이끌어냈다.[36]

의료사고로 인해 해당 진료프로그램을 자발적으로 중단하는 경우도 있다. 2011년 2월, 미국 남가주대학병원에서는 신장이식과정에서 정보를 제대로 파악하지 않아 환자가 서로 뒤바뀌는 사고가 있었다. 다행히 이식환자의 생명에는 문제가 없었으나, 남가주대학병원은 '사고 많은 병원'이라는 오명을 쓰게 되었다. 결국 남가주대학병원 경영진은 신장이식센터를 2개월간 운영하지 않기로 결정했다. 향후 미국 장기이식관리본부로부터의 장기 공급 및 행정지원에 애로가 있을 것으로 예상된다.[37]

간이식으로 유명한 펜실베이니아 주 피츠버그대학병원도 2011년 5월 큰 위기가 있었다. 한 신장기증자는 본인이 C형간염질환을 앓고 있고 있다는 사실을 모른 채 신장을 공여했다. 검사를 통해 공여된 신장의 감염 여부를 발견했지만, 이식센터 담당자의 실수로 얼마 후 이식에 사용되었다. 피츠버그대학병원도 스스로 한 달간의 진료정지를 결정하고 프로세스 개선에 들어갔다.[38]

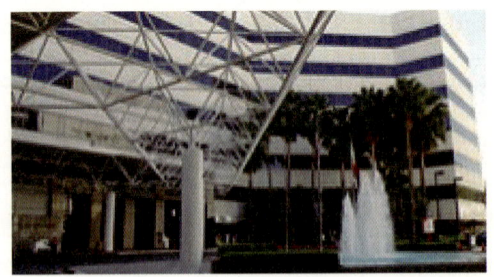 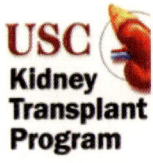

그림 2-3. 남가주대학병원 본관과 신장이식센터

우리나라에서의 의료불량품질로 인한 대가

미국의학연구소에 따르면, 의료사고 및 과오로 인한 사망자는 교통사고와 에이즈, 유방암 사망자보다 많다. 우리나라에서 보고되는 의료사고와 과오 수는 선진국보다 훨씬 적다. 우리나라 병원의 의료품질이 높기 때문이라고 생각할 수 있지만 통계적으로 누락되는 경우가 많기 때문이기도 할 것이다.

우리나라 병원의 의료진 역량, 첨단장비 그리고 시설은 이제 선진국 병원과의 격차를 좁히거나 앞서가고 있다. 대형 병원 병상수도 적지 않고 시설도 쾌적해졌다. 하지만 의료품질을 높이기 위한 노력은 아직 큰 변화를 가져오지 못하고 있다. 각종 인증제도가 생겼지만, 평가기준이 시설과 장비 등 하드웨어에 집중되어 있고, 인증을 받은 병원에서도 여전히 어이없는 의료사고가 나고 있다.

대학병원에서도 환자가 바뀌어 위암환자는 갑상선이 제거되고 갑상선환자는 멀쩡한 위장이 절개되었다. 겨드랑이 멍울을 잠복성 유방암으로 오진해 한쪽 유방을 절개한 사고도 있었고, 정상환자의 병리조직 슬라이드를 암환자의 것과 뒤바꿔 엉뚱한 여성이 유방암 수술을 받은 경우도 있었다. 이와 같이 수술실에서 생기는 문제뿐만 아니라, 서비스 및 약물의 오용Misuse, 과잉제공Overuse과 과소제공Underuse 등의 문제도 적지 않을 것이다.

그동안 우리나라는 미국과 달리 의료과실이 공중파를 통해 공개되어도 병원이 입는 손실은 크지 않았다. 일시적으로 환자가 감소하기도 하지만, 금전적으로나 병원 명성에 입힌 피해도 치명적이지 않았다. 하지만 오래지 않아 지금을 '좋았던 시절'로 기억하게 될 것이다. 환자의 권리의식은 높아지고 법률전문대학원 도입으로 변호사 절반이 일자리를 찾지 못하는 상황이 되었다. 이미 출범한 의료전문 법무법인도 상당수가 있지만 의료사고와 과오에 관심을 가지는 변호사들은 계속 증가할 전망이다.

미국영화에서 보듯이, 불만에 찬 환자나 보호자를 찾아 병원의 복도를 서성이는 변호사의 모습을 우리나라에서도 보게 될 것이다. 이들은 수임료를 받지 않고, 승소했을 때 승소금액의 일정비율을 성공보수로 받는 형태를 제안하기 때문에 소송은 늘어날 것이다.

의료과실이 병원 경영에 미치는 손실은 민·형사상 책임으로 인한 금전적 피해와 신뢰감 하락에 그치지 않는다. 환자와 보호자, 의료진 모두가 평생 마음의 짐을 지고 살아가야 한다. 의료사고가 연달아 두 번만 일어나면, 그 의사는 스스로 자신감을 잃게 되고 병원 내에서 평판이 좋지 않게 되어 의사로서 회복할 수 없는 지경이 된다.

아무리 실력 있는 의사도 가정 문제나 건강상 문제로 머리가 복잡할 수 있고, 이때 사고가 발생할 수 있다. 생명을 다루기 때문에 오랜 수련과정과 엄격한 자격을 요구하지만 유명대학병원 의사도 어이없는 실수를 저지른다. 그도 사람이기 때문이다. 한 번의 실수가 생명을 앗아갈 수도 있다. 적정 품질 이상의 의료 서비스를 제공하는 의사가 대부분이지만 실수와 부적절한 진료를 되풀이하는 예외적인 의사도 있다. 그래서 의료품질을 의사 개인의 역량에 의존하기보다는 병원 차원에서 보다 체계적으로 관리해야 한다.

의료서비스와 같은 전문서비스는 개인의 역량과 자질에 따라 품질이 다르다. 그래서 명의가 있다. 품질관리시스템은 의료진 모두를 명의로 만드는 것이 아니라 일정 수준 이상의 품질을 확보하고 평균적인 품질을 높일 수 있도록 하는 것이다. 사람이 하는 일이기 때문에 있을 수 있는 실수를 예방하거나 발생했을 때도 조기에 발견해 피해를 최소화하여 최악의 서비스를 막는 것이 품질관리시스템의 존재이유이다.

기업들은 서비스의 품질에 막대한 관심을 기울이고, 품질관리를 위한 기법에 투자하고 있다. 이에 반해 병원은 의료품질을 관리하는 노력이 다소 부족해 보인다. 최근 QA Quality Assurance, QI Quality Improvement, 혹은 적정 질관리라는 이름으로 임상질 지표를 관리하고, 진료품질을 높이기 위해 필요한 프로세스를 혁신하고 있다.[39] 앞으로는 의료품질을 높이고, 병원 경영의 효율화를 위해서는 의료품질관리시스템의 구축이 절실히 필요하다.

의료품질관리시스템 구축은 질환별 적정 진료패턴을 개발하고 진료프로세스를 표준화하는 것에서 출발한다. 진료패턴은 환자를 진찰하거나 치료하기 위해 자원을 투입하는 일정한 유형이다. 특정질환을 진찰하거나 치료하기 위해 검사, 약제 등의 진료항목과 항목별 시행률, 재원일수, 진료비 등을 의미한다. 진료프로세스는 특정질환의 환자를 진찰하고 치료하는 일련의 과정과 절차를 말한다.

진료패턴을 적정화하고, 표준진료지침을 만들기 위해서는 경영진의 의지, 적절한 투자는 물론 의료진의 참여가 절실하다. 상당수의 의료진은 진료패턴과 진료프로세스가 의사의 고유권한이며 노하우가 유출될 우려가 있으면 의료품질 제고활동에 협조하지 않는다. 그러나 문제가 발생했을 때 의료진의 진료내역은 공개할 수밖에 없으므로 표준을 따르지 않은 진료에 대한 거증책임은 의료진에게 돌아갈 것이다. 그래서 의료진을 보호하기 위해서는 반드시 의료품질관리시스템을 구축해야 한다.

리콜 맞은 도요타의 품질 경영

미국 캘리포니아에서 발생한 도요타 렉서스 ES350 탑승자 사망 사건은 생산공정의 품질문제를 넘어, 자동차산업과 안전법규 강화에 엄청난 영향을 미쳤으며 그 여파는 아직도 계속되고 있다.

사건의 전말은 이렇다. 가속페달 부품인 플로어매트 불량으로 차량이 갑자기 폭주해 4명이 사망한 것은 2009년 8월이다. 그러나 소비자단체의 계속된 문제 제기와 리콜 요구에도 도요타자동차는 같은 해 11월까지 리콜을 실시하지 않았다. 사건은 미국을 넘어 캐나다, 중국, 유럽까지 확대되어, 결국 사고 후 6개월간 전 세계적으로 1,012만 대의 도요타 차량이 리콜되었고, 아키오 도요타 사장은 각종 기자회견은 물론이고, 미 하원의회 청문회까지 참석해 공식 사죄하기에 이르렀다.

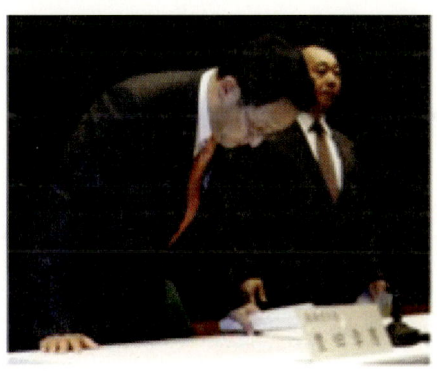

그림 2-4. 리콜사태에 대해 사죄하는 아키오 도요타 사장 [40]

도요타의 늑장 대응이 문제를 부풀린 점도 있으나, 더 큰 문제는 도요타의 자랑인 도요타생산품질시스템TPS, Toyota Production System이 제대로 작동되지 않은 것이다.

원래 도요타는 1937년 창사 이래 품질관리의 아이콘이었다. 각종 제조업은 물론이고 의료계에서도 도요타식 공정을 도입했다. 그러나 1995년 창업가 일족이 경영에서 물러나면서 전통적인 도요타 방식에 변화가 생겼다. 오쿠다 히로시(奧田碩), 와타나베 가쓰아키(渡邊捷昭) 등 차기 경영진은 공격적 투자로 생산능력을 극대화하고 원가를 삭감하는 데 치중했다. 특히 해외 공장 설립으로 도요타 글로벌 생산네트워크는 구축했으나, 기존의 품질체계인 TPS를 관리할 수 있는 인적자원이 부족했다. 2000년에는 총원가의 30%를 삭감하는 대책을 마련하기도 했다.

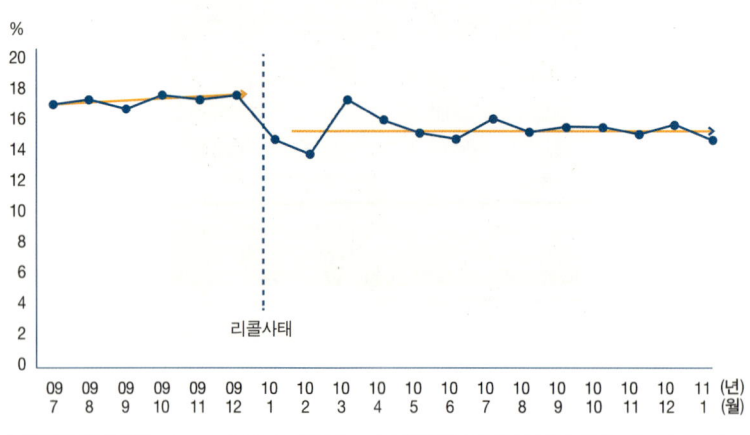

그림 2-5. 도요타자동차의 미국 점유율 추이(%) [41]

원가를 줄이려는 다양한 시도는 결국 도요타생산품질시스템을 붕괴시키고 말았다.

도요타는 브랜드 선호도, 안전인지도, 초기품질지수 등 각종 품질평가에서 저조한 점수를 받았으며, 도덕성과 성실성, 신뢰감마저 무너져 향후 실적상승이 불투명한 상태다. 도요타 주가는 2010년 1월부터 한 달 만에 22% 하락했고, 최근 미국시장 점유율은 평균 2.5%나 하락한 후 좀처럼 회복되지 않고 있다.[42]

성과관리시스템 | 병원정보시스템 | 의사결정시스템 | 인재육성시스템 | **의료품질관리시스템**

진료패턴을
적정화하라

품질은 검사하는 것이 아니라, 생산하는 것이다

'위대한'병원에서 유방 악성종양근치술을 담당하는 의사는 4명이다. 그런데 동일수술을 한 환자들의 진료비 내역이 의사에 따라 크게 차이가 난다. 이는 재원일수는 물론 약제비, 재료비, 영상진단료, 검사비 등 모든 진료항목에서 크게 차이 나기 때문이다. 소수의 환자는 물론이고 한 달 또는 분기별 진료비 내역을 평균해도 매우 다름을 알 수 있다.

같은 병원이라도 어떤 의사를 만나느냐에 따라 처방이나 수술 등이 달라진다. 이는 의료품질이 다를 수도 있음을 의미한다. 이를 어떻게 해석해야 할까? 의사에 따라 진료패턴이 다를 수 있다고 이해해야 할지, 아니면 동일질환이면 가급적 비슷한 방식으로 진료해야 할지에 대한 결정이 필요하다.

환자가 대형 병원을 선택하는 것은 전반적인 의료품질이 높다고 믿기 때문이다. 그런데 같은 병원에 있는 의사이지만 의료품질은 현저히 다르다. 이는 의료품질 측면에서 보면 개인에게 전적으로 진료패턴의 자율권이 주어진 의원과 크게 다를 바 없다.

오히려 특정질환에 전문화된 병원에서는 의사별 손기술이 조금씩 차이가 날지언정 진료패턴은 매우 비슷하다. 의료진들이 진료패턴을 분석하고 의논하면서 적정 진료패턴을 찾아가기 때문이다. 병원의 의료품질은 의사 개인들의 의료품질을 평균한 것이 아니라 누구나 지켜야 하는 최소한의 기준이 확보되어야 한다. 병원 차원의 전반적인 의료품질을 높이기 위해서는 의료진들의 진료패턴을 분석하고 이의 적정화를 위해 노력해야 한다.

진료패턴을 적정화해야 하는 이유

진료패턴 분석을 통한 유익은 여러 가지가 있지만, 진료패턴을 분석해야 하는 직접적인 이유는 다음의 다섯 가지로 요약할 수 있다.

첫째, 의료품질을 개선할 수 있다. 진료패턴은 진료의 내용과 구성을 파악할 수 있는 자료의 보고(寶庫)이다. 진단과 처방에서 많고 적은 부분을 파악할 수 있어 의료품질의 현주소를 정확히 알 수 있고, 개선방향을 가늠할 수 있기 때문이다.

둘째, 검사누락으로 인한 소송위험과 실사위험을 통제할 수 있다. 처방하는 약품이나 검사와 시술 등 의료행위의 구성과 비중을 분석해 예외적인 경우에 대한 선별적 관리 Management by Exception 를 시행한다면 필수 검사의 누락으로 인한 의료소송위험에 대비할 수 있다. 역으로 특정항목의 과다처방으로 인한 실사위험도 일부 예방할 수 있다.

셋째, 적정진료를 통해 비용절감의 기회를 얻게 된다. 적정 진료패턴이 관리되지 않으면 진단에서부터 처방에 이르는 과정 중에 약제나 재료 등 자원을 방만하게 사용하는 경향이 있다. 이러한 병폐를 막기 위해서 미국이나 독일의 포괄수가제를 도입하게 되었고, 최근 우리나라 정부도 포괄수가제를 적용하는 범위의 확대를 추진하고 있다.

넷째, 자원을 효율적으로 활용하게 된다. 동일한 병상규모라도 재원일수 관리와 입퇴원 관리 역량에 따라 실제 병상수의 30%까지 활용도가 차이 날 수 있다. 이와 같은 효율적 자원 활용을 위해서는 주요 상병별, 시술별 재원일수, 검사빈도 등 진료패턴의 분석이 선행되어야 한다.

다섯째, 의료수익의 누수를 방지할 수 있다. 임상적으로나 수익적으로 최적화한 진료패턴을 벗어나는 경우를 관리함으로써 불필요한 원가를 줄일 수 있고, 적법한 수익에 대한 권리를 찾을 수 있다. 일부 병원에서는 법적으로도 얼마든지 청구할 수 있는데도 과거의 진료패턴을 고집하거나 청구누락으로 인해 수익의 기회를 잃는 경우가 적지 않다.

진료패턴을 분석할 수 있는 자료는 '질환별 진료항목별 청구내역서'이다. 이를 분석하면 타 병원에 비해 필요한 검사나 시술의 많고 적음을 쉽게 발견할 수 있다. 정부는 진료비적정성 평가와 임상질 지표관리 등과 같은 사후관리시스템을 활용해 전국병원 평균과 해당병원을 비교해 진료량을 조절하려 한다. 이는 건강보험공단의 재정부담을 줄이려는 노력이다. 평균을 현저히 벗어나는 것은 문제가 있다는 식의 접근이고, 이는 억울한 경우를 낳게 할 수 있다. 하지만 이런 추세는 계속될 것이다.

병원을 경영하는 입장에서도 적정한 검사나 시술을 제때 시행하지 않는 것이나 반대로 필요 이상의 검사 시행이나 약제 투여, 약 품목수를 많이 처방하는 것도 환자안전을 위협하는 것이다.

과소진료를 해 조기에 발견할 수 있는 것을 발견하지 못하면 의료품질의 저하는 물론 소송의 부담을 지게 된다. 불필요한 항생제 등을 과도하게 사용하면 실사의 위험은 높아지고, 환자에게 부담을 주고, 병원의 이익에도 전혀 도움이 되지 않는다. 그래서 진료패턴을 분석함으로써 의료품질 제고, 의료수익의 누락 방지, 자원활용도 제고, 자원낭비 방지, 비용절감, 의료소송위험 감소, 실사 위험 방지 등을 기대할 수 있다.

의료품질을 제고한다

어떤 질환일 때 어떤 진료행위를 언제 얼마나 해야 하는지는 의료계와 의사의 영원한 숙제이다. 많은 의사가 자신은 '교과서'적인 진료, '원칙'에 입각한 진료, '증거' 중심의 진료를 한다고 주장한다. 하지만 여기에 정답이 있을 것 같지는 않다. 동일질환을 치료하는 5개 병원 의사 12명의 진료패턴을 분석하면, 병원이나 의사에 따라 진료행위가 너무도 다르기 때문이다(표 2-1 참고). 평균재원일수가 3배 이상이 길고, 총진료비는 무려 2배에 가깝다.

구 분	최댓값	최솟값	평균값	차이(최대-최소)
평균재원일수	14.5	4.6	9.6	9.9(315%)
일당진료비	287	480	356	193(60%)
총진료비	4,162	2,193	3,168	1,969(190%)

표 2-1. A수술에 대한 주요지표의 의사별 차이(일, 천원), 엘리오 병원경영 DB

동일질환이라도 환자마다 상태가 다르기 때문에 진료행위도 다를 수 있다. 하지만 병원이나 의사마다 분기, 혹은 반기의 평균을 내더라도 현격한 차이가 난다면, 그것은 '교과서'적인 진료가 다르게 해석된 것은 아닌지 생각해보아야 한다.

병원과 의사는 발전하는 기술에 맞추어 최상의 품질을 제공하기 위한 노력을 경주해야 한다. 그 결과 항상 최선의 진료패턴을 유지해야 한다. 하지만 발전하는 의료기술이나 정보에 발맞추지 못하는 경우에는 아직도 과거의 교과서를 믿고 최상의 진료를 하고 있다고 착각할 수도 있다.

선도병원의 의료진은 물론 병원 내 동일시술을 하는 동료의사들의 진료패턴과 자신의 진료패턴을 비교분석해야 한다. 진료항목별 시행률이 적절한지 살피고, 현저하게 많거나 적은 경우 그것을 조절함으로써 의료품질에 어떤 영향을 미치는지 토론해 적정시행률을 정의해야 한다.

물론 의사 간에 합의가 되지 않거나 환자의 특성에 따라 다를 수 있다. 그럼에도 적정시행률은 의료진 개인의 지식과 성향에 따라 차이가 큰 진료패턴의 변동 폭을 줄여 일정 수준 이상의 의료품질을 보장하게 할 것이다.

검사누락과 의료소송에 대비한다

흔히 의사가 환자에 대한 검사처방을 할 때 업무 편의상 묶음처방(혹은 세트처방)을 활용한다. 이미 약속되어 있는 필요항목들을 묶어서 처방을 내는 것이다. 그래서 특이사항이 없는 비슷한 상병의 환자들의 검사항목이 거의 비슷한 패턴을 보인다.

대수롭지 않은 수술을 받으려고 입원했다가 수술 전 검사과정에서 뜻하지 않게 당뇨병, 복강 내 암, 간질환 등과 같은 질병을 발견하는 사례를 주변에서 쉽게 볼 수 있다. 따라서 환자 안전을 위협하는 요인들을 배제하는 차원에서 적정검사는 반드시 시행해야 한다. 만약 적정검사를 시행하지 않아 발견할 수 있었던 질환을 놓쳤다면 환자에게도 못할 일을 한 것이며 '의료소송감'이 되기 십상이다.

모 병원에서 충수절제술을 하던 도중 대동맥류가 터져 환자가 사망하는 일이 있었다. 소송이 발생했고 법원은 병원이 필요한 검사를 제때 하지 않았다는 이유로 환자가족의 손을 들어주었다. 의료진이 수술 전 CT나 초음파 같은 필수검사를 시행하지 않았기 때문이다. 앞으로는 검사를 하지 않거나 검증되지 않은 처방을 함으로 인한 의료소송에 대비해 진료패턴을 바꾸는 시스템이 제도적으로 자리 잡아야 한다.

적정진료와 비용절감이 가능하다

동일질환에 대해서도 병원별, 의사별로 약제비, 재료비, 영상진단료, 검사료 등의 진료항목별 차이가 상당히 크다. 양 극단의 진료패턴을 보면 과소 혹은 과잉투약은 아닌지 우려할 만하다. 긴요하지 않은 약품의 장기사용은 약제 내성을 야기해 건강을 악화시키는 요인이 될 수도 있다. 또 그로 인한 고비용은 건강보험재정을 악화시켜 결국은 국민들이 부담하게 된다.

재료비도 동일질환에 대해서 병원별, 의사별 차이가 네 배 이상 나는 경우가 많다. 만약 치료효과가 같다면, 재료비를 적게 쓰는 것이 환자를 위해서 좋고 건강보험재정도 절약할 수 있다. 또한 포괄수가제도가 도입되면, 과다하게 사용한 재료비는 병원에서 부담하게 된다. 동일수술임에도 불구하고 영상진단료가 무려 5배 이상 차이가 나는 것은 의료진의 진료패턴이 현저히 다르다는 것을 의미한다(표 2-2 참고).

구 분	최댓값	최솟값	평균값	차이(최대-최소)
약제비(경구 및 주사)	656,421	100,197	238,935	556,224(655%)
재료비	418,160	87,123	140,715	331,036(480%)
영상진단료	379,291	71,644	219,509	307,647(529%)
검사료	552,860	489,831	519,411	63,029(113%)

표 2-2. B수술 의사별, 진료항목별 진료비 현황(원), 엘리오 병원경영 DB

자원의 효율적 활용이 가능하다

동일질환이라도 대학병원의 재원일수가 2~3배 차이가 나기도 한다. 질환별 적정 재원일수를 정한다는 것이 매우 어렵다. 동일질환이라고 해도 질병의 정도, 연령, 건강상태에 따라서 다를 수밖에 없다.

일반적으로 빈 병상이 많고 입원환자수가 적을수록 길게 입원을 시키려는 경향이 있다. 환자 입장에서 보면, 재원일수가 너무 짧으면 병원이 입원환자에게 소홀하고 재원일수가 너무 길면 생업이나 진료비가 부담이 된다. 병원 입장에서 보면, 재원일수가 짧으면 평균진료비나 일당진료비가 올라가고, 재원일수가 길면 평균진료비나 일당진료비가 내려간다.

5개 병원의 동일수술별 재원일수를 보면, 최댓값과 최솟값이 2배 이상의 차이가 난다. 이는 대부분 병원의 재원일수를 줄일 여지가 있음을 의미한다(표 2-3 참고).

수술명	최댓값	최솟값	평균값	차이(최대-최소)
위 전절제술	25.6	11.0	18.30	14.6
위부분 및 아전 절제술	16.4	9.7	14.01	6.7
유방 악성종양근치술	12.6	4.2	8.20	8.4
주요 갑상선수술, 양측	7.8	3.5	5.45	4.3

표 2-3. 수술별 병원별 입원일수(일), 엘리오 병원경영 DB

병상가동률이 92%를 넘어서면, 더 이상 병상가동률을 높이기 쉽지 않다. 그래서 재원일수를 단축하는 노력을 해야 한다. 만약 병상수가 1,000개인 병원에서 8일이던 재원일수를 6.4일로 20%를 줄일 수 있다면, 병상수가 무려 250개가 늘어나는 효과가 있다.

이렇게 하면 병원에 재정적으로 큰 도움을 주는 것을 넘어 응급실에서 병실이 나기를 기다리며 누워 있는 환자들을 돌볼 수 있게 된다. 아직도 많은 대학병원에서 경증질환자가 입원실을 차지하고 있기 때문에 시급히 입원해야 할 많은 환자가 무작정 기다리고 있다.

선진국의 재원일수를 감안할 때, 대부분 질환의 재원일수는 충분히 줄일 여지가 있다. 질환별로 심도 있는 연구를 통해 적정 재원일수를 구하는 것이 최선의 방법이다. 하지만 발전된 의료기술과 간호 역량, 협력병원을 활용함으로써 의료품질을 해치지 않는 선에서 재원일수를 가급적 줄여야 한다.

재원일수를 단축할 목표를 세울 때는 해당병원과 지역, 병상수, 중증도, 진료과목 등의 특성을 감안해 비교병원을 정하고, 분석하면 큰 도움이 된다.

의료수익의 누수를 방지한다

동일질환의 진료항목별 시행률도 매우 크게 차이가 난다. 물론 동일질환이라고 해도 환자의 상태가 다르기 때문에 시행률이 똑같을 수 없다. 하지만 분기나 연도별로 평균을 했을 때도 큰 차이가 난다. 특히 K병원 Z검사의 평균시행률은 0인데, 비교군 병원에서는 최소 8%에서 많게는 20%의 시행률이 나타나고 있다. 비교군 병원은 본원과 규모와 지역, 중증도 등을 감안해 유사하다고 판단되는 병원이며, 비교군 값은 3개 병원의 평균치이다.

K병원에서는 전혀 검사가 발생하지 않는 것이 이상해서 프로세스를 확인해보니 검사는 했으나 수가가 산정되지 않고 있었다. 이 한 항목으로 인해 이 병원은 3년간 최소 18억 원의 의료이익을 날린 셈이다. 18억 원의 의료이익을 벌기 위해서는 최소 180억 원의 의료수익을 올려야 함을 고려할 때 막대한 손실이었음을 짐작할 수 있다(표 2-4 참고).

구 분	시행횟수(회)		환자당 시행률(%)		단가(원)
	본 원	비교군	본 원	비교군	
A병원	19,360	142,510	1.4%	20.1%	3,790
B병원	2,793	119,662	0.5%	13.2%	
C병원	74	54,420	0.0%	7.9%	

표 2-4. Z검사 시행률 현황, 엘리오 병원경영 DB

실사위험을 관리한다

보건복지부는 자율지표(제1상병 전국평균대비지수) 값이 특별히 높은 병원과 과잉진료에 대한 내부 고발이나 민원이 있는 병원에 대해서는 직접 실사를 하기도 한다. 세무조사도 그러하듯이, 실사하는 동안 병원업무에 지장도 있고 나름대로 정직하게 했더라도 실사를 하면 문제가 되는 부분이 생길 수 있다. 그래서 병원 입장에서는 실사가 상당히 부담스럽다.

보건복지부의 실사를 피하기 위해서가 아니라 병원 스스로 진료패턴을 점검해 특이한 지표가 나타나지 않도록 해야 한다. 진료패턴이 비교병원의 지표값과 큰 차이가 나는 원인을 사전에 분석해 해소해야 한다. 물론 의료품질을 높이기 위해 불가피하고, 이를 검증할 수 있다면 차이가 나더라도 그 진료패턴을 유지해야 한다.

적정 진료패턴의 모색방법

의사의 진료패턴은 이미 비법이나 비밀이 아니다. 요양급여비용 청구를 위해 모든 자료가 심사평가원으로 제출되며, 환자도 원하면 언제든지 자신의 진료정보를 확보할 수 있기 때문이다. 그래서 진료패턴에 대한 건강한 논의를 통해 적정화를 추구해야 한다. 이를 위해서는 다음과 같은 조치가 필요하다.

첫째, 의료품질 담당조직을 만들어야 한다. 적정질관리팀에서 하는 것이 바람직하다. 하지만 현재 이 업무를 충실히 하고 있는 조직이 거의 없기 때문에 기존의 조직에 인력을 충원하거나, 새로운 조직을 만들어야 한다. 품질관리 전담조직은 주기적으로 진료패턴을 분석해 처방별 시행률이 적절한지, 질환별 재원일수가 적절한지 등 가장 효과적인 진료패턴을 설정하도록 유도해야 한다. 의료사고가 발생하거나 의료성과에 대한 고객불만이 있는 경우에는 개선사항을 권고해야 한다.

둘째, 경영진과 의료진의 인식전환이 필요하다. 의료품질에 대한 투명성과 신뢰성 없이는 환자에게 존중받기 어려운 시대가 다가오고 있다. 그리고 이미 진료정보는 의료진만의 것이 아니라 병원의 것이다. 의료품질 개선을 위해 모두가 동참해야 한다. 대학병원에서는 컨퍼런스를 지속적으로 해왔으나 아직도 병원 내 진료과를 넘어 특정질환에 대한 컨퍼런스가 체계적으로 열리는 병원은 그리 많지 않다. 센터나 진료과별로 질환에 대한 의료품질을 높이려는 노력이 강화되어야 한다.

셋째, 병원 차원의 진료패턴을 분석해야 한다. 해당지역의 병상수, 진료과목과 종별 구분에 따른 중증도 등을 감안해 비슷한 비교그룹을 정해야 한다. 최상위병원과 비교병원 그리고 해당병원의 건당진료비, 진료항목별 진료비, 내원일수, 그리고 검사시행률과 같은 세부 진료내역까지 비교분석한다. 이를 통해서 특이한 진료과나 의사를 파악하고 이들의 진료패턴을 개선하는 데 집중해야 한다. 상대적으로 높으면 원인분석을 해 불필요한 부분을 찾는 노력을 해야 하고, 낮은 부분에 대해는 의료품질과 환자 안전 차원에서 진료패턴을 보완, 변경해야 한다.

넷째, 의료진 간 진료패턴 비교표를 작성한다. 병원 내 동일질환을 치료하는 의사들 간의 진료패턴 비교표를 보기 쉽게 작성해 주기적으로 제공해야 한다. 만약 가능하다면, 선도병원과 비교병원의 동일질환을 치료하는 의사의 진료패턴과 비교한 분석 정보도 제공해야 한다. 모든 진료과나 모든 의사를 동시에 진행하는 것은 현실적으로 매우 어렵다. 그럴 경우 병원 전체나 진료과별 다빈도 상병과 수술을 하는 의료진을 대상으로 우선 분석을 실시하고 정보를 제공해야 한다.

다섯째, 기대효과별 성공사례를 발굴해 전파한다. 진료패턴을 변경함으로써 발생한 의료품질 제고, 누락수익 발굴, 자원활용도 제고 등의 효과를 의료진 교육 프로그램을 통하여 알려야 한다. 그리고 획기적인 개선을 한 의료진에게는 '의료품질혁신상'을 주는 등 진료패턴 개선을 지속적으로 이루어질 수 있도록 독려해야 한다.

특정시술에 대한 시행 건수와 시행률 통계자료를 보면 적정 진료패턴을 만들어 활용하는 병원과 그렇지 않은 병원 간에 얼마나 차이가 많은지 알 수 있다. 일반 대학병원의 경우, 갑상선암 환자에 대한 경부림프절청소술의 시행률은 통상 93% 내외이다. 그러나 2011년 1월 현재 J대학병원은 유사환자에게 단 한 건의 유사시술도 하지 않았다(표 2-5 참고).

정확히 말하면 시행하지 않은 의료진도 있을 것이고, 실제로 시행은 했으나 수익에 반영하지 않은 부분도 있을 것이다. 시술을 하지 않았다면 환자에게 최고의 의료서비스를 제공한 것이라 볼 수 없으며, 시행했지만 수익에 반영하지 않았다면 병원자원을 남용한 것이다. 이 병원은 의료진 교육 후 월평균 시행 건수를 타 병원 평균 수준까지 개선했고 시행률도 점차 상승하고 있다. 본 시술에 대한 진료패턴 개선으로 병원은 연간 1~2억 원의 수익상승효과를 보일 것으로 보이지만, 이런 과정을 모든 진료과, 모든 질환으로 확대한다면 병원 경영에 미치는 수익상승효과는 기대 이상일 것이다.

구 분	J대학병원 실적		비교 병원군 (동기간)
	개선 전 (2011.1)	개선 후 (2012.1)	
시행건수(건)	0	32	29.5
시행률(%)	0	80	93.0

표 2-5. J대학병원 갑상선암환자의 경부림프절청소술 시행건수와 시행률, 엘리오 병원경영 DB

의료품질관리시스템 | 성과관리시스템 | 병원정보시스템 | 의사결정시스템 | 인재육성시스템

표준진료지침을 실행하라

표준진료지침의 도입 배경

진료패턴의 적정화는 진료투입 내용을 적정하게 관리하는 것이고, 표준진료지침 CP, Critical Pathway 은 진료과정을 표준화하는 것이다. 병원들은 의료품질과 효율을 높이기 위해서 특정질환에 대해 진료행위의 순서와 시점을 미리 정해둔 표준진료지침을 마련하고 있다. 하지만 아직도 경영진은 물론 의료진들은 표준진료지침의 중요성에 대한 인식이 부족해 이를 설계하고 운영하는 데 소극적인 모습을 보이고 있다. 표준진료지침은 1980년대 초 미국 의료보험 제도에 포괄수가제도가 도입되면서 크게 주목받기 시작했고, 그 이후 매우 급속한 속도로 미국 병원 전체로 확

산되었다. 기존 행위별 수가제하에서의 진료방식을 계속 고집할 경우 병원이 입을 재정적 손실이 불 보듯 뻔했기 때문이다. 또한 기존에 실시 중이던 임상 진료지침, 의료품질 관리활동 등 일련의 품질향상 노력을 하나로 통합할 필요성을 강하게 느끼고 있던 차에 표준진료지침이 그 대안이 되었기 때문이다.[43]

우리나라도 시범실시하던 포괄수가제도를 지속적으로 확대하려는 정책적 방향을 가지고 있다. 포괄수가제도가 전면 도입되면, 효율적이고 합리적인 의료서비스를 제공하지 못하는 병원은 경영에 상당한 부담이 될 것이다. 또한 표준진료지침이 없거나 어겨서 발생하는 의료사고는 병원은 물론 의사 개인의 명성에 치명적인 영향을 미치게 될 것이다. 그래서 표준진료지침을 개발하고 이를 정착시켜야 한다.

그간 우리나라의 병원도 의료품질을 향상시키기 위해 많은 노력을 했다. 6시그마활동, PI$^{Process\ Improvement}$, TQM$^{Total\ Quality\ Management}$ 등을 활용해 프로세스 혁신을 추진해왔다. 제조업 중심의 방법론을 의료서비스업에 적용하기 쉽지 않았다. 하지만 병원에서 의료품질에 대한 문제의식을 갖게 하고, 여러 부서가 머리를 맞대고 협력하며, 문제나 성과에 대해서 통계적 기법을 이용해 수치화함으로써 모니터링을 할 수 있는 등 적지 않은 성과를 냈다.

표준진료지침의 이점

개별 병원은 물론 학회에서도 노력하고 있지만, 표준진료지침을 개발하거나 적용하기가 결코 쉽지 않다. 하지만 표준진료지침이 개발되어 정착되면 많은 이점이 있다.

첫째, 표준진료지침을 통해 의료품질을 제고할 수 있다. 검사 및 진단과 처방 관련 활동과정 중 절차, 행위, 투약 등의 요소에 대해 필수사항과 의료진의 재량에 의한 사항으로 구분해 품질의 최소한을 예측가능하게 할 수 있다. 동시에 인적 실수^{Human Error}에 대한 관리가 강화된다.

둘째, 환자만족도를 향상시킬 수 있다. 프로세스가 관리되면 의료품질이 높아짐은 물론 절차에 소요되는 시간을 줄이거나 예측할 수 있게 된다. 환자 입장에서는 품질은 높아지고, 동시에 서비스 개선을 체감할 수 있다. 일부 병원은 대기시간 단축을 목표로 표준진료지침을 개발하기도 한다.

셋째, 의료진은 물론 진료지원직을 위한 교육과 커뮤니케이션 자료가 된다. 특정 시술, 검사, 질환을 다루는 데 있어서 무엇을 어떻게 언제 하는지에 대한 기본적인 지식을 갖출 수 있게 하므로 연차가 높지 않은 의료진이나 신입직원들에게는 유용한 교육자료가 되고, 지원파트와의 커뮤니케이션 자료로 활용된다.

넷째, 자원의 활용도를 높이고, 추가적인 수익을 창출할 기회를 얻게 된다. 진료서비스 과정상 필요한 활동과 투입요소를 일정한 흐름에 따라 관리하므로 자원의 활용도를 극대화할 수 있다. 동시에 추가적인 원가절감 내지 수익창출의 기회를 얻을 수 있는 것은 물론이다.

A병원은 붐비는 응급실 환자에 대해 필요한 절차가 적기에 이루어지지 못하고, 민원은 급증하는 등 환자만족도가 악화됨에 따라 표준진료지침 개발 및 시범적 적용을 단행했다. 응급실 내원 상병을 유형화해 필요한 조치를 단계적으로 정의하고 각 단계의 주·부책임자를 선정해 운영했다. 필요한 행위와 투약, 심지어 환자와 보호자를 안정시키는 적절한 멘트까지 표준진료지침에 포함해 개발했다.

그 결과 응급실 체류시간이 줄었고, 외래진료와 주요 검사장비, 수술 대기시간이 단축되었으며, 민원이 줄어들고 환자만족도가 개선되었다.

B병원은 직장암 수술프로세스 개선을 통한 수술장 활용도 증대 및 수술장 소모품의 체계적 관리에 힘입어 이익이 연 7억 원 증가되었고, C대학병원은 수술재료 재고비용으로 연 8억 원을 절감했다. D병원은 간호사나 검사 파트 위주로 진행되었던 QI경

진대회에 의료진의 참여 범위를 대폭 확대해 몇 가지의 표준진료지침을 개발했고, 진료지원파트와의 커뮤니케이션을 활성화하고 또 지원파트에 책임감을 부여할 수 있는 교육제도로까지 확대되었다.

최근 건강보험심사평가원에서 항생제와 주사제 처방률 그리고 뇌졸중이나 관상동맥우회술 등 중증도가 높은 질환에 대해 보정 사망률을 공개하고 있다. 응급의료기관 평가에도 비슷한 내용이 반영되고 있으며, 의료품질을 담보하기 위한 제도권의 노력은 더욱 강화될 조짐이다.

미국에서는 오래전부터 병원평가를 할 때 의료품질과 관련된 지표를 등급화해 활용하고 있다. 미국에서 질환과 병원 전체 사망률과 같은 질 지표를 공개하는 것과 같이 우리나라도 이러한 추세는 지속될 것이다. 일선 병원은 이보다 더 직접적이고, 체계적인 지표관리가 요구된다.

그래서 최근 선도병원을 중심으로 임상 질지표 관리와 관련된 정보시스템을 구축해 임상 질지표를 내부적으로 측정하고, 이를 개선하려는 노력이 일어나고 있다. 표준진료지침을 잘 설계하고 이를 준수함으로써 의료품질을 개선해야 한다.

표준진료지침의 개발법

표준진료지침을 개발하는 방법은 다양하고 매우 복잡하다. 6단계 내외의 절차를 밟아서 프로세스를 혁신해가는 방법이 있다. 하지만 업무를 개선하기도 전에 그 방법론을 배우는 데 지친다. 그리고 참여하지 않으면 금방 잊어버린다. 너무 복잡하게 생각하지 말고 간단한 방법이라는 마음가짐으로 시작해야 한다. 이런 인식하에 만들어진 표준진료지침의 개발방법론을 예술적 방법론(ART Method : Analyze-Redesign-Transform Method)이라고 한다.

분석하라 Analyze

우선분석 대상은 개선효과가 클 것으로 예상되거나, 공감대가 형성된 질환을 선택한다. 환자수가 많고 건당진료비가 높거나 프로세스가 복잡한 질환이 개선효과가 크다. 최근 의료사고가 났거나 정책적인 이슈가 된 질환은 혁신의 공감대를 쉽게 이룰 수 있다. 아니면, 진료과장이나 구성원들이 표준진료지침에 대해서 개선의지가 있는 질환을 선택해도 좋다.

대상이 된 질환의 프로세스를 순차적으로 정리하고, 환자나 구성원의 의견을 듣고 현재의 성과를 측정한다. 처음부터 끝까지 고객이 어떻게 움직이는지를 따라가면 된다. 그 과정에서 내부의 어떤 사람들이 어떤 역할을 하는지를 파악하면 문제점과 현재의 성과를 자연스럽게 정리할 수 있게 된다. 이를 그린 것을 프로세스 맵 Process Map이라고 하고, 기술한 것을 프로세스 기술서 Process Description라고 한다. 프로세스 맵은 특정질환을 다루는 프로세스를 몇 개의 단계로 세분 Segmentation하고, 단계별 흐름과 선·후행 단계를 다이어그램 등으로 표현한 것을 말하며, 프로세스 기술서는 각 단계별 주요 활동과 담당자, 주요 업무, 소요자원과 기기, 주요 점검사항과 주의사항 등을 정리한 것이다.

문제점을 더욱 객관적으로 알기 위해서는 선진병원이 어떻게 하는지를 살펴보는 것도 매우 중요하다. 이를 벤치마킹이라고 하는데, 이때 유의할 점은 특정병원과 협력관계를 구축해 치밀하게 볼 수 있어야 한다는 점이다. 피상적으로 인터뷰 한 번 하는 수준을 넘어서서 몇 차례의 심층적인 논의를 거칠 수 있어야 문제점의 근본원인을 분석하는 데 도움이 될 것이다. 문제점을 파악할 때 프로세스를 세분화할수록 보다 정확한 원인을 찾을 수 있다.

재설계하라 Redesign

제기된 문제점을 해결하기에 앞서 진료프로세스의 목표를 정해야 한다. 선진병원의 수준, 이상적인 모습 등을 고려해 최종적으로 원하는 목표를 구체적으로 설정해야 한다. 이때도 담대한 목표를 잡지 않으면, 재설계과정에서 타협하기 바쁘고 그 결과 개선효과는 크지 않을 것이다.

개선기회를 도출하고, 사전활동, 진료활동, 사후관리활동의 전 과정을 환자편의성과 효율성을 감안해 최적의 개선 진료과정을 설계한다. 문제점은 많은 사람이 느끼고 있지만 개선을 못하고 있다면 다 이유가 있다.

막연히 문제가 되는 현상을 반대로 해석하거나 문제를 해결하기 위해 사람을 많이 투입하는 식의 접근은 효과를 보기 어렵다. 재설계과정에서는 창의성과 치밀성이 성과를 좌우한다고 해도 과언이 아니다.

업무재설계 내지 프로세스 재설계는 의료품질뿐만 아니라 나아가 서비스 품질을 개선하고, 생산성 향상, 원가절감 등 현장에서의 숱한 문제점 해결에도 활용된다. 그래서 국내 의료계에서는 QI경진대회를 통해 활성화되어왔다. 프로세스 혁신은 진료, 진료행정, 진료지원, 행정 등 병원 내 모든 업무에서 더욱 확대될 전망인데, 이를 위해서는 몇 가지 패턴이나 원칙을 염두에 두고 개발하는 것이 유용하다.

특정 업무나 프로세스의 수행 주체를 변경하거나, 수행업무 자체의 통폐합, 세분화 등 업무를 재설계한다. 혹은 프로세스상 선택의 폭을 변경하거나 의사결정의 빈도와 시점, 방법을 변경하기도 한다.

다음은 효과적인 프로세스 혁신을 위해 빈번히 활용해왔던 10가지 패턴과 그동안 의료계에서 시도되었거나 앞으로 시도될 수 있을 만한 정보를 제공하는 사례이다.

【패턴1】 주체 변경① : 고객 참여 제거

'고객의 일을 병원이 가져올 수는 없을까' 하는 고민에서 비롯된다. 고객보다 병원에서 수행하는 것이 더욱 효율적일 경우이다.

★ 사례
- 퇴원 시 입원비 정산을 병동에서 처리할 수 있는 기반을 구축한다.
- 환자 상태에 따라 이동 없이 병실에서 재활치료를 수행한다.

【패턴2】 주체 변경② : 고객 참여 확대

패턴1과는 반대로 병원의 업무에 고객을 참여시키는 것이다. 고객이 쉽게 수용할 수 있는 업무를 위임하는 것은 대기시간에 대한 불만을 최소화하고, 해당 프로세스의 효율성을 제고하는 효과가 있다.

★ 사례
- 주차권 발급 없이 차량을 인식하고 주차비는 출차 전에 고객이 직접 계산한다.
- 키오스크를 이용한 처방전 발급을 고객이 스스로 하게 한다.

【패턴3】 주체 변경③ : 권한 위임 Empowerment

병원 내에서도 주무부서에 권한과 책임을 부여하는 것이다. 적절한 권한 위임은 조직을 활성화하고, 새로운 아이디어를 창출하는 기반을 제공한다.

★ 사례
- 수술별 예상 소요시간을 시스템적으로 측정해 수술시간을 진료과별이 아닌 집도의별로 배분한다.
- 인사코드는 인사부서가, 재료코드는 구매부서가 담당하게 함으로써 정보표준화를 통한 기준정보의 체계적 관리를 가능하게 한다.

【패턴4】 단순 반복업무의 집중과 통합

업무 수행 주체와 상관없이 예측가능한 반복업무는 통합해 집중적으로 관리한다. 관리의 포인트가 집중됨에 따라 관리를 위한 인력이나 자원도 절감할 수 있다.

★ 사례
- 병원 내 여러 식당의 식판 회수 및 처리업무를 통합한다(푸드코트).
- 수술복, 수액, 혈액 등 기본적인 소요자원을 표준화해 RFID를 적용한다.
- 진료와 행정의 업무를 분리한다(설명간호사제도).

【패턴5】주요 업무의 병렬처리

연관된 업무 간 단절이 치명적이지 않은 연속업무는 한꺼번에 처리할 수 있도록 한다. 이때 연속업무란 행위뿐만 아니라 다루는 대상이 동질적인 경우에도 해당된다.

★ 사례
- 영상자료등록기를 설치해 초진등록과 영상등록업무를 동시에 처리한다.
- 검사와 관련된 환자의 동선을 최소화할 수 있는 방향으로 설계한다.

【패턴6】업무처리 순서의 재배치

우리는 병원이 특수하기 때문에 호텔이나 기업의 프로세스를 적용할 수 없다는 일종의 선입견을 갖고 있다. 호텔에서 주로 활용하는 신용카드 선승인제도는 병원에서도 도입할 수 있고, Day care를 위한 1일 병동은 오히려 외래파트에 책임을 맡길 수 있다.

★ 사례
- 신용카드 승인을 먼저 하고 진료비는 사후에 정산한다(진료비 Hi-pass제도).
- 조영제 비사용검사 예약실은 분리해 운영하고 응급실 외래검사를 확대해 당일 검사를 증대한다.

[패턴7] 중간업무절차의 제거

프로세스상 각 단계별 업무가 결과에 영향을 미치지 않는다면 뒤로 미루거나 생략해 생산성을 높이는 방향으로 재설계할 수 있다. 위임전결규정을 사안에 따라 결재단계를 축소하는 것도 동일한 취지이다.

★ 사례
- 병목현상이 빈번한 내시경 검사단계에서 충분한 장비 확보로 세척시간 지연에 의한 대기시간을 단축한다(세척업무를 뒤로 미룸에 따라 발생하는 비용이 장비의 추가확보로 인한 수익 및 비용에 비해 적을 것이라는 가정에서다).
- 수납단계에서 검사접수가 이뤄지도록 주요 검사의 대기현황 모니터링시스템을 구축한다.

[패턴8] 선택의 폭 확대

정보를 확대하거나 다양한 대안을 선택하게 하는 등 선택의 폭 확대는 고객만족도에 직접적으로 작용한다. 동시에 내부 구성원에게도 적절한 정보의 공유는 동기부여 효과를 기대할 수 있다.

★ 사례
- 수술스케줄과 병동/병실 정보의 연동 및 실시간 조회를 가능하게 함으로써 수술장이나 병실의 활용도를 극대화한다.
- 공간안내시스템 도입, 동선안내를 위한 표식 개발 등을 통해 길 안내에 따른 인력 투입을 최소화한다.
- 편의시설과 관련된 정보는 노출을 극대화한다.

[패턴9] 선택의 폭 축소

선택의 폭은 확대될 뿐만 아니라 축소될 때도 만족도가 향상될 수 있다. 환자 입장에서는 위험 노출을 차단하거나 동시에 너무 많은 대안을 주기보다는 최적의 대안만 제시하는 것이 좋을 수 있다.

★ 사례
- 감염관리를 위해 환자 동선을 제한하고 문병객 접견시간과 공간을 제한한다.
- 중증환자 및 가족을 위한 오리엔테이션 교육을 의무화해 질환 및 치료에 대한 이해를 극대화한다.

[패턴10] 의사결정 패턴의 변경

의사결정의 빈도를 증감하거나 의사결정 시점을 변경하는 것이다. 빈도나 시점 변경을 통한 의사결정 패턴이 결과에 미치는 영향이 적을 경우 이를 통한 효익 창출가능성을 살펴보아야 한다.

★ 사례
- 재고비용이 높은 응급실 CP$^{Case\ Pack}$의 안전재고를 운영해 CP 조달 결정의 시점을 정기적이 아닌 수시 결정으로 변경한다.
- 내원진료 시 차기 진료 및 검사를 미리 예약하도록 유도한다.

이와 같은 방법으로 창의적이고 효과적인 프로세스를 재설계했다면 유의해야 할 점이 있다. 이전과 달라지는 점을 명확히 하고, 세부단계별 평가지표를 선정해 구성원이 바뀌어도 개선된 체계를 유지할 수 있도록 표준매뉴얼을 만들어야 한다는 점이다. 개선된 프로세스 맵과 프로세스 기술서는 곧 매뉴얼이 된다. 매뉴얼은 각 단계별 주요 활동과 담당자, 주요 업무, 소요자원과 기기, 주요 점검사항과 주의사항이 정의된다.

전환하라 Transform

설계된 안을 실행하기 전에 시뮬레이션해야 한다. 이를 통해 실행했을 때의 문제점과 효과를 점검해야 한다. 그리고 효과가 크고 도입이 용이한 순으로 실행한다. 이를 위해서는 관련 규정을 개정하고, 교육하며, 필요한 정보시스템의 지원을 받아야 한다. 안정화되기 전까지 일시적으로는 추가인력이 필요할 수도 있다.

실행단계에서는 경영진의 집중력이 더욱 요구된다. 계획에 따른 일정이 준수되는지를 확인해 지연 처리되는 것은 원인을 파악하고 대처방안을 마련해야 한다. 이때 장애요인이 발생하면 신속하게 대책을 마련하고 진료지원인력이나 행정지원인력 등 관련자들에게도 필요한 지원과 교육을 실시한다.

설계된 표준진료지침은 최상의 작품을 위한 종착역이 아니라 시작일 뿐이다. 첫 번째 버전을 운영하면서 더 효과적인 방안을 강구하고, 이를 반영해야 한다. 이런 과정을 체질화한 병원이 결국 완성도가 높은 표준진료지침을 운영하게 되고, 안정화된 의료품질을 확보하게 될 것이다.

설계된 표준진료지침이 잘 실행되었어도, 시간이 지나면서 실제로는 작동되지 않거나 작동되더라도 많은 의료과실이 생긴다. 경영진이 관심을 가지면 관계자가 신경을 쓰지만 관심이 멀어지면 원상복구되는 경우가 허다하다. 재설계된 표준진료지침이 안정적으로 정착될 수 있도록 지속적으로 지원해야 한다. 그리고 준수 여부와 효과 등에 대한 지표를 모니터링할 수 있는 정보시스템을 구축해야 한다. 그래서 또 다른 프로세스를 혁신할 때에도, 기존에 재설계된 프로세스의 준수 여부와 성과를 관리해야 한다.

성과관리시스템 | 병원정보시스템 | 의사결정시스템 | 인재육성시스템 | **의료품질관리시스템**

질의와 응답

? 의료품질 관리를 위한 추진조직은 어떻게 구성해야 하나?

! 현재 많은 병원이 QA$^{Quality\ Assurance}$나 QI$^{Quality\ Improvement}$실을 운영하고 의료질관리실장과 같은 보직을 두고 있다. 진료프로세스 혁신은 QA팀, 진료 외 프로세스는 경영혁신팀, 학습조직이라는 측면에서 혁신 아이디어를 유도하는 부분은 교육수련부가 담당하기도 한다. 다수의 부서가 '혁신'이라는 이름으로 업무를 진행하면, 구성원들은 혁신에 대한 피로감을 느

끼게 된다. 또한 추진주체도 업무의 몰입도가 떨어지는 것은 마찬가지다. 많지 않은 인력으로 부서별로 각각 혁신을 외치다 보니 전문성을 쌓기도 어렵고 영역다툼이 있기도 하다.

프로세스를 혁신하는 부서가 다양할 수는 있다. 그러나 혁신을 주도하는 조직은 정비되어야 한다. 의료품질을 관리하는 의료품질관리실을 설치하고, 진료패턴분석, 프로세스 혁신, 진료통계분석의 기능으로 구분해 운영하는 것을 생각해볼 수 있다. 또한 의료품질에 관심이 있는 인사들로 구성된 의료품질 관리위원회를 설치하고, 의료품질에 대한 최종 의사결정 기구로 활용하는 것이 좋다.

? 진료패턴이나 프로세스를 표준화하는 것은 의료품질을 획일화해 품질을 하향평준화하는 것은 아닌가?

! 동일질환을 가지고 있는 환자에게 모두 동일한 진료프로세스와 진료패턴을 적용한다는 의미가 아니다. 오히려 표준을 가지고 있을 때 예외적인 환자들을 더 잘 발견하고 관리할 수 있다.

고급 호텔의 서비스는 표준화되어 있지만, 모든 고객에게 동일한 서비스를 제공하는 것이 아닌 것과 같다. 호텔의 표준서비스는 최소한의 서비스를 제공하고, VIP고객이라든지 아니면 특별한 경우에 서비스 담당자가 자신의 권한 하에서 신속하게 적합한 의사결정을 한다.

예외사항이 많이 나온다면, 통계를 누적해 또 표준화한다. 그러면서 서비스의 표준은 계속 정교해지게 된다. 진료표준이 생기면 관계자의 역할분담이 명확하고, 기능이 높아지면서 의사 등 전문가들은 업무의 부담이 줄어든다. 그래서 의사들은 예외사항에 더욱 집중할 수 있게 된다.

? 표준진료패턴이나 표준진료지침을 마련하는데, 성공요인은 무엇인가?

! 체계적인 접근을 위해 다음 4가지 사항에 유의해야 한다. 첫째, 핵심질환에 집중해야 한다. 소수의 핵심질환에 대해 획기적인 사례를 만들고, 단계적으로 확대해야 한다. 여러 가지 일을 동시에 벌여 실패하면 지속적인 동력을 잃게 된다. 둘째, 경영진의 관심을 확보해야 한다. 의사들의 협력을 이끌어내기 위해서는 경영진이 참여하기도 하고, 그 성과에 대해서 인정해줄 때 실행가능성이 높아진다. 셋째, 실행할 사람들을 참여시켜야 한다. 주변사람들이 아무리 권고해도 자신이 싫다고 하면 실행하기 어려운 것이 진료와 관련된 행위들이다. 그래

서 불평불만을 늘어놓더라도 함께 참여시켜서 자신의 작품이 되게 해야 한다. 시간이 지나면 관계자들은 자신의 문제인지 알게 된다. 넷째, 안정화할 때까지 끈기 있게 매달려라. 어느 정도는 누구나 할 수 있다. 초기에 관심이 쏠릴 때는 개선효과가 나타난다. 그런데 그것은 신기루다. 최소 1년 동안 지속되어야 개선되었다고 말할 수 있다. 그런데 성과개선 가능성만 확인하고 돌아서는 경우가 너무 많다.

병원정보시스템 | 의사결정시스템 | 인재육성시스템 | 의료품질관리시스템 | **성과관리시스템**

기여하는 사람을
신나게 하라

정서에 흔들리는 시스템

'배고픈 것은 참아도 배 아픈 것은 못 참는다'는 우스갯소리가 있다. 공평하게 나눠 가져서 다 함께 가난해지는 것은 참을 수 있어도 내가 아닌 남이 더 많이 가지는 것은 참을 수 없다는 뜻이다. 그래서 '사촌이 땅을 사면 배가 아프다.' 능력 여부와 무관하게 공평하게 나눠 갖기를 원하는 잘못된 정서는 조직의 발전을 가로막을 뿐만 아니라 구성원들의 사기를 떨어뜨린다.

노력하고 고생한 사람들을 정당하게 대우하지 않는 우리 사회의 풍토는 어제 오늘의 일이 아니다. 병원에서도 같은 학교 출신에

같은 직급이라면 동일한 대우를 받아야 한다는 식의 논리가 아직도 버젓이 자리하고 있다. 그래서 대학병원도 진료과별 성과와 무관하게 의사의 급여가 크게 차이 나지 않는다. 이는 각 정부 부처의 특성이나 구성원의 능력과 무관하게 전체 공무원들의 급여가 동일하고, 전공분야나 연구능력과 무관하게 교수들의 급여가 동일한 것과 일맥상통한다.

심지어 모 대학은 교수와 일반직원이 단일호봉제를 적용받기 때문에 교수가 되더라도 호봉서열이 높은 단순노무직보다 급여가 낮다. 이처럼 직무의 난이도나 중요도와 무관한 급여체계를 적용하는 획일적 평등이 아직도 사회 곳곳에 자리 잡고 있다.

획일적 평등을 해소하고자 시도를 할 때면 상대적으로 혜택을 입게 될 소수의 우수인력은 나서서 지지하기가 곤란한 반면, 자신에게 돌아올 몫이 줄어들 것으로 예상되는 다수의 사람은 적극적인 저항 세력이 된다. 이도저도 아닌, 중간만 하는 사람들은 열심히 하지 않는 사람과 똑같이 나누는 것도 마음에 들지 않지만, 소수의 우수인력이 자신보다 많이 가져가는 것도 썩 내키지 않기에 침묵을 지킨다.

획일적 평등은 이와 같은 말도 안 되는 자기 모순적 행태에 의해 지탱된다. 시간이 지나면서 우수인력이 빠져나가면 조직은 하향평준화의 길을 걷게 된다. 사태의 심각성을 깨달았을 때는 이미 늦다. '능력에 따라 일하고 필요에 따라 배분하는' 이상을 실현하려던 공산주의 종주국이 근로의욕과 창의성 상실, 하향평준화로 인한 문제의 심각성을 깨달았을 때, 그 나라의 젊은 여성들은 이미 해외로 나가 댄서생활을 하며 생계를 꾸려가야 할 지경이 되고 말았다.

국가뿐만 아니라 조직이나 개인도 마찬가지다. 경영성과가 나쁜 회사를 살펴보면 훌륭한 성과관리시스템을 갖춘 곳이 거의 없다. 획일적인 대우를 계속하다 보면 우수인재는 떠나고 갈 곳 없는 인력들만 남게 된다. '2급이 10명 모이면 2단을 이긴다'고 생각하는 사람들도 있지만 바둑에서는 2급이 100명 모여도 한 명의 2단을 이길 수 없다. 마찬가지로 전문화된 영역일수록 인원수가 많다는 것만으로 탁월한 전문가 한 사람을 이길 수 없다.

외환위기가 준 선물

IMF 관리체제의 고통을 겪은 후 우리 사회에 찾아온 성숙(成熟)이 있다면, 바로 성과와 평가에 대한 인식전환이다. 엄연히 성과가 다름에도 '두루 나누어 먹자'는 식의 사고가 지배할 때 돌아오는 것은 공멸뿐이라는 사실을 뼈저린 경험을 통해 알게 되었다.

당시 기업과 공공기관은 적게는 20%, 많게는 50%의 인력을 구조조정했다. 이 과정에서 구조조정 담당자는 어떤 사람을 남기고 어떤 사람을 내보내야 할지 결정하지 못해 혼란스러워했다. 누가 더 유능하고 높은 성과를 내는지 평가할 수 있는 자료가 없었기 때문이다.

국내 굴지의 그룹사들도 외환위기 이전에는 형식적인 평가, 연공승진, 단일호봉제와 같이 조직 구성원 간에 껄끄럽지 않고 무난한 분위기를 유지해주는 제도를 운영해왔다. 하지만 IMF 관리체제를 겪으면서 전체 직원이 몇 명인가보다 우수직원이 몇 명인가가 더 중요하다는 것과, 이제는 과거의 관리방식에서 완전히 탈피해야 한다는 것을 깨달았다. 20%의 인력이 전체 생산성의 80%를 발휘하고 있는데, 그 20%의 인력에게 제대로 대우도 해주지 않으면서 조직에 대한 무조건적 충성만 요구하는 것은 '우리 조직을 떠나라'는 말과 다름없다는 것을 알게 된 것이다.

IMF 관리체제 이후 기업과 정부는 지속적으로 성과관리시스템 구축을 강화해왔고, 연봉제 등 능력 위주의 인사제도 또한 급속히 확산되었다. 지금은 선도적인 병원과 대학을 비롯해 민간이나 공공부문을 불문하고 명실상부한 '평가공화국'을 건설하고 있다.[44]

주인의식을 갖게 하는 성과관리

성과관리시스템을 도입하는 이유는 우수한 사람을 정당하게 대우함으로써 조직의 경쟁력을 높이기 위해서다. 하지만 성과관리시스템은 구성원들의 저항 없이 도입되는 예가 거의 없다. 대다수의 사람은 그냥 이대로 조용히 사는 것을 선호한다. 성과에 무관하게 마음 편히 지내는 사람들을 철밥통이라고 비난하면서도, 자신도 철밥통같은 직장인이 되고 싶어 하는 모순이 마음속에 자리하고 있다.

이런 구성원들의 모순이 유지되는 데는 다른 이유도 있다. 경영진은 구성원을 '주인의식이 없다'며 비판하지만, 주인의식은 주인이 아니면 가지지 못하게 마련이다. 병원이 어떻게 돌아가는지 알려주는 사람도 없고, 잘되든 못 되든 별 영향이 없으면 주인의식을 가지지 않는 게 당연하다. 노력이나 성과 여부에 관계없이 다른 사람과 동일한 대우를 받는다면 굳이 애쓰지 않고 편안하게 지내려 하는 것이 보통 사람이기 때문이다.

자신의 역할에 충실하면서 소신껏 살아가는 사람들이 있다. 이들의 공통점은 자신의 성과를 크게 자랑하지 않고, 윗사람 눈치를 보지 않는 소신을 가지고 있으며, 남다른 노력을 한다는 것이다. 이들이 조직 내에서 정당한 대우를 받지 못한다면 조직의 퇴화를 막을 길이 없다.

자신의 성과를 알리려고 사적으로 상위자에게 접근하지 않아도, 학연이나 지연을 활용하지 않아도 성과를 통해 정당하게 대접받는 시스템을 구축하는 것. 이것이 바로 성과관리의 요체이다. 주인의식과 프로다운 책임감을 가진 사람들이 신나게 일할 수 있는 구조를 만들기 위해 성과관리시스템을 구축해야 한다. 주인의식은 돈을 투자했을 때만 생기는 게 아니라, 자신의 성과가 자신의 이해와 직결될 때 생긴다. 그래서 성과관리시스템은 조직 구성원들이 주인의식을 갖게 해주는 역할을 한다.

병원정보시스템 | 의사결정시스템 | 인재육성시스템 | 의료품질관리시스템 | **성과관리시스템**

완벽한
평가제도는 없다

3불(不)을 초래하는 평가

동서고금을 막론하고 어느 사회든 평가를 하지 않은 적은 없다. '필요에 따라 적절한 선택을 하기 위한 과정'이 바로 평가이기 때문이다. 조선시대에 왕비 '간택'의 평가기준은 부덕(婦德)과 가계(家系), 미모(美貌)였다고 한다. 중국 당나라 때 관리 등용 시험의 인물평가 기준인 신언서판(身言書判)은 풍채(體貌), 말씨(言辯), 글씨(書跡), 판단력(文理)을 의미한다. 이는 우리나라에도 고스란히 전해져 과거제도와 더불어 인재 등용과 사람 평가의 잣대가 되었다.

하지만 옛날에도 평가와 관련된 시비는 여전히 있었던 것 같다. 간택을 할 때도 왕비감을 미리 정해놓았기 때문에 처녀단자는 형식에 지나지 않았고, 당나라의 관리 등용 시험도 뽑을 사람을 미리 정해놓고 점수를 주었기 때문에 신언서판으로 평가하는 것이 형식에 지나지 않았다는 뒷이야기가 있다. 잘못된 평가는 평가지표를 잘못 설정하여 발생할 수도 있지만 평가제도 운영과정에서 공정성이나 전문성을 지키지 못한 경우에도 발생한다.

우리나라와 같이 좁은 지역에 다수의 사람이 혈연, 지연, 학연으로 얽히고설켜 있으면, 평가제도를 아무리 잘 설계해도 운영상의 문제점은 언제든 발생할 수 있다. 잘못된 평가의 원인이 무엇이든 간에 평가결과에 대한 신뢰도가 떨어지면 지불해야 할 대가가 적지 않다. 성과가 높은 사람들의 불만(不滿)을 초래하고, 평가제도는 물론 조직 전반에 대한 불신(不信)이 커지며, 부실한 평가를 이용한 사람들에게는 부정(不正)을 저지를 여지를 준다.

3불(不)의 사례는 기업이나 병원과 같은 조직에서는 물론이고 올림픽 경기, 영화제, 미인 선발대회 등 생활 속에서 접하는 다양한 평가사례에서도 쉽게 찾아볼 수 있다. 구성원들이 평가제도 운영을 불신하면 신뢰를 회복하기 위해 오랜 시간과 정성을 쏟아야 한다. 때문에 성과관리제도는 체계적으로 설계하는 것 못지않게 운영의 공정성과 투명성을 확보하는 것이 중요하다.

평가를 싫어하는 이유

조직 내에 평가제도가 작동하지 않는 이유를 두 가지로 압축해 보면 다음과 같다.

첫째, 전체의 성과를 크게 올리지도 못하면서 과잉경쟁을 유도해 사람들 관계만 나빠지게 한다는 우려 때문이다. 하지만 적절한 평가 없이 다른 사람보다 탁월하고 열심히 일한 사람에게 정당한 보상을 해줄 방법이 있는가? 평가제도가 없다면 아예 보상을 하지 않거나 직관이나 감성에 의지해 보상할 수밖에 없을 것이다.

조직 내에서 평가를 하는 이유는 열심히 노력하고 높은 성과를 거둔 사람을 예우하는 '선순환 구조'를 만들기 위해서이다. 선순환 구조는 조직을 건전하게 유지해주고 지속적인 성장으로 이끈다.

둘째, 객관적인 평가지표와 측정방법이 없다고 생각하기 때문이다. 여러 가지 일을 수행하는 사람들은 단 몇 가지 지표로 자신이 하는 그 모든 일의 성과를 평가할 수 없다고 생각한다. 서로 다른 업무를 하는 사람끼리도 비교해야 하고, 비슷해 보이는 일이라도 직급별·개인별 특성을 고려해야 하기 때문이다. 게다가 일부 업무는 성과가 1년 이상 지나야 나타나고 당장 성과가 나타나는 업무는 일부에 지나지 않는다고 생각한다. 이러한 문제는 조직의 특징과 핵심가치를 고려해 객관적 기준을 마련하면 상당부분 해결할 수 있다.

과거에는 평가 자체에 대한 연구가 부족했고, 평가를 위한 지표 개발기법이나 방법론에서도 부족한 점이 적지 않았다. 이를 해결하기 위해 BSC를 비롯한 경영기법이 개발되었고, 앞으로 더 진화된 기법이 나올 것으로 예상된다.

더 나은 제도가 있을 뿐이다

완벽한 평가제도는 지금까지 존재하지 않았고, 앞으로도 존재하지 않을 것이다. 다만 측정기법, 정보기술, 경영기법이 발달함에 따라 평가제도 역시 진화할 뿐이다. 새로운 기법이나 제도를 도입할 때는 그 자체의 완벽함보다는 과거에 비해 얼마나 더 효율적인지를 더 중요시해야 한다.

우리나라의 대표적 평가제도인 대학수학능력시험은 관련 전문가도 많고 학부모들의 관심도 지대하다. 지금까지 제도 개선을 위해 많은 개혁 작업이 이루어졌음에도 수능시험이 불만이 가장 많은 평가제도로 남아 있는 이유는 무엇일까? 이는 평가제도 자체의 문제라기보다는 평가와 관련된 개인이나 집단의 이해관계에 기인한다.

자녀의 성적이 나쁜데도 반드시 명문대학에 들어가야 한다고 생각하는 부모들이 우리 사회에 많다면, 아무리 수능시험 제도를 개선해도 학부모들로부터 만족스런 평가를 받기 어렵다. 평가제도는 목적에 부합하는 평가지표와 측정방법을 개발하고, 이를 수용할 수 있는 인식과 문화가 정착되어야 제 기능을 할 수 있다.[45]

성과관리시스템 | 병원정보시스템 | 의사결정시스템 | 인재육성시스템 | 의료품질관리시스템

실패로부터
배운다

구성원과 병원 비전의 연결고리

병원 규모가 커질수록 구성원의 다양성은 커진다. 다양한 역량과 성격, 성장과정을 가진 사람이 모여 병원의 공동목표를 향해 지혜와 힘을 모아야 한다. 하지만 이게 쉽지 않다. 조직이 커질수록 사각지대가 생기고, 무임승차하려는 사람이 늘어나기 마련이다. 묵묵히 자신의 일을 기대 이상으로 해내는 사람이 있는가 하면, 노력조차 하지 않는 사람이 있다.

구성원들에게 병원의 비전과 전략 수행에 힘쓰도록 동기부여를 하지 않는다면, 급여는 동일하게 받으면서 일은 가급적 적게 하

려 할 것이다. 병원의 전략과 인재상에 부합하는 구성원들을 적절히 보상할 때 많은 구성원이 병원 정책을 부합하려고 노력할 것이다. 그렇게 되면 병원장만이 아니라 구성원 모두가 병원의 미래에 대해 고민할 것이다. 구성원이 자신의 일을 열심히 하면서 병원의 미래를 위해서도 훌륭한 역할을 하게 만드는 연결고리는 성과지표와 성과관리제도이고, 이 과정을 체계적으로 관리하는 것이 성과관리시스템이다.

최근 들어 성과가 높은 사람에게 보상을 해야 한다는 인식이 급속히 확대되어 성과관리제도를 도입하는 병원이 늘고 있다. 성과관리의 성공요건을 알려면 지금 도입되고 있는 성과관리시스템이 가진 문제점을 살펴보면 된다.

치우친 지표들

성과관리의 첫 출발은 지표의 설정이다. 무엇을 잘하는 사람과 조직을 높게 인정할 것이냐의 문제이다. 상당수의 병원은 돈과 관련된 지표에 치우쳐 있다. 흔히 재무지표라고 부르는데, 진료수입, 진료이익, 특진비 등이 이에 속한다.

성과급을 도입하면서 재무지표만 내세우는 병원은 돈만 많이 버는 의사를 존중하겠다는 것이나 다름없다. 하지만 환자만 많이 본다고 해서 훌륭한 병원, 훌륭한 의사가 되는 것이 아니다.

성과지표는 병원의 비전과 전략을 수행했을 때 영향을 받는 지표로 구성해야 한다. 즉, 특정지표가 좋아지는 것이 병원이 추구하는 전략을 강화하거나 병원이 지닌 문제점을 해결하는 데 도움이 되는지를 판단해야 한다. 병원마다 비전과 전략이 다르기 때문에 성과지표도 다를 수밖에 없다.

지표들은 결과지표와 과정지표, 재무지표와 비재무지표가 균형을 이루어야 한다. 진료수입이나 고객만족도와 같이 결과지표가 있는가 하면, 이를 위해서 협진 건수나 대기시간과 같은 과정지표도 있어야 한다. 또 이익률과 같은 재무지표와 함께 중증도와 같은 비재무지표도 있어야 한다. 이의 가중치나 비중을 어떻게 하느냐는 그 병원의 비전과 전략 그리고 처한 상황에 맞게 결정해야 한다. 성과지표와 관련해서 유의할 점은, 지표의 수가 너무 많거나 산정방식이 어려우면 이해가능성이 떨어져 제 기능을 발휘하지 못할 수 있다는 것이다.

개인에만 치중된 성과관리

'성과관리 = 의사 성과급'이라는 인식이 팽배해 있다. 의사 개인의 노력이 모여 진료과의 성과가 되고 진료과의 성과가 모여 병원의 성과가 된다고 생각하기 때문일 것이다. 성과관리의 기본은 통제가 가능한 지표를 설정하는 것이다. 개인이 아무리 노력해도 개선될 수 없는 지표를 부여한다면, 좌절감만 주게 된다.

의사 개인은 어쩔 수 없거나 전공 간 편차가 너무 커서 개인에게 적용할 수 없는 성과지만, 진료과 차원이나 병원 차원에서는 관리할 수 있고 관리해야 하는 성과들이 있다. 예를 들면, 병상가동률이나 수술방가동률, 전국환자비율, 중증도, 환자 1인당 평균진료비, 재원일수, 협력병원수 등이다.

개인 차원에서만 성과관리제도를 도입했다면, 병원 차원의 성과관리로 발전시켜야 한다. 병원 차원이나 진료과 차원에서 중요하게 관리되어야 하는 지표를 설계하고 이를 지속적으로 관리해야 한다.

병원보직자는 병원 차원의 성과지표를 통해 병원의 목표가 무엇인지, 이를 위해서 무엇을 개선해야 하는지를 판단하게 된다. 진료과장은 자신의 진료과에 대한 성과지표를 통해 진료과의 목표가 무엇인지, 이를 위해서 무엇을 개선해야 하는지 알 수 있게 된다. 주기적으로 성과평가를 통해 원인을 분석해야만 무엇을 개선해야 하는지 알 수 있다.

병원이나 진료과, 혹은 전문병원이나 센터 차원의 지표관리가 되어야 책임경영제를 도입할 수 있는 기반이 마련된다. 기반이 없으면 책임경영제를 하더라도 책임을 묻지 못하고, 권한도 주지 못하는 무늬만 책임경영제가 되고 만다.

조직계층별 연계의 부족

개인 단위의 성과관리만 하면 조직계층별 연계가 불가능하고, 진료과나 병원 차원의 성과관리를 도입하면 개인과 진료과장, 경영진이 지향하는 것이 달라 힘이 분산된다. 이해를 돕기 위해 극단적인 예를 들어보자. 의사 개인은 환자수, 진료과는 진료수입, 병원은 진료이익으로 평가받는다면 어떻게 될까? 의사 개인은 수익이나 이익에 무관하게 시간이 적게 걸리는 환자, 주로 재진환자를 많이 볼 것이다. 진료과장은 재료비가 많이 들어가든 말든 고가의 환자를 보는 데 집중할 것이다. 병원장은 투입시간당 이익이 많이 나는 환자를 보도록 유도할 것이다. 개인, 진료과장, 병원장이 서로 선호하는 환자가 달라진다.

성과관리가 제 기능을 하려면 병원, 진료과, 개인의 성과지표를 각각 관리할 뿐 아니라 긴밀하게 연계되어야 한다. 병원 차원의 지표와 개인 차원의 지표가 서로 다르다면 병원장이 아무리 설득해도 구성원들은 자신의 지표를 높이기 위해서만 노력할 가능성이 많다. 자신의 성과지표는 보상과 연계되어 있기 때문이다.

구성원 모두가 병원의 비전 달성을 위해 한마음으로 노력하게 하려면 병원 차원, 진료과·센터 차원, 개인 차원의 성과지표를 일관되게 설정해야 한다. 의사 개인과 진료과장, 보직자가 공통적으로 노력해야 하는 행위와 관련된 지표는 서로 공유하고,

병원이나 진료과 차원의 지표는 진료과장이나 보직자가 관리해야 할 지표에 추가하면 된다. 이런 구조가 되었을 때, 병원이나 진료과에서 추구하는 전략을 개인이 열심히 수행하게 되고, 또 개인이 열심히 하면 진료과와 병원이 좋은 성과를 낼 것이다.

부실한 성과관리 프로세스

현재 병원에 도입된 성과관리제도는 의사들의 성과지표설정과 보상에 집중된 경향이 있다. 비전과 전략에 많이 기여하는 사람에게 더 많은 보상을 하는 것은 성과관리의 기본일 뿐 전부는 아니다.

성과관리는 개인은 물론 진료과와 병원의 성과계획을 수립하고, 성과측정과 평가를 하여 이를 보상과 차기(次期)의 성과계획과 연계시키는 일련의 과정을 관리하는 시스템이다. 이 중에서 성과 측정을 더 강조한 것은 균형성과표^{BSC, Balanced Scorecard}이고, 목표 설정을 더 강조한 것은 목표관리제^{MBO, Management By Objective}이다.

좋은 결과를 내기 위해서는 일련의 전 과정을 잘 관리해야 한다. 목표를 함께 세우고, 진행과정을 모니터링하고, 결과가 나오면 원인을 분석한 뒤 개선하는 것은 보상 못지않게 중요한 일이다. 이런 일련의 과정을 '성과관리 프로세스'라고 하는데, 대부분의 병원에서는 일부 과정만 운영하고 있다. 계층별 성과지표설정, 목표설정, 모니터링, 결과측정, 원인분석, 문제점 개선 그리고 차기목표에의 반영이라는 일련의 사이클을 구축해야 한다. 그리고 이를 관리할 조직인 성과관리팀을 운영해야 한다. 가능하면 이를 지원할 경영정보시스템을 구축해 정보의 정확성과 신속성을 확보하고, 수시로 점검이 가능하도록 해야 한다.

성과관리시스템을 진화시켜야 한다.
병원장이나 보직자가 구성원들에게 병원이 중요하게 생각하는 바를 강조해도 제대로 전달되지 않는 경우가 많다. 진료과장 회의에서 열띤 토론을 벌인 내용도 구성원들에게 제대로 전달되지 않는다. 하지만 병원이 추구하는 전략과 관련된 지표와 보상 방법을 변경하여 알리면, 구성원들은 정책의 변화를 쉽게 이해할 수 있다. 병원이 성과관리시스템을 구성원과 체계적으로 커뮤니케이션할 수 있는 훌륭한 도구인 셈이다.

만약 초기에 설정한 성과지표의 목표를 달성했다면, 다른 목표를 세우고 이를 달성할 수 있도록 유도하는 성과지표나 가중치로 바꾸어야 한다. H대학병원에서 진료차트기록률이 저조해 진료차트기록을 성과지표에 포함시켰는데, 오래지 않아 대부분이 90%이상의 성과를 보였다. 그래서 이 지표의 가중치를 낮추는 대신 심각하게 늘어나는 장기재원 환자수의 지표를 추가했고,

개선의 효과가 적은 의뢰 환자수의 가중치를 높였더니 장기재원 환자수는 줄고 의뢰 환자수는 상당히 늘었다.

병원은 비전과 전략에 맞추어 당시에 개선하고자 하거나 장기적인 역량을 강화하기 위해서 필요한 시점에 필요한 지표를 부각해야 한다. 성과급을 설계한 뒤 몇 년이 지나도 지표나 가중치, 체제를 보완하지 않는 병원이 많은데, 이런 경우 성과급이 오히려 병원 발전에 부담이 될 수 있다. 너무 자주 바꾸는 것은 좋지 않으나, 1년에 한 번씩은 점검해 지표도 보완하고, 가중치도 조정해야 한다.

우리 병원의 성과관리 단계는?

성과관리시스템을 제대로 구축하기 위해서는 현재의 성과관리 수준을 평가해보는 것이 무엇보다 중요하다. 성과관리의 수준은 병원마다 매우 크게 다른데 간략하게 평가할 수 있다. 아래에 제시한 5가지 중 하나도 없으면 성과관리를 하지 않는 수준이고, 5가지가 모두 해당되면 매우 고도화된 성관관리시스템을 가지고 있는 것이다.

1. 의사의 성과급 지표가 병원의 비전과 전략을 고려해 재무지표와 비재무지표, 결과지표와 과정지표가 균형 있게 설계되었다.

2. 병원, 진료과, 개인 차원의 계층별 지표를 관리하고 있으며, 공통적으로 관리해야 하는 지표와 그렇지 않은 지표가 잘 설계되어 있다.

3. 의사 개인뿐만 아니라 진료과, 병원 차원에서 관리해야 하는 지표를 설정하고, 이를 경영정보시스템을 통해서 관리하고 있다.

4. 성과평가와 이에 따른 보상이 이루어지는 것은 물론 주기적으로 계획하고 공유하며, 평가하고 이를 차기에 반영하는 프로세스가 정착되어 있다. 또 주기적으로 성과지표나 가중치의 타당성을 검토해 적절히 수정하고 있다.

5. 의사의 성과급뿐만 아니라 일반직과 보직자도 성과평가와 보상이 체계적으로 이루어지고 있다.

성과평가시스템은 병원마다 처한 입장이 다르므로 한꺼번에 도입할 수는 없다. 병원의 재무성과, 병원 규모, 구성원의 수용성, 재무여력, 경영진의 의지 등을 고려해 도입하는 순서와 도입방식을 결정해야 한다.

병원정보시스템 | 의사결정시스템 | 인재육성시스템 | 의료품질관리시스템 | **성과관리시스템**

성과관리시스템의
효과

성과관리시스템의 필요성

앞서 성과관리제도 도입의 이점을 부분적으로 설명했으므로 여기서는 이를 간략하게 정리해보자.

첫째, 병원을 체계적으로 관리할 수 있다. 현재까지 관리하고 있는 지표는 과거의 지표들이고, 원인분석을 하기 어려워 의사결정에 도움이 되지 않았다. 하지만 성과관리시스템이 제대로 설계되어 정보시스템으로 구현되면, 병원장이나 진료과장은 물론 개인 모두가 각 계층별로 필요한 정보를 적기에 얻어 신속한 조치를 할 수 있게 된다.

둘째, 커뮤니케이션을 활성화할 수 있다. 비전과 전략을 수립하더라도 구성원들에게 알리지 않으면 이를 피부로 느끼지 못한다. 그래서 구성원들은 자신이 해야 할 일이 무엇인지 알지 못한다. 하지만 병원의 중점사안과 관련된 성과지표를 추가하거나 가중치를 높여 진료과나 개인의 성과평가에 반영하면, 그 지표를 통해서 병원이 추진하는 정책에 대해서 구성원들이 쉽게 알게 된다.

셋째, 문제점을 신속히 개선할 수 있다. 저조한 진료차트기록률, 많은 병상을 차지하고 있는 장기재원 환자수, 현저히 낮은 고객만족도, 늘어나는 검사대기 등 병원마다 고질적인 문제를 안고 있다. 문제의 심각성을 알리고 협조요청을 해도 개선되는 정도는 기대보다 높지 못하다. 하지만 성과보상과 연결될 때 신속히 개선되는 것을 많은 사례를 통해 확인할 수 있다.

넷째, 주인의식을 심어줄 수 있다. 병원의 미래를 위해서 많이 기여해도 자신에게 별다른 영향이 없다면, 지속적으로 병원을 위해 헌신할 사람은 거의 없을 것이다. 기여한 사람에게 보상을 하게 되면 그는 주인처럼 병원의 미래를 위해 노력할 것이다. 주인의식은 자신의 성과와 미래가 연계되어 있을 때 생긴다. 병원이 잘되면 자신에게도 좋고, 자신이 잘하면 더욱 인정받을 때 많은 주인이 생기게 된다. 성과관리시스템을 도입하면 과거에는 병원의 성과에 관심이 없던 사람들도 많은 관심을 나타내는 것을 흔히 보게 된다.

다섯째, 합리적인 행태로 변화를 유도한다. 과거에는 후배들의 성과를 선배들이 가로채는 경우도 적지 않았다. 그렇지만 개인의 성과를 보상과 연계하자 뜻있는 선배들은 후배들의 성과는 후배들에게 돌려주고 있으며, 일각에서는 후배들이 과거의 관행을 인정하지 않게 되었다. 또한 무작정 공간과 인력을 요청하던 사람들도 진료수익에서 인력이나 공간에 대한 비용을 차감해서 산출되는 이익을 성과평가 기준에 포함하면 꼭 필요한 것만 요청하게 된다.

성과관리시스템 | 병원정보시스템 | 의사결정시스템 | 인재육성시스템 | 의료품질관리시스템

모든 직종에 도입해야 한다

어떤 기준으로든 일반직을 평가하고 있다

일반적으로 성과관리라고 하면 의료진의 성과급을 의미하며, 의료진을 압박해 재무성과를 높이려는 시도로 이해되고 있다. 그래서 다수 병원의 성과관리시스템은 일반 지원직종에 대한 내용을 포함하지 않는다. 일반직의 성과지표는 개발하기 어렵다는 것이 이유인데, 평가가 어렵다는 것이 평가를 하지 않아도 되는 이유가 될 수는 없다.

병원에서는 성과지표에 따른 평가를 하지 않을 뿐 근속연수 등을 기준으로 평가를 하고 있다. 대기업 사원의 대부분은 수익과

비용이 산출되는 영업직이 아니라 관리직, 연구개발직인데, 이들도 성과평가에 기반한 연봉제를 적용받는다는 것은 병원의 일반직도 성과평가에 따른 연봉제가 가능하다는 것을 반증한다.

성과관리는 성과평가가 용이한 의료진부터 먼저 시작하고 이후 모든 직종으로 확대해야 한다. 그래야 일반직이 존중받고, 직종 간 갈등을 최소화할 수 있다. 성과관리를 하지 않으면 일반직이 최선을 다할 인센티브가 거의 없고, 이는 내부 고객에 대한 서비스 질 저하로 이어지게 된다. '무사안일하다', '주인의식이 없다', '책임감이 없다'는 등의 표현으로 비난의 대상이 되고 마는 것이다.

아직도 대다수의 의료기관은 기업에 비해 변화속도가 느리다. 연공서열에 의한 승진이 여전히 만연해 있다. 실제 역량과 상관없이 자리만 차지하는 사람, 윗사람의 눈치만 살피고 몇몇 경영진과의 친분만 챙기는 사람, 내가 퇴직할 때까지만 아무 일 없으면 된다는 식의 생각을 지닌 사람, 이들은 해당 직종의 에너지를 갉아먹고 사는 소비형 인간이다.

이러한 행태는 병원에 악영향을 끼칠 뿐만 아니라 개인의 발전을 위해서도 도움이 되지 않는다.

직종 간 갈등 해소의 방법

의료기관의 발전을 가로막는 여러 문제점 중 심각한 것이 바로 직종 간의 갈등이다. 병원에는 의사와 비의사 간의 갈등을 비롯해 동일 직종 내에서도 3년제 출신인가, 4년제 출신인가, 다른 대학 출신인가, 우리 대학 출신인가 등의 다양한 갈등구조가 존재한다. 이와 같은 소모적 갈등을 해결하는 유일한 방법은 직종별 최고 수준의 인력을 육성하는 것이다. 동료 간호사들로부터 존경받고 환자로부터 최고의 간호사로 인정받는 간호직원을 누구도 함부로 대할 수 없다. 직종 내에서 최고라 할 만한 인력들이 중요한 일을 담당하고 관리자가 되는 구조가 될 때, 조직 내의 건강한 협력이 이루어질 수 있다. 직종 내 최고의 인력을 선별해내는 것이 곧 평가제도의 역할이다.

그러므로 부서장급에 대한 승진은 연공이 아닌 엄격한 평가에 기초해야 한다. 부서장급의 승진자격을 좀 더 넓혀서 자격을 갖춘 내부인과 외부 전문가 모두에게 기회를 부여하고 누구에게도 뒤지지 않을 적임자를 부서장으로 승진시켜야 한다. 급여체계 역시 단일 호봉제의 틀에서 벗어나 연봉제를 실시하고 성과에 따른 인센티브를 지급하는 구조로 전환해야 한다. 향후 경영진으로 승진할 수 있는 기회도 열어주어야 한다. 머지않아 의사 출신이냐 아니냐보다 경영역량이 있는가의 여부에 따라 병원장이 결정되는 시대가 올 것이다.

지원인력의 평가방법

지원인력에 대한 평가는 부서성과와 개인성과로 이루어지고, 이를 적절한 비중으로 통합해야 한다(표 2-6 참고).

부서성과평가란 부서별로 핵심이 되는 업무의 성과지표를 정하고 목표 달성도를 평가하는 것이다. 성과지표에는 가급적 '내부고객 만족도'를 포함하여 외부고객과 함께 병원 내 다른 조직의 만족도를 측정해 성과에 반영해야 한다. 주요 업무 중 성과지표를 만들기 어려운 경우에는 구체적인 계획을 제시하고 이에 대한 달성도를 공시하도록 해야 한다. 이를 성과관리위원회에서 평가를 하도록 절차를 구비해야 한다.

의료진이나 영업직과는 달리 지원조직에 속한 개인의 성과지표를 개발할 수 있는 경우는 오히려 예외적이다. 왜냐하면 개인 혼자 이룬 것보다는 함께 노력해 얻은 성과가 대부분이기 때문이다. 그래서 개인성과평가는 그 개인과의 업무 연관성이 높은 사람들이 평가하는 역량개발평가가 적합하다. 역량개발평가는 여러 부서 간의 협력이 필요하고 관료적 문화를 지닌 조직일수록

성과지표	부서성과 평점	개인성과 평점	성과 총점
부서장급	70점	30점	100점
부 서 원	30점	70점	100점

표 2-6. 부서평가와 역량개발평가를 혼합한 개인성과 평가체계 예시

그 효용이 크다. 개인성과평가는 소속부서의 평가와 함께 개인의 역량개발평가를 활용하되, 부서장은 부서성과의 평가비중이 높고, 부서원은 역량개발평가의 비중이 높도록 설계해야 한다.[46]

병원정보시스템 | 의사결정시스템 | 인재육성시스템 | 의료품질관리시스템 | **성과관리시스템**

질의와 응답

? 성과관리제도를 도입하면 지나친 경쟁을 유발해 병원 분위기가 나빠지지 않을까?

! 모든 제도는 긍정적인 측면과 부정적인 측면이 존재하지만, 도입하지 않는 것보다 개선효과가 있고 부작용을 해소할 수 있는 방법이 있기에 도입해야 한다. 부작용은 성과급 자체의 문제라기보다는 성과급을 잘못 설계하거나 운용하기 때문에 생기는 경우가 대부분이다. C국립대병원은 성과급을 도입하기 전에는 협진 건수가 현저히 낮았으나, 협진의뢰 건수를 지표에 넣자 협진 건수가 획기적으로 개선되었다. 시행기준으로

할 때 환자를 독점하려는 경향이 있을 수 있으나, 대부분의 경우 가능하지도 않고 충분한 환자가 있는 분들은 굳이 이렇게 할 유인이 없다. 다만, 그동안 환자를 잘 보지 않던 분들이 성과급이 현저히 떨어지는 것을 막기 위해 환자를 독점하려는 경향이 일시적으로 생길 수 있다. 이는 과거보다 더 열심히 하게 하는 효과가 있으며, 시간이 지나면 이런 현상은 해소된다.

J병원도 예약취소, 수술취소가 빈번했고, 진료시간을 지키지 않는 것이 다반사였다. 환자들에게 불친절했으며, 타 진료과에서 온 의뢰도 적시에 받지 않았다. 그러나 성과급이 도입되고 난 뒤 이런 문제들이 획기적으로 개선되었다. K병원은 진료과 내의 경쟁이 매우 심했었다. 그래서 진료과의 목표 달성도가 개인의 성과에 30% 정도 영향을 미치게 설계했더니 진료과 내의 협력이 더욱 강화되어 대부분의 진료과 내의 협력 정도가 개선되었다.

대부분의 우려는 성과급 도입 초기에 수익중심의 지표만 가지고 성과급을 운영했을 때 나타난 것들이다. 설계와 운영을 잘하면 우려했던 부작용은 최소화하거나 예방할 수 있다.

다만, 우려의 목소리 중 가장 귀 기울여야 하는 부분이 과잉진료이다. 주로 검사를 많이 하는 것을 의미하는데, 성과급을 시행하지 않는 대형 병원의 검사 건수가 월등히 많아 성과급을 과잉 검사의 원흉으로 몰기에는 부족함이 있다. 또한 검사 건수가 상대적으로 많다는 것만으로 과잉진료라고 판단하는 것도 무리가 있다. 의사 개인적인 감에 의존해 적시에 검사를 하지 않고, 질환을 발견하지 못해 치료시기를 놓치는 경우도 많기 때문이다.

그럼에도 불구하고, 성과급 도입 여부와 무관하게 병원 내 진료평가위원회를 만들어 모니터링해 진료패턴에 대해서 토론하고 점검하며, 적정진료를 넘어서는 의사들에 대해서는 권고를 하는 장치를 마련해야 한다. 만약 과잉진료를 한다면 오래지 않아 고객들이 먼저 알게 된다. 요즘은 고객도 주변 의사에게 물어보고 병원을 찾기 때문에 과잉진료를 한다는 평판은 병원에 치명적이다.

심사평가원에서도 진료과별로 질환별 건당진료비가 높은 것에 대해서는 모니터링할 수 있기 때문에 무작정 과잉진료만 할 수 없다. 또한 과잉경쟁을 막기 위해 협진 건수와 같이 의료진 간 협력을 유도하는 지표를 추가한다든지, 과내에서 공동목표를 달성했을 때 이에 대한 보상을 부여하는 방식 등을 고려해볼 수 있다. 설계를 하기에 따라서 부작용을 오히려 강점으로 전환할 수도 있다.

? 의료진에 대한 성과급이 의도한 대로 작동하지 못하는 경우가 많다. 성과급제가 성공하기 위한 요건은 무엇인가?

! 첫 번째 성공요인은 병원의 여건과 전략에 부합하는 제도를 설계하는 것이다. 병원의 문제점을 해소하고, 전략을 수행하도록 유도할 수 있는 지표를 선정하고, 지표 간에 가중치를 정교하게 설계해야 한다. 지표설정 못지않게 중요한 것은 재원, 측정방식, 측정주기, 보상주기, 차등폭, 피드백 방식, 연속 최저인력에 대한 조치 등은 반드시 포함해야 한다. 또한 진료지원과(협진과)의 성과급 도입에 각별히 유의해야 한다. 일반적으로 하는 평균을 제공하는 방식에서 벗어나 동기부여가 될 수 있는 가산지표를 마련해야 한다. 이때 타 병원의 제도를 참고할 수는 있으나 그대로 사용하는 것은 위험하다. 환자마다 병이 다른데 같은 약을 처방하는 것과 같다.

두 번째 성공요인은 구성원의 수용도를 높이는 것이다. 성과급에 대해서 가지고 있는 구성원의 오해를 풀어야 한다. 이미 성과급은 선택적인 것이 아니라 필수적인 것이다. 이미 오래전부터 실시해왔고 최근에는 도입하지 않은 병원이 거의 없다. 이제는 잘 설계된 성과급이냐 엉성한 성과급이냐의 이슈로 전환된 상황이다. 그럼에도 불구하고 처음 도입하는 병원의 구성원들은 마치 재앙과 같은 큰 부작용을 막아야 하는 전사처럼 행동하

기도 한다. 하지만 대부분은 이미 다른 병원에서 시행착오를 거쳐 보완장치를 만들었기 때문에 설계만 잘한다면 별다른 문제가 없다. 성과급을 도입한 지 오래된 미국병원에서는 성과급의 도입 효과에 대한 논문이 많은데, 대부분이 매우 긍정적인 평가를 하고 있다.

수용도를 높이기 위해서는 구성원에게 성과급에 대한 사례를 충분히 설명하고, 설계과정이나 설계 후에도 구성원을 적절히 참여시켜야 한다. 또한 이해가능성을 높이기 위해서 개인 차원의 성과지표 개수는 가급적 12개 미만으로 줄여야 한다.

? 성과급이 의도한 목적을 달성하기 위해서는 성과지표를 어떤 것으로 구성하는 것이 좋을까?

! 병원 비전을 달성하기 위한 핵심지표나 시급히 개선해야 하는 영역의 지표를 중심으로 구성해야 한다. 일반적으로 진료수익과 환자수는 병원 규모를 성장시키고 의료진의 노력과 상관관계가 높기 때문에 기본지표로 포함하는 것이 바람직하다. 그리고 효율적인 자원 활용을 위해 이익의 개념을 도입해야 한다. 다만, 이익계산 시 진료를 위한 공간, 인력, 관리비용 등은 포함하되, 진료행위와 관련성이 적은 공통비용 등은 제외해야 한다.

뿐만 아니라 진료과 간에 수가불균형을 완화할 수 있는 지표나 증가율을 통해 진료과가 형평성을 맞출 수 있는 지표도 선정해 모든 진료과가 노력하면서 자신의 보상이 개선될 수 있도록 해야 한다. 또 시급히 개선해야 할 영역의 지표도 넣어야 하는데, 가장 중요하고 시급한 것이 무엇인지 판단해야 한다. 고객만족도 증가, 장기재원 환자수 감소, 차트기록률 개선, 중증도 개선, 진료시간 준수, 예약취소율 감소 등의 문제점 중 우선순위를 정해 선택하고 가중치를 결정해야 한다.[47]

| 의사결정시스템 | 인재육성시스템 | 의료품질관리시스템 | 성과관리시스템 | **병원정보시스템**

정보기술로
병원을 혁신하라

병원경영의 MRI, 병원정보시스템

진단과 치료를 위한 장비가 비약적으로 발전하고 있다. 최첨단이라며 비싸게 구매한 장비가 3년이 지나지 않아 단종될 정도로 신제품 주기가 짧다. 과거에는 청진기만 대고도 병을 알아맞히는 의사가 명의였다. 지금도 이런 의사를 바라는 환자가 많을까? 의사가 확신이 있어도 예외적인 사례를 발견할 가능성이 조금이라도 있다면, 검사를 하고 싶어 하는 사람이 많다. 지금은 정확도가 떨어지는 영상장비로 진단하면 명의들도 부담을 가진다. 수술도 일부지만 로봇에 맡기는 세상이 되었다. 시간이 흐를수록 장비에 대한 의존도가 더욱 높아질 것이다.

복잡다양한 직종과 수많은 고객을 관리해야 하는 병원에서는 장비의 현대화나 첨단화 못지않게 정보기술IT, Information Technology의 활용이 중요하다. CT나 MRI와 같은 장비 없이 진료하기 어렵듯이, 향후 경영정보시스템 없이는 병원의 각종 이슈를 신속하게 파악하고 적기에 대응하기 어려워질 것이다. 지금까지 경영정보시스템 없이도 잘해왔다고 생각하는 것은 청진기만으로 진단을 잘해왔다는 것과 별반 다르지 않다.

하지만 갈수록 정보기술이 병원 경영의 전반적인 생산성이나 신규사업에 미치는 영향은 커질 것이다. 이런 추세를 따라 정부도 디지털 병원수출을 권장하고 있으며 병원들도 정보기술과 융합된 서비스나 제품을 만들기 위해 정보통신회사와 합작법인을 설립하고 있다. 그러나 아직도 병원에서 활용되고 있는 정보기술을 매우 제한적이고 후진적인 수준을 넘어서지 못하고 있다. 우리나라 병원의 정보화 현실을 살펴보면, 크게 2가지 특징이 있다.

첫 번째 특징은 정보화 개발은 물론 운영인력까지도 아웃소싱하는 추세이다. 정보기술이 급속도로 발전했지만, 전산실 인력은 정보시스템을 업그레이드하거나 신규시스템을 구축하기는 역부족이었다. 그동안 지속적으로 신기술 습득하지 않고, 유지·보수에만 매달렸기 때문이다. 그래서 개발할 때 어차피 아웃소싱해야 한다면, 내부에 많은 정보화인력이 필요 없다는 판단을 하게 되었다.

그래서 수년 전부터 병원들은 전산실에 아웃소싱업체 관리와 운영을 위한 최소한의 인력만 배치하고 나머지 인력은 아웃소싱했다. 대형 병원 중에는 서울아산병원을 제외하고, 서울대학교병원, 삼성서울병원, 서울성모병원 등 전산실의 기능을 자회사나 협력회사 혹은 전문기관에 위탁하는 대학병원이 늘어나고 있다.

하지만 아웃소싱으로 인한 부작용도 적지 않다. 첫째는 아웃소싱 인력들은 교체가 잦아 개발된 시스템에 대한 이해가 떨어지고, 병원에 대한 충성도가 낮다. 그래서 사용자 요구에 신속히 대응할 역량도, 성의도 기대하기 어렵다. 둘째, 지속적으로 새로운 기능이 필요하지만 이을 위한 정보기술을 따라가기 어렵다. 정보시스템을 구축하거나 운영하면서 정보기술과 정보화에 대한 노하우가 생기게 되는데, 아웃소싱을 하게 되면 그런 기회를 모두 잃어버리게 된다. 셋째, 비용도 적지 않다. 비용절감 차원에서 아웃소싱을 고려하기도 하지만, 결코 도움이 되지 않는 경우가 많다. 한번 아웃소싱 업체를 결정하면, 다른 업체로 바꾸는 것이 쉽지 않다. 다른 기관이 맡았을 때 발생하는 위험을 감내해야 하기 때문이다. 아웃소싱 업체의 비용인상 요구도 무시하기 어렵고, 그 결과 시간이 지날수록 꽤 큰 부담이 된다.

두 번째 특징은 분석계시스템이 부족하다는 것이다. 운영계시스템Operation Information System은 병원 운영을 위해서 근간이 되는 업무를 지원하는 정보시스템이다. 과거에는 접수, 진료, 처방, 그리고 수납 등의 전 과정을 수작업에 의존했다. 그러나 병원이 대규모화됨에 따라 수작업에 의존해서는 많은 환자를 볼 수 없게 되거나, 단순업무에 너무 많은 인력을 투입해야 했다.

그래서 정보기술을 활용해 획기적으로 개선한 것이 진료와 관련해 처방전달시스템OCS, 의료영상저장전송시스템PACS, 그리고 전자의무기록EMR이다. 접수, 진료, 처방 그리고 수납 등 일련의 과정이 정보화되었고, 종이 차트가 전산화됨으로써 별도로 보관하지 않아도 되고, 차트를 찾아서 이동할 필요가 없게 되었다. 진료 이외에도 경영지원활동에 있어서도 기본적인 기능들이 구현되었다. 회계, 재무, 인사, 원무 등이다. 이를 통해 경영의 기초정보나 통계가 산출되고 있다. 하지만 아직도 대부분 수작업 업무를 전산화한 수준에 그치고 있다.

기업은 정보기술을 단순히 제품생산이나 서비스 제공에 한정하지 않고, 각종 운영시스템을 지원하고 적절한 의사결정을 하는 데 더욱 많이 활용하고 있다. 그 이유는 운영계시스템은 불편함을 없애고 신속한 서비스를 제공하기 위해 꼭 필요한 시스템이지만, 그 자체로 기업경쟁력에 큰 영향을 주지 않기 때문이다.

하지만 기업의 인력을 육성하고, 지식을 공유하고, 조직의 성과를 관리하고, 전략적 의사결정을 지원하는 정보시스템은 기업의 핵심역량이기도 한다.

정보화 역량은 미래의 핵심역량

스마트폰을 비롯한 정보통신기술의 발달로 생활이 획기적으로 바뀌고 있다. 어디에서나 업무를 보고 소통할 수 있는 환경이 구축되었다. 그럼에도 불구하고 극히 일부 병원을 제외하고는 과거 정보시스템에 의존하고 있다. 이는 대부분의 정보화 작업을 아웃소싱하다 보니 정보기술을 병원 경영이나 의료산업화에 활용하려고 고민하는 내부 인력이 적기 때문이다. 그들에게 적극적으로 아이디어를 내기를 기대하기도 어려운 것이 현실이다.

앞으로 병원의 경쟁력을 높이려면 정보기술이 더욱 긴요해질 것이다. 그래서 정보화 역량은 아웃소싱의 대상이라기보다는 미래병원의 핵심역량이 될 것이다. 정보기술을 지닌 인력들이 병원 경영에 대한 전반적인 지식이 늘면, 다양한 아이디어가 나올 것이다. 이들을 혁신의 구현자로 활용해야 한다.

아웃소싱이 불가피하다면, 아웃소싱한 전문기관과 긴밀한 협력관계를 유지해, 단순히 유지·보수 수준을 넘어 병원의 경쟁력을 높이기 위한 제안과 논의를 할 수 있어야 한다.

병원정보시스템 | 의사결정시스템 | 인재육성시스템 | 의료품질관리시스템 | 성과관리시스템

정보시스템의 진화방향

발전하는 정보시스템

병원의 정보시스템도 조금씩 진화하고 있다. 구현하는 기술도 그렇지만 기능적인 측면도 발전되고 있다.

정보화 범위도 확대되어 경영관리를 위한 전자결재시스템, 인트라넷, 지식관리시스템 등이 범용화되었다. 병원에 따라서는 경영활동을 전반적으로 지원하는 전사적 자원관리시스템^{ERP}이 도입되기도 하고, 관리의사결정과 성과관리제도 도입을 위해 원가관리시스템^{ABC}과 성과관리시스템을 구축해 활용하기에 이르렀다.

운영계시스템에서 분석계시스템으로 진화

하지만 이러한 발전도 기업에 비하면 아직도 매우 초보적인 수준이다. 대부분의 병원에서 OCS, EMR로 대표되는 운영계라고 불리는 시스템은 어느 정도 구비되었다. 하지만 경영을 체계적으로 지원하는 통합경영관리시스템과 같은 분석계시스템을 갖추고 있는 병원이 많지 않은 것이 현실이다.

기업의 경우 운영계시스템 구축에 투입되는 시간과 비용은 80%이지만 정보시스템이 제공하는 가치는 20%이며, 분석계시스템은 시간과 비용은 20%를 투입하지만 정보시스템이 제공하는 가치는 80%라고 한다. 그래서 앞으로는 운영계의 정보를 활용해 주요 의사결정을 지원하도록 만들어야 한다.

분석계시스템의 예를 들면, 장비현황은 물론 장비의 교체 시기나 활용도, 장비의 수익성 분석 등을 할 수 있는 장비관리시스템, 수술방의 사용 여부부터 예약관리를 할 수 있는 수술방관리시스템, 외래 진료실의 진행현황과 공실 여부를 파악할 수 있는 진료실관리시스템, 환자들의 진료진행 여부를 파악해 프로세스를 혁신할 수 있는 프로세스지원시스템 PSS, Process support system 등이 있다. 정보시스템, 특히 분석계시스템의 지원 없이는 경영의 근간이 되는 의사결정, 인재육성, 성과관리, 의료품질관리 등 운영시스템이 효과적으로 작동하기 어렵다. 예를 들면 의사결정은 전자결재와 인트라넷이 도움이 될 것이며, 인재육성은 통합인재육성시스템과 역량개발시스템, 직무분석시스템이 지원하게 된다. 성과관리는 원가관리시스템과 통합경영관리시스템이 있어야 하고, 의료품질은 임상질지표관리시스템과 진료패턴분석시스템이 지원될 때 효율적으로 운영될 수 있을 것이다.

그럼에도 불구하고 분석계시스템에 대한 투자가 부족했다. 정보시스템의 구축 효과가 즉시 나타나는 것도 아니고, 비용 대비 효과가 좋다고 확신하기도 어렵다. 분석계시스템을 갖추고 있어 적기에 적절한 의사결정을 했을 때 예방했을 손실이나 얻게 될 이익을 파악하기 어렵기 때문이다. 그래서 정보제공이 늦거나 적절한 내용이 아니라도 답답해할 뿐, 시급하게 투자해야 한다는 생각을 하지 않았다.

분석계시스템의 효용

선도적인 병원이 가지고 있는 병원정보시스템의 개념도를 보면 분석계시스템이 매우 잘 구축되어 있음을 알 수 있다(그림 2-6 참고). 분석계시스템의 유용성을 몇 가지만 살펴보자.

첫째, 운영계시스템의 완전성을 높여준다. 운영계시스템에서 나오는 각종 정보는 동일한 지표명을 가지고 있어도 서로 일치하지 않는 경우가 적지 않다. 시스템상의 오류로 인한 경우도 있고, 서로 다른 측정기준으로 인한 경우도 있다. 또한 운영계 시스템에서 당연히 관리되고 있어야 하는 정보들이 누락되는 경우도 많다.

그런데 분석계시스템을 구축하면, 운영계시스템의 정확성을 검증하는 과정에서 기초데이터에 대한 정확성이 높아지고, 미래에 필요한 기초정보가 산출될 수 있도록 수정하게 된다.

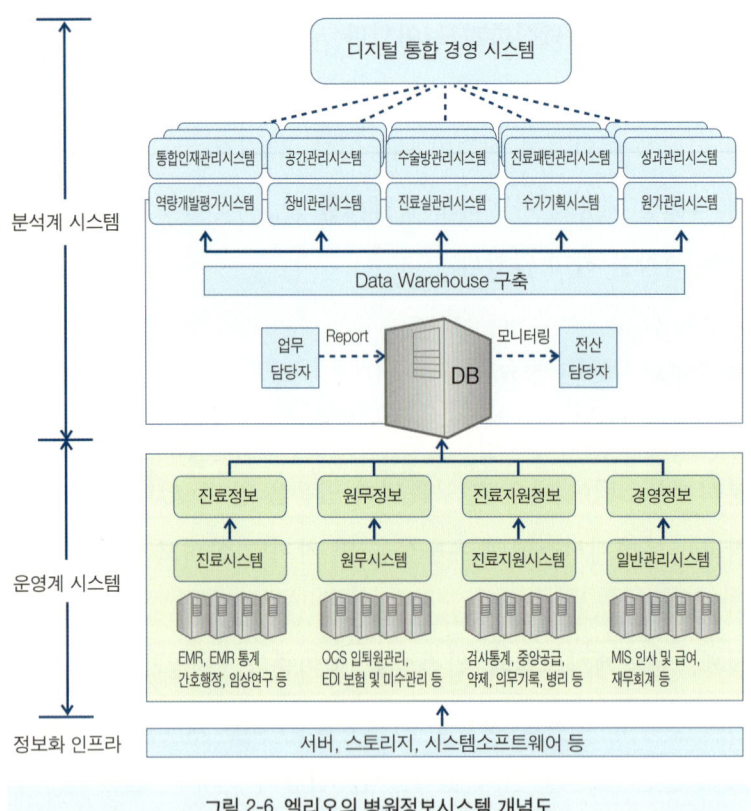

그림 2-6. 엘리오의 병원정보시스템 개념도

예를 들면 과거에는 의사나 진료과의 성과를 '처방기준'으로 산출했고, '시행기준'으로는 산출하지 않았다. 그런데 실제로 그 의사나 진료과의 성과는 처방기준이 아니라 시행기준이 더 적합하거나 두 기준을 종합해 판단해야 한다. 성과 관리시스템을 만드는 과정에서 OCS 및 진료지원시스템을 개선하게 된다.

둘째, 구성원의 변화를 지원한다. 병원은 지시와 상벌만으로 이끌어갈 수 있는 경우가 많지 않다. 오너가 있는 병원이라도 의사나 간호사들이 나갈까봐 오히려 눈치를 보는 상황이다. 그들이 전문가이기 때문이다. 이런 조직에서는 스스로 변화의 필요성을 느끼게 해야 한다. 거울을 보면서 계속 찡그리는 사람은 없다고 했다. 자신의 성과나 문제점이 지속적으로 보이는데 이를 개선하지 않는 전문가는 거의 없을 것이다. 병원의 전문가들은 자존심을 중하게 여기기 때문에 동료와 비교해서 부족할 때에는 누가 뭐라 하지 않아도 개선하려는 경향이 강하다.

예를 들면, 장비나 수술방, 진료실은 물론, 모든 성과를 관계자와 경영진이 실시간으로 볼 수 있게 한다면, 상당수의 의료진은 스스로 부족한 점을 개선하려 할 것이다. 국립대병원을 비롯해 대형 병원과 같이 인위적인 통제가 어렵거나 바람직하지 않은 조직에서는 이러한 시스템이 절실히 필요하다.

셋째, 전략적이고 예외적인 의사결정에 집중하게 한다. 기획팀은 전략적 의사결정에 필요한 심도 있는 분석정보를 병원장을 비롯한 경영진에게 적시에 제공해야 한다. 그런데 그런 역할을 잘하고 있는 기획팀은 많지 않다. 구성원의 역량은 차치하고라도 일상 통계를 보고하는 것도 힘에 부치는 현실 때문이다. 분석계시스템이 있으면 어지간한 정보나 통계는 경영진이 원할 때 정보시스템을 통해서 쉽게 볼 수 있다. 기획팀은 시간을 절감하게 되어 전략적 의사결정을 지원하는 정보를 산출할 수 있게 된다.

병원정보시스템 | 의사결정시스템 | 인재육성시스템 | 의료품질관리시스템 | 성과관리시스템 |

정보시스템 구축법

정보시스템이 수십 억 원짜리 전자계산기가 되는 이유

정보시스템을 도입하기 전에는 업무 편의성과 신속성이 획기적으로 높아질 것이라고 기대한다. 그러나 막상 구축된 시스템은 기대했던 것만큼 편하지 않고 잘 활용하지 않는 경우가 비일비재하다. 정보시스템을 활용함으로써 과거에는 수작업으로 하던 일의 시간과 번거로움은 일부 줄였으나 사실은 수억 원짜리 계산기를 사용하고 있는 셈이다. 여기에는 3가지 이유가 있다.

첫째, 전략적 개념설계 Conceptual Design**를 하지 않는다.** 많은 사람이 정보시스템이라고 하면 정보기술에 너무 집착하는 경향이 있다.

아무리 좋은 기술도 사용의 유용성과 연결되지 않으면 별 의미가 없다. 스마트폰은 새로운 기술이 아니라 새로운 개념의 산출이다. 정보시스템의 품질은 구축기술이 아니라 설계역량에 의해 대부분이 결정된다. 건물의 품질이 시공역량보다는 설계품질에 의해 정해지는 것과 같은 이치다. 그래서 정보시스템의 품질을 확보하기 위해서는 무엇보다도 정보시스템의 구축 목적에 적합한 개념설계를 충실히 해야 한다.

그런데 일반적으로 개념설계를 체계적으로 하는 경우가 드물고, 병원 내부의 의견을 수렴해 고객수요 조사라는 이름으로 개념설계를 대체하거나, 다른 병원에서 한 것을 모방한다. 이와 같이 개념설계를 하지 않으니까 기존의 수작업을 전산화하는 수준이 될 수밖에 없다.

또 흔히 구현하려는 기능을 소화할 수 있는 기존의 패키지Package를 도입하기도 한다. 패키지를 보급하는 공급자들은 이미 국내외에서 검증되었고, 범용적으로 사용할 수 있으며, 가격까지 저렴하니 일석삼조라고 홍보한다.

그러나 패키지에 의존하는 경우 쓸모없는 기능은 많지만, 해당 조직의 적합한 요구를 반영하기 어렵다. 또한 새로운 기능을 추가하는 것도 용이하지 않을뿐더러 비용이 더 들 위험도 있다.

둘째, 시스템 구축과정에서 너무 자주 설계를 변경한다. 정보시스템은 여러 부문 간 이해관계가 얽혀 있으므로 많은 이들이 관심을 갖는다. 관심만 가지면 좋은데 지나치게 참견을 한다. '어느 회사에 이런 기능을 구현했는데 편하다고 하더라', '어떤 화면이 있는데 멋있더라' 하는 식이다.

그러나 이런 의견은 시스템 기획 및 설계단계에서 충분히 수렴해야 한다. 이미 설계가 끝나고 한창 시스템 구축이 진행되는 중간에 특정기능을 추가해야 한다고 주장해서 조정하면 그만큼 개발일정이 지연된다. 그럼에도 정해진 기간 내에 일을 마치려고 하면 완성도가 떨어질 수밖에 없다.

개발자를 더 투입하면 된다고 생각할 수도 있다. 하지만 시스템의 완성도는 단순히 개발자 투입 인원수에 의해 높아지는 것이 아니다. 건설공사에 비유하면 잦은 설계변경에 해당하며, 이는 공기(工期) 지연, 공사비 증대, 부실공사를 초래한다.

셋째, 병원장 등 주요 보직자가 참여하지 않는다. 구매, 재고관리, 고객관리 등의 운영관리시스템과 달리 통합경영관리시스템과 같은 분석계시스템은 주요 의사 결정 라인에 있는 경영층의 의사결정을 지원하는 EIS Executive Information System 의 범주에 속한다. 그러므로 시스템의 주요 사용자는 경영진, 특히 최고경영자가 되어야 하며, 이들의 편의성을 높이고 정보요구 사항을 반영하도록 시스템 설계단계에서 심도 있게 논의되어야 한다. 하지만 CEO가 참여하는 것은 고사하고, 어떤 경우에는 새로운 시스템에 대한 지식 전수와 향후 유지·보수를 위해 회사 내부의 전산 인력을 참여시키라고 해도 '용역을 주었는데 왜 우리가 개발업무까지 떠맡아야 하느냐'고 반발하기도 한다.

시스템 구축을 발주하는 병원의 제안요청서$^{RFP,\ Request\ For\ Proposal}$와 업체에서 제출하는 제안서에 꼭 포함되는 부분이 지식 전수이다. 그럼에도 불구하고 실제로 지식이 제대로 전수되는 경우는 거의 없다. 프로젝트를 맡은 설계팀과 발주병원 간의 파트너십이 지식 전수의 전제조건이다. 그냥 시키는 대로만 일하라든지, 애매한 것은 대충 얼버무리면 그만이라는 식의 사고로는 건전한 파트너십을 기대할 수 없다.

일괄발주$^{Turn\ Key}$ 방식의 프로젝트일수록 모든 일이 끝나기를 기다렸다가 키만 달랑 전달받으면 된다고 생각하는 경향이 있다. 이런 상황에서 지식이 공유될 리 없다. 결국 어디에 써야 할지도 모를 수천 페이지의 템플릿과 매뉴얼만 전산실 한쪽을 차지하게 된다. 이처럼 정보시스템은 개발비용뿐만 아니라 하드웨어 도입과 유지·보수를 생각할 때 상당한 비용이 든다. 직접비용뿐만 아니라 정보시스템을 개발할 때 소요되는 많은 구성원의 열정과 시간을 고려하면 막대한 투자를 하는 것이다. 잘못 도입하는 경우에 그 후유증이 매우 크다. 많은 구성원이 불편함을 감내해야 하고, 업무 효율이 떨어지게 된다. 구성원들은 정보시스템 도입에 대해 회의적인 생각을 가지게 된다. 그래서 한번 할 때 제대로 할 수 있도록 체계적인 방법에 따라 만전을 기해야 한다.

정보화전략계획을 수립하라

병원의 비전과 전략을 점검하고, 이를 지원할 수 있는 정보시스템은 무엇이어야 하는지를 생각해야 한다. 5년 혹은 10년 후에 갖추어야 할 정보화 비전을 세우고, 이를 위해 어떤 정보화전략이나 일정이 적합한지에 대한 계획을 세워야 한다. 이를 정보화전략계획 ISP, Information Strategic Planning 이라고 한다.

일반적으로 익숙한 OCS, EMR 등 운영과 관련한 정보시스템에 편중되어 정보화전략이 수립되는 경향이 있다. 하지만 운영계 시스템은 없어도 안 되지만, 있다고 해서 큰 수익을 내거나 비용을 절감할 수 있는 것도 아니다. 반면, 운영관련 정보를 분석해 의사결정에 도움을 주는 시스템은 도입비용은 상대적으로 적지만, 어떻게 활용하느냐에 따라 수익을 현저히 올리거나 상당한 비용을 절감할 수 있다. 그럼에도 불구하고 정보화전략에서는 소홀히 다루어지고 있다. 이에 대한 심도 있는 지식과 관심을 가지고 추진계획에 반영해야 한다.

구축방식을 결정하라

정보화전략계획에서 구축하기로 한 시스템을 한꺼번에 구축할 수도 있고(Big Bang 방식), 기능에 따라 순차적으로 구축할 수도 있다(Step by Step 방식). 한꺼번에 구축하면 순차적으로 개발할 때보다 개발기간을 단축할 수 있어 구축비용을 절감할 수 있을 것으로 기대된다.

그러나 전체 시스템이 새롭게 바뀌면 구성원들이 적응하는 데 시간이 많이 소요될 수 있다. 개별 시스템별로 들어가면 완성도가 떨어지고 업무상 에러도 적지 않게 발생한다. 결과적으로 구축비용 절감으로 인한 긍정적 효과는 대부분 상쇄되고 만다.

이에 비해 단계적 구축은 변화의 충격이 적고 공감대 확산이 용이한 장점이 있는 반면, 한꺼번에 구축할 때보다 구축기간이 길어진다.

각각의 장단점이 있으나 병원의 정보화 수준, 가용예산, 정보화 리더십 등에 따라 결정되어야 한다. 일반적으로는 다양한 구성원과 사업단위로 구성된 대규모 조직일수록 새 시스템의 초기 안정성과 완성도가 중요하므로 구축 리스크가 적은 단계적 접근 방법이 바람직하다고 볼 수 있다. 단계적 구축에 따른 비용증가는 시스템 안정을 위한 투자라고 보아야 한다.

우선순위를 결정하고, 설계를 하라

기존의 정보시스템을 업그레이드하거나 새로운 정보시스템을 도입할 때는 반드시 설계가 필요하다. 건물을 짓기 전에 설계도와 시방서를 작성해야 하는 것과 같다. 아무리 좋은 시공사라도 원천적으로 설계가 잘못되면 아름답고 효용성 있는 건물을 지을 수 없다. 마찬가지로 정보시스템에 대한 설계가 잘못되면, 완성되어도 효용성이 떨어지게 된다.

설계는 정보시스템의 목적과 주요 기능에 대한 개념설계 Conceptual Design와 개념설계를 기반으로 화면과 기능 구현을 위한 상세설계 Detail Design로 나뉜다. 대부분 경우 개념설계 없이 수요조사를 간략하게 하거나 다른 병원에서 한 시스템을 참고로 해 상세설계를 한다. 그렇기에 시행착오가 많은 것은 물론, 애써 만든 정보시스템이 제값을 못하게 된다.

지혜로운 유지·보수 방법을 택하라

정보시스템은 한번 만든 후에도 원하는 대로 작동하지 않는 경우가 많다. 의도와 다르게 구축되거나, 의도한 대로 구축되었어도 운영하면서 더 나은 방법을 알게 되는 경우도 있다. 또 정보시스템은 지속적으로 변화하는 환경과 사용자의 요구에 따라 성장해야 한다. 그래서 정보시스템이 도입된 후에도 지속적으로 완성도를 높여가야 한다.

이런 경우에 유지·보수를 아웃소싱하게 되면, 오류나 요구한 사항만 기계적으로 수정하는 수준에 머무르게 된다. 내부 인력이 가급적 개발에 공동으로 참여해 중요한 유지·보수는 가능하도록 해야 한다. 만약 그렇지 못했다면 유지·보수와 관련된 핵심인력은 내부 인력으로 충원해야 한다.

지속적으로 개선해야 하는 특성을 지닌 분석계시스템은 내부 인력이 해야 할 것과 외부전문가가 협력해야 할 것이 따로 있다. 따라서 전면 아웃소싱이나 전면 내부화보다는 장기적인 파트너십을 맺고 전문회사와 협력하는 방식이 바람직하다.[48]

병원정보시스템 | 의사결정시스템 | 인재육성시스템 | 의료품질관리시스템 | 성과관리시스템

정보시스템은
장비가 아니다

정보시스템도 키워야 한다

정보시스템을 장비와 같은 개념으로 생각하는 사람이 있다. 하지만 정보시스템은 장비와는 달리 지속적으로 개선해나가야 한다. 매우 공을 들여 설계해도 막상 구현해 사용해보면 설계 당시보다 더 좋은 방안이 나타난다. 한동안 사용한 후 특정병원의 목적과 편의성에 맞게 업그레이드를 해야 한다. 정보시스템이 지원하고 있는 업무와 의사결정은 계속 동일하게 지속되는 것이 아니며, 환경과 역량에 따라 변화한다. 이에 맞추어 수정하거나 기능을 보강하는 등 정보시스템을 성장시켜야 한다.

정보시스템 구축 시 유의사항

진화해야 한다는 특성 때문에 자칫 유연성과 확장성을 빌미로 당장 필요 없는 기능을 무분별하게 구현하려는 오류를 범할 수도 있다. 나중에 쓸지도 모르니 일단 만들어놓고 보자는 것이다. 이러다 보면 전투기에 화장실을 설치하는 우(愚)를 범할 수도 있다. 이런 위험에 빠지지 않기 위해서는 사전에 어떤 기능을 반드시 구현할 것인가, 향후 어떤 방향으로 시스템을 진화시킬 것인가를 미리 정해야 한다. 그래서 정보시스템을 구축할 때 다음 사항에 유의해야 한다.

첫째, 기본 기능에 충실해야 한다. 초기단계의 정보시스템은 존재하는 목적에 맞는 기본기능을 얼마나 완성도 있게 구현하느냐가 관건이다. 사용자의 활용도와 요구수준이 높아지면 그 수준에 걸맞도록 관련 기능을 단계적으로 고도화하는 것이 바람직하다.

둘째, 타 정보시스템과 연계를 위한 표준 기준정보를 정의해야 한다. 사람은 녹색을 가리켜 푸른색 또는 초록색이라고 해도 별 무리 없이 이해한다. 그러나 컴퓨터는 응용력이 떨어진다. '녹색'은 녹색일 뿐 푸른색을 같은 색으로 인식하지 못한다. 이때 컴퓨터가 알 수 있도록 '녹색'을 '녹색'이라고만 하자고 정의하는 것이 기준정보를 설정하는 과정이다. 여러 조직의 정보시스템을 분석해보면 개발시점과 개발회사에 따라 기준정보가 제각 각이다. 기준정보가 다르면 시스템 간 연계가 매우 복잡해 힘 들어진다.

셋째, 정보기술의 발전추세를 고려해 기술을 채택해야 한다. 시 스템 설계기술도 나날이 발전하고 있다. 정보시스템을 개발할 때는 변화의 트렌드를 반영하는 것이 필요하다. 다른 사람들은 윈도7을 쓰고 있는데 혼자만 Vista를 쓸 수는 없는 일이다. 기 반이 약하면 업그레이드를 하기가 어렵다. 마치 새로 나온 비디 오게임을 인스톨하려면 그에 맞는 새로운 환경을 구축해야 하 는 것과 마찬가지다.

넷째, 컴포넌트 방식으로 설계해야 한다. 과거에는 시스템의 일 부분에만 문제가 있어도 전면적으로 뜯어고쳐야 했다. 시스템 개발업체가 개발 편의성만 생각할 뿐, 장기적인 관점의 사용성 은 고려하지 않았기 때문이다. 기어만 갈면 쓸 수 있는 차를 기 어만 따로 뗄 수가 없어서 폐차시키는 꼴이다. 필요한 부분만 수 정하거나 교체할 수 있도록 시스템을 설계해야 한다.

다섯째, 분석수준을 향상시키기 위해 데이터 웨어하우스 Data Warehouse**, 데이터 마트**Data Mart**를 구현해야 한다.** 창고에 물건을 대충 넣어두다 보면 연장 하나 찾는 데도 한나절이 걸릴 수 있다. 그러나 평소에 정리정돈을 잘해두면 바로 찾아서 작업을 할 수 있다. 컴퓨터도 마찬가지다. 필요한 정보를 잘 정돈해두면 빠르게 분석정보를 내놓지만, 그렇지 않으면 정보를 찾아 헤매느라 많은 시간을 보낸다. 정보를 관리하기 쉽도록 정리하는 데 필요한 것이 데이터 웨어하우스와 데이터 마트이다.

(이요찬 IT본부장과 병원정보시스템 공동 집필)

병원정보시스템 | 의사결정시스템 | 인재육성시스템 | 의료품질관리시스템 | 성과관리시스템

질의와 응답

? 이미 만들어진 정보화시스템을 도입하는 것이 좋을까, 병원에 맞게 자체 개발하는 것이 좋을까?

! 패키지Package는 상당부분이 표준화되어 있는 정보시스템을 의미한다. 그래서 패키지는 정보화하려는 주된 기능이 이미 보편화되었거나 병원 간 차이가 크지 않을 때 적합하다. 예를 들어, OCS 등 운영계시스템은 어느 정도 범용화할 수 있다. 반면, 경영진이 주로 활용하는 분석계시스템은 병원의 현실과 요구에 맞는 내용이어야 하며, 상황이 변하면 시스템도 업그레이드해야 한다. 이를 개발방식SI, System Integration이라고

한다. 그렇다고 운영계는 패키지, 분석계는 SI방식이라고 획일적으로 판단할 수는 없다. 정보화의 목적과 인력, 병원의 규모와 역량 등 변수를 고려해서 결정해야 한다.

이를 판단하기 위해서는 시스템 구축에 소요되는 비용, 시스템의 효율성, 다른 정보시스템과의 연계, 지속적인 기능 고도화의 용이성 등 다양한 요소를 고려해야 한다.

패키지의 대표적인 장점은 표준이 되는 절차Best Practice를 저렴한 비용으로 채택할 수 있다는 점이다. 이는 경험과 지식이 없는 조직에는 분명히 매력적인 요소이다. 이미 선진기업에서 적용한 방식을 별다른 노력 없이 받아들일 수 있다는 것은 큰 이점이다. 게다가 같은 조건이면 가격도 저렴해 귀가 솔깃할 수밖에 없다.

그러나 놓쳐서는 안 되는 사실이 있다. 먼저 패키지는 범용 목적으로 개발되었기 때문에 개별 조직의 특성에 맞지 않을 수 있다. 그럴 경우 개별 조직의 특성을 반영하기가 쉽지 않다. 실제로 패키지는 발생 가능한 다양한 경우를 고려한 종합선물 세트가 되는 경우가 많은데, 이 때문에 사용자의 혼란이 발생한다. 뿐만 아니라 향후 기능을 보완할 때도 유지·보수에 적지 않은 추가적인 로열티가 매년 발생한다. 자칫 패키지를 잘못 도입했다가 빛 좋은 개살구로 전락할 위험도 상존한다.

반면 자체 개발을 할 경우, 지식전수가 잘되었다면 시스템 공급자에게 얽매이지 않고 조직 내에서 어렵지 않게 기능을 고도화하거나 개선할 수 있다. 그러므로 유지·보수를 포함한 정보시스템의 장기적 효율성 측면을 볼 때는 자체 개발이 유리하다.

정보시스템을 구축한 기업을 대상으로 설문조사를 해보면, 사용하고 있는 정보시스템의 활용도가 낮은 첫 번째 이유로, 관련 기능이 조직에 맞게 조정되지 못했다는 점이다. 그러므로 사용자에게 적합한 시스템이라는 느낌이 들도록 하기 위해서는 자체 개발이 유리하다.

특히 조직 내에 연계해야 할 시스템이 많은 경우에는 자체 개발이 월등히 효과적이다. 일정 규모 이상의 조직이라면 회계·생산·재고·인사 관리를 위한 다양한 정보시스템을 이미 활용하고 있다. 분석계시스템의 편의성이 높아지려면 이러한 기존의 정보시스템과 필요한 데이터를 연계해야 한다.

정보시스템을 자체 개발한다면 처음부터 기존 정보시스템과의 연계성을 고려해 진행한다. 그러나 패키지를 기존에 운영하고 있는 정보시스템과 연계하려면 대폭 수정이 불가피하다. 따라서 패키지를 수정하느니 아예 다시 개발하는 것이 나은 경우도 생긴다.

❓ 비용이 많이 들고 기술이 자주 바뀌는데, 언제 정보시스템을 도입해야 하나?

❗ 정보시스템은 조직 구성원의 업무 차질 등을 고려해 신중하게 도입해야 한다. 비용의 경우는 투입대비 성과로서 판단해야 한다. 치열해지는 경쟁 환경 속에서 신속한 의사결정을 하거나 구성원의 자발적 참여를 이끌어내기 위한 정보시스템은 필요하다.

기술발전은 앞으로도 더욱 가속화될 것이다. 그래서 기술발전을 고려하기보다는 얼마나 유용한지를 판단해야 한다. 늘 새로운 스마트폰이 나온다고 구매를 하지 않는 사람이 있는데 그런 사람은 새로운 스마트폰 사용해서 얻을 수 있는 편리함과 유용성을 포기한 셈이다. 우선 도입해 구성원들에게 익숙하게 하고, 그동안 사용한 성과를 고려할 때 투자여력이 부족하지 않다면 가급적 신속하게 도입하는 것이 좋다.

정보시스템은 장비를 사는 것과 달라서, 사용하면서 그 병원에 적합하게 만들어가야 하기 때문에 조기에 도입하는 것이 병원에 유리할 것이다.

? 정보화 인력을 내부에 두는 것이 좋은가, 아웃소싱하는 것이 좋은가?

! 병원의 정보시스템 현황과 정보화 인력의 수준 등에 따라 다르지만, 앞으로는 가급적 병원의 혁신전도사로서의 역할을 담당하게 하기 위해 정보화 기획인력은 내부화해야 한다. 단순 운영인력에 대해서는 일부 아웃소싱하는 것은 좋지만, 전체를 아웃소싱할 경우, 시스템에 대한 지속적인 개선도 어렵고 단순한 수정도 상당한 불편을 겪고 있는 것이 현실이다.

정보화 인력을 지속적으로 교육해 기술의 속도를 따라잡도록 노력하며, 정보시스템을 개발할 때도 같이 참여시켜 유지·보수 아웃소싱을 하는 경우에도 병원의 정보시스템에 대해 충분히 이해할 수 있도록 해야 한다. 만약 정보화에 대한 투자의지가 적거나 정보화 인력의 역량을 지속적으로 강화시킬 자신이 없다면, 아웃소싱도 무방하다.

? 분석계시스템을 도입할 때 DW를 구축해야 한다는 의견과 하지 않아도 된다는 의견이 있는데, 어떻게 해야 하나?

! DW 도입의 일반적인 이점으로 대용량의 자료를 신속하게 처리한다는 것과 기존 운영시스템의 부하를 분산

시킴으로써 운영계시스템의 자원을 절감할 수 있다는 점을 든다. 하지만 DW 구축을 통해 얻는 분석계시스템의 이점은 이보다 훨씬 많다.

첫째, 유연한 확장성을 제공한다. 시스템의 확장성을 보장하기 위해서는 각 시스템의 독립성을 담보할 수 있어야 하는데, DW 기반에서 시스템을 구축하면 분석계시스템은 DW와 연계되어 기존 운영시스템의 사양 변경이나 업그레이드와 무관하게 사용자의 요구사항 변경을 유연하게 반영할 수 있다.

둘째, 관리의 편이성을 보장한다. 기존 시스템에 산재되어 있는 데이터와 성과관리시스템을 직접 연계하면, 시스템 수정 및 변경에 따른 유지·보수 비용과 시간이 만만치 않다. DW를 구축하면 정보를 한곳에서 통합관리하게 되므로 분석계시스템 담당자는 관리의 포인트를 한곳에 집중시킬 수 있다.

셋째, 분석정보의 질을 개선한다. 실무담당자는 다양한 분석정보를 한곳에서 모두 파악하기를 원한다. DW는 다차원적 분석정보에 쉽게 접근할 수 있도록 함으로써 사용자의 요구사항을 충족시킬 수 있다.

또한 EUC$^{End-User-Computing}$ 환경을 제공해 별도의 개발 없이 최

종 사용자가 바로바로 원하는 정보를 얻는 것이 가능하다. 한편 DW 구축은 필연적으로 데이터의 통합 및 정제과정을 거치는데, 이 과정에서 시스템의 통합성이 높아지고 그동안 발견하지 못한 운영시스템의 로직 오류나 축적된 데이터상의 오류를 발견하는 경우도 많다.[49]

조직문화
만들기

조직문화는 역사의 산물

어떤 문제가 생겼거나 외부적인 자극이 들어왔을 때, 반응하는 방식은 병원마다 다르다. 무력감이나 패배주의가 지배하는 병원은 상황이 아무리 심각해도 구성원들이 관심조차 없고, 안 되는 이유를 대기 바쁘다. 그러나 자신감과 낙관주의가 지배하는 병원은 어려운 도전이라도 한번 해보자며 구성원들이 여러 가지 아이디어를 낸다. 이와 같이 구성원들이 공유하는 가치관과 신념, 이념, 습관 등이 어우러져 형성된 일하는 방식과 환경에 대처하는 자세와 행동을 조직문화라고 한다.

기업의 조직문화를 이야기할 때 S그룹과 H그룹 사례를 들곤 한다. S그룹은 자신들이 하면 무엇인가 달라야 한다는 강박관념이 있을 정도의 최고지향성과 관리의 완벽성, 깨끗하고 분명한 상인정신을 문화의 기반으로 한다. 반면, H그룹은 검소의 기풍과 창업자의 '해보기는 해봤어'라는 말로 대변되는 진취적 기상과 창조적인 의지를 기반으로 한다. 두 기업의 조직문화는 경영진이 사업이나 관리를 위한 의사결정을 할 때와 구성원의 일하는 방식에서도 느낄 수 있다.

병원 구성원들의 표정과 걸음걸이, 질문에 응답하는 태도를 보면 그 병원의 분위기를 어느 정도 알 수 있다. 보직자 회의에 참석해 토론하는 과정을 살펴봐도 그 병원의 조직문화를 웬만큼은 알 수 있다. 조직문화는 실체가 없어 보이지만, 병원 경영 전반에 막대한 영향을 미치기 때문이다. 전략을 수립하거나 추진할 때도 병원의 조직문화를 고려해야 성공률을 높일 수 있다. 병원이라고 해서 다 똑같지 않기 때문이다. 긍정적이고 도전적이며, 리더십의 신뢰가 형성된 병원과 그렇지 않은 병원은 동일한 전략을 구사해도 완전히 다른 반응과 성과가 나온다.

눈에 보이는 건물이나 장비는 자금만 많이 투여하면 선진병원 못지않은 수준으로 구비할 수 있다. 하지만 병원의 조직문화는 경영자가 노력한다고 해서 하루아침에 형성되는 것이 아니다.

조직문화는 오랜 기간 병원에서 발생한 역사적인 사건이나 병원의 정책, 주요 의사결정권자들의 행동 등이 복합적으로 작용되어 형성된다. 좋은 조직문화는 만들기 어렵지만, 나쁜 조직문화는 쉽게 자리 잡는 경향이 있다.

그래서 병원장을 비롯한 경영진들은 건강한 조직문화 형성에 각별한 관심을 가져야 한다. 인사담당자만 관심을 기울일 것이 아니라 경영진이 직접 신경을 써야 할 일이다. 조직문화는 리더십이나 운영시스템과 긴밀한 관계가 있다. 리더십과 운영시스템에 의해 조직문화가 형성되고, 조직문화가 리더십과 운영시스템에 막대한 영향을 미친다.

핵심가치의 내재화

건강한 조직문화를 형성하기 위해서는 병원이 추구하는 핵심가치를 수립하고 핵심가치를 지키는 구성원의 바람직한 모습을 병원의 인재상으로 정립해야 한다.

핵심가치 Core Value 는 주요 의사결정을 하거나 구성원이 일을 하는데 있어 지켜야 할 정신이나 가치 판단의 기준이 된다. 비전을 달성하기 위해 많은 구성원이 노력하다 보면 가치관이 서로 달라 의견충돌이 일어날 수 있다. 이때 핵심가치를 우선시하면 서로의 의견을 조율할 수 있다.

병원에서 일어나는 많은 갈등이나 문제는 구성원들의 서로 다른 가치관 때문에 발생한다. 이를 무심히 볼 것이 아니라 병원의 조직문화에 미치는 영향을 검토해서 바로잡아야 한다. 병원의 핵심가치는 한두 사람이 강요한다고 지켜지는 것이 아니라 구성원 전체가 공감해야 지킬 수 있다. 핵심가치에 공감하지 않는 구성원들이 있다면 언제든 문제 제기를 할 수 있도록 문을 열어두어야 한다. 이런 과정을 통해 구성원들이 병원의 핵심가치에 더욱 몰입하게 되고, 자신의 행동의 기준으로 삼게 된다.

병원은 핵심가치와 관련된 사례를 담은 교육 교재를 통해 구성원들을 지속적으로 교육해야 한다. 핵심가치에 부합하는 인재는 특별 보상을 하는 등, 핵심가치가 병원 구성원들의 마음에 자리 잡도록 해서 일상 업무를 볼 때도 판단기준으로 삼도록 해야 한다. 핵심가치가 고객중심이라면 그 가치를 어떻게 추구하는지, 이를 위해서 어떤 대가를 지불했는지를 구성원들에게 알려주어야 한다. 그래야 똑같은 상황을 맞이했을 때 구성원들이 고객중심을 우선시할 수 있다. '혁신추구'가 핵심가치일 때는 다소 위험하더라도 혁신적인 안을 우선시해야 한다.

핵심가치는 무엇을 우선으로 두느냐에 따라 의사결정이나 일하는 방식에 엄청난 차이가 난다. 이런 과정은 병원이 지향하는 조직문화를 형성하는 데 큰 도움이 될 것이다.

경영진의 솔선수범

병원장은 구성원들이 자신을 어떻게 생각하는지 자문해보아야 한다. 나름대로 열심히 한다고 생각하지만 병원장에게 불만을 가진 구성원이 적지 않을 것이다. 의료진은 자신의 진료과에 신경을 쓰지 않는다고 불평하고, 일반직은 자신들을 존중하지 않는다고 불평한다. 직종 간에 갈등이 너무 심해서 '병원에서는 의사만 사람이다'라는 말이 나도는 병원도 있다. 간호직, 행정직 등 의사 외 다른 직종의 수장이 병원의 주요 의사결정과정에 참여하는 경우도 드물다.

경영진보다 의료진의 의사결정이 병원을 움직이곤 한다. 선후배로 연결된 의사들은 공식적인 조직보다는 친분으로 연결된 비공식모임을 통해 곧잘 뭉친다. 경영의사결정도 많은 경우 비공식모임에서 이루어진다. 이는 의료원장, 병원장, 원장, 기획실장을 경영진이 아니라 '의사의 대표자'로 전락시킨다.

이때 병원장이 주연이고, 병원장과 친한 사람들은 조연, 다른 사람들은 다 들러리가 된다. TV에 자주 출연하고 좋은 일도 많이 해서 대중에게 널리 알려진 병원장이 있다고 하자. 강한 카리스마의 소유자이고, 달변가라서 말로는 이길 사람이 없어서 경영을 잘할 것처럼 보인다. 그런데 병원 분위기는 침체되어 있다. 이런 분을 '장독불' 병원장이라고 부르기로 하자.

장 병원장은 일류고등학교를 우수한 성적으로 졸업했고, 선망의 대상이 될 만한 의과대학도 수석 입학했으며, 수련의 과정에서도 우수한 성적을 받은 수재 중 수재이다. 25년간의 풍부한 진료경험과 함께 학회에서도 명성을 얻고 있는 그는 최근에 기획실장직을 짧게 경험하고 병원장이 되었다. 장 병원장은 의욕이 충만하지만, 다른 사람들은 생기가 없고 불안해한다. 왜 그럴까?

- 장 병원장이 취임하여 만든 병원의 5대 핵심가치는 '최고품질, 인재 존중, 고객 우선, 겸손과 배려, 상호협력'이다.

- 장 병원장은 자리에 앉으면 자기 자랑만 하고, 다른 사람 이야기는 제대로 듣지 않는다. 병원장이 된 후 열심히 하겠다고 말은 하지만, 병원의 비전에 대해서는 아무 말이 없다.

- 장 병원장은 직원과의 화합이 중요하다고 말하면서도 노조 사무실이 어떤지, 직원식당이 어떤지 살펴보지 않는다. 직원들에게 진심으로 따뜻한 말을 건네는 일도 없다. 자신에게 한 번 잘못 보인 직원은 끝까지 물고 늘어진다. 직원들을 격려하고 그들의 마음을 읽으려는 노력을 전혀 하지 않는다.

- 장 병원장은 지식경영 세미나에 다녀온 직원들에게 정보를 공유하라고 말하지만, 자신이 알고 있는 내용을 직원들과 공유하지 않고 주요 사안을 혼자 결정한다. 불만이 있으면 자신에게 메일을 보내라고 하는데, 직원들은 비서가 읽고 답하는 것을 다 안다.

- 장 병원장은 자신의 취향에 맞는 사람만 만난다. 자신과 생각이나 일하는 방식이 다르면 무능하다고 생각하기 때문에 늘 만나는 사람만 만난다. 다른 직원들을 만나 의견이나 고충을 듣는 일은 거의 없다.

- 장 병원장은 대외적으로 활동하는 것을 매우 좋아한다. 개인적인 대외활동을 병원의 홍보라고 생각하며 정치인보다 더 많은 사람을 만난다. 다른 사람에게 권한을 위임하지 않기 때문에 장 병원장에게 결재를 받으려면 무한정 기다려야 해서 업무가 지연되는 일이 한두 번이 아니다.

- 장 병원장은 핵심적인 투자를 할 때에도 내부 구성원들과 의논하지 않고 혼자 결정한다. 그래서 실무자들이 실행할 때 구체적인 내용을 모르면 능력이 없다며 질책한다.

- 장 병원장은 병원이 유지되는 것에 만족하고, 투자나 새로운 시도를 하지 않는다. 그리고 도전을 요구하거나 조금이라도 튀는 의사나 직원들은 여지없이 짓밟아서 우수한 의사나 직원들은 기회만 되면 병원을 떠난다.

- 장 병원장 주변에 남아 있는 의사나 일반직원은 모두 예스맨뿐이었다. 구성원들은 장 병원장 앞에만 서면 주눅이 들어 솔직한 의견을 말하지 못하고, 일할 의욕을 잃었다. 모든 직원은 병원장의 입만 바라보고, 자발적으로 제안을 하는 사람은 찾아볼 수 없게 되었다. 어색한 분위기가 계속되었고, 시간이 지남에 따라 병원의 명성과 경영 상태는 악화되어갔다.

원인은 명백하다. 장 병원장의 독선적이고 권위적인 리더십이 병원을 짓누르는 것이다. 아무리 전략이 뛰어나고 체계적인 시스템을 구축했더라도 장 병원장과 같은 리더십을 만나면 무용지물이 된다. 병원장의 본심이야 어떨지 몰라도 그의 경영 스타일이 병원의 분위기를 엉망으로 만드는 것이다. 방향성 없는 리더십 스타일, 엔도르핀 분비를 감소시키는 무미건조한 언행으로 무력감을 조장하는 병원장이라면, 그 병원의 조직문화는 병들기 마련이다.

구성원들에게 핵심가치를 알리는 최선의 방법은 경영진이 구성원들의 롤모델이 되는 것이다. 구성원들이 경영진을 롤모델로 삼아 병원의 핵심가치에 따라 말하고 행동으로 실천한다면 병원의 조직문화는 저절로 건전해질 것이다. 병원의 경영진이 핵심가치에 어긋나는 의사결정이나 행동을 한다면, 건전한 조직문화를 형성하는 데 도움이 되지 못한다. 핵심가치에 어긋나는 일에 대해서는 구성원 모두가 문제 제기를 할 수 있는 분위기를 만들고, 만약 경영진이 핵심가치에 어긋나는 행동을 했다면 스스로 인정하고 바로잡아야 한다.

한 병원장은 평소에 병원에 헌신해야 한다고 강조하다가 자신이 갑상선암에 걸리자 다른 병원에서 수술을 받았다. 갑상선암은 난이도가 높지도 않고 자신의 병원에도 갑상선암을 잘 보는 의사가 있음에도 주변의 반대를 뿌리치고 다른 병원에서 수술을 받은 것이다. 이런 상황을 지켜본 구성원들에게는 병원을 아끼고, 병원에 환자를 소개하라는 병원장의 말이 공염불에 지나지 않을 것이다.

운영시스템도 조직문화를 결정

병원이 핵심가치를 정립하여 구성원과 공유하고, 경영진이 솔선수범하는 노력이 있는 경우에도 운영시스템이 지향하는 바가 핵심가치와 상충된다면 의도하는 조직문화가 형성되기 어렵다. 조직문화에 따라 운영시스템의 구축 방식과 성능이 달라지고, 역으로 운영시스템의 운영 방식과 결과에 따라 조직문화가 달라진다. 운영시스템을 어떻게 구축하느냐에 따라 구성원들의 가치나 습관에 영향을 미치기 때문이다.

병원에서 추구하는 핵심가치가 운영시스템에도 일관되게 관철되어야 한다. 예를 들면, 최고품질, 인재존중, 고객우선, 속도중시, 상호협력이라는 핵심가치를 가지고 있는 병원이라면, 운영시스템을 구축할 때도 핵심가치가 반영되어야 한다.

의사결정시스템도 최고의 품질을 지향하는 의사결정기준을 만들고, 고객을 의사결정과정에 참여시키고, 신속한 실행이 될 수 있도록 결재기간을 짧게 규정해야 한다. 인재관리시스템에 있어서도 최고품질을 내기 위한 인재육성프로그램을 만들고, 탁월한 인재를 우대하는 제도를 운영할 수 있다. 의료품질관리시스템에서도 품질관리의 기준을 영역별로 최고의 품질을 정의하고, 이를 지킬 수 있는 시스템을 구축해야 한다. 성과관리시스템을 구축할 때도 품질, 인재, 고객, 실행, 협력에 대한 지표를 개발하여 하위조직이나 개인별로 평가하여 보상하는 내용이 포함되어야 한다. 병원정보시스템도 핵심가치를 지원하는 영역에서 가장 우선적으로 구축되어야 한다.

만약 운영시스템이 병원이 지향하는 조직문화나 핵심가치와 배치되는 방향으로 구축되고 운영된다면, 원하는 조직문화는 형성되기 어렵다. 속도중시를 외치면서 의사결정단계는 많고 결재기간도 길거나, 인재존중을 강조하면서 인재관리시스템이나 성과관리시스템이 획일화된 교육이나 평등주의에 가까운 성과급을 운영하는 경우다.

병원장이 주장하는 핵심가치보다 업무를 할 때 현실적으로 적용되는 운영시스템이 개인들의 가치관이나 습관에 더욱 영향을 미칠 것이다. 그래서 운영시스템을 구축하거나 운영할 때 핵심가치를 고려하여 조직문화에 긍정적인 영향을 미칠 수 있도록 해야 한다.

운영시스템과
조직문화 진단법

가장 시급하고 중요한 시스템부터 개선

운영시스템의 구비 정도나 수준은 정교한 방법론을 가지고 진단하고 개선해야 하지만, 간략한 질문을 통해서 각 병원의 수준과 개선점에 대한 시사점을 구할 수 있다.

조직문화와 리더십 그리고 5대 운영시스템에 대해서 다음과 같은 항목을 충족하는지 그리고 그 수준을 5단계라고 한다면 어느 수준인지를 판단해볼 수 있다. 그렇지 않다는 답이 나오면 그렇다는 답이 나올 수 있도록 개선해야 하고, 그렇다고 하더라도 충실히 이루어지지 않는다면 보다 정교하게 만들어가야 함을 의미한다. 6가지 영역별로 상황을 점검하고, 가장 시급하고 중요한 시스템부터 집중해 개선해야 한다.

1. 의사결정시스템

- 주요 의사결정은 누가 해야 하는지에 대한 위임전결규정이 명확하다.
- 주요 의사결정이 번복되거나 유보되지 않는다.
- 결재단계가 짧고, 신속하게 의사결정이 이루어진다.
- 전자결재시스템을 비롯한 인트라넷이 구축되어 효과적으로 운영되고 있다.

2. 인재육성시스템

- 역량개발평가를 주기적으로 시행하고, 결과를 효과적으로 활용하고 있다.
- 경영자 육성프로그램이 운영되고 있다.
- 경영진의 2배수가 되는 잠재적인 경영자가 있다.
- 변별력 있고, 합리적인 인사고과제도가 있다.
- 중견관리자 육성을 위한 별도의 교육프로그램이 있다.

3. 의료품질관리시스템

- 의료사고나 의료소송이 좀처럼 일어나지 않는다.

- 의료품질과 관련된 교육이나 컨퍼런스가 주기적으로 이루어진다.
- 진료패턴 적정화를 위한 체계적인 분석과 정기적인 모임이 있다.
- 주요 질환의 표준진료지침이 작성되어 있으며, 이것이 잘 준수되고 있다.
- 진료패턴이나 표준진료지침과 관련된 정보시스템이 구축되어 있다.

4. 성과관리시스템

- 의료진의 성과급이 운영되고 있다.
- 주요 보직자와 중견관리자의 차등보상이 이루어지고 있다.
- 주기적인 목표설정과 측정, 그리고 점검과 보완의 프로세스가 있다.
- 성과관리가 정보시스템을 통해 이루어지고 있다.

5. 정보화시스템

- 자체적으로 주요 프로그램을 개발하거나 유지·보수할 수 있다.
- 다양한 정보를 산출하기 위한 DW가 구축되어 있다.
- 프로세스 혁신을 비롯해 병원 경영 혁신을 위해서 정보기술을 활용하고 있다.

- 분석계시스템이 지속적으로 개발되어 운영되고 있다.
- 정보시스템을 주기적으로 점검해 요구사항과 발전된 기술을 반영한다.

6. 조직문화와 리더십

- 핵심가치를 내재화하기 위한 교육을 시행한다.
- 경영진이 핵심가치와 관련해 솔선수범한다.
- 구성원들과 지속적으로 소통하려고 노력한다.

손자병법

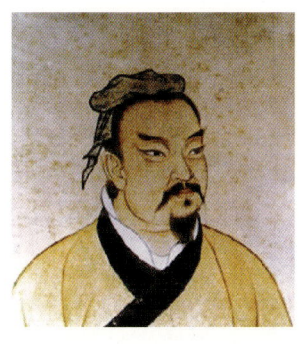

故善戰者(고선전자) 전쟁을 잘하는 자는
求之於勢(구지어세) 승리를 추세에서 찾고
不責於人(부책어인) 사람에게 책임을 묻지 않는다.

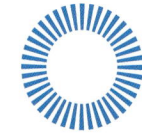

3. 실행지휘

일류전략에 삼류실행력보다
삼류전략에 일류실행력이 더 낫다.

- 손정의(孫正義, 소프트뱅크 사장)

facebook

빠르게 움직여 혁신을 꾀하라.
다 해내는 것이 완벽한 것보다 낫다.
(Move fast and break things. Done is better than perfect)

- 페이스북(Facebook) 모토

> 달라지는 것이 더 좋아진다는 뜻은 아니다.
> 그러나 더 좋아지기 위해서는 달라져야 한다.
> - 게오르크 크리스토프 리히텐베르크

실행하지 않으면, 퇴보

물결을 거슬러 올라가는 은어의 운명

모든 것은 변한다. 변하지 않는 것은 '모든 것은 변한다'는 말뿐이다. 오늘까지 유리하게 작용했던 환경이 내일은 위협을 주는 환경으로 변하기도 하기 때문에 과거의 성공요인이 미래의 실패요인이 될 수 있다.

짐 콜린스의 세계적 베스트셀러인 〈좋은 기업에서 위대한 기업으로〉에서 인용한 위대한 기업들 중 많은 기업이 10년도 지나지 않아 도산의 나락으로 떨어지거나 위상이 현저히 떨어졌다. 그래서 짐 콜린스는 〈위대한 기업은 다 어디로 갔을까?〉라는 책을 출간해야 했다. 10년 전에만 해도 삼성전자가 세계적인 기업인 소니와 인텔을 이길 것이라고 생각했던 사람이 없을 것이다. 이처럼 기업의 세계에서는 오늘의 승자가 내일도 여전히 승자가 될 것이라고 생각하지 않는다.

병원 경영도 마찬가지다. 오늘 잘된다고 해서 내일도 잘되리란 법이 없고, 오늘 어렵다고 해서 내일도 어려우리란 법이 없다. 대학병원의 분원이어서 대수롭지 않게 보았던 분당서울대병원과 화순전남대병원이 획기적으로 도약하고 있다. 한 병원이 획기적으로 도약하고 있다는 것은, 다른 병원은 퇴보하고 있다는 것을 의미한다. 어떤 병원은 병상가동률이 94%가 넘어서자 주변 병원에서 환자를 빼앗아갔으면 좋겠다며 호기를 부린다.

규모가 큰 병원일수록 시간이 한참 지나야 퇴보하고 있음을 알 수 있다. 병원 경영자들은 당장은 병원이 잘되더라도 환자의 불만이 커져 유출의 임계치를 넘으면 걷잡을 수 없는 상황이 벌어진다는 것을 명심하고 위기의식을 가지고 경영에 임해야 한다.

지속적으로 발전하는 병원이 되기 위해서는 담대한 비전과 전략을 수립하고, 선진적인 운영시스템을 구비하는 등 혁신을 이뤄야 한다. 혁신하지 않으면 뒤로 물러날 수밖에 없다. 오늘의 병원은 물결을 거슬러 올라가는 은어와 같은 운명이다. 쉼 없이 몸통을 움직이지 않으면, 지느러미를 휘젓지 않으면 제자리는커녕 지나온 자리로 되돌아갈 수밖에 없다.

세상에서 가장 먼 거리가 '머리에서 손발까지'

'세상에서 가장 먼 거리는 머리에서 가슴까지'라는 말은 머리로 생각하는 것과 마음으로 생각하는 것이 다르다는 의미이다. 머리에서 가슴까지 못지않게 먼 거리는 바로 머리에서 손발까지이다. 많은 사람은 수없이 계획을 세우지만 이루는 사람은 극히 드물다. 하던 대로, 하고 싶은 것만 하다 보면 어느새 습관이 되고 관행이 된다. 변화는 하던 일을 고치거나 새로운 일을 해야만 기대할 수 있다. 과거와 똑같이 일하면서 변화를 바라는 것은 '기적'을 바라는 것이나 다름없다. 많은 사람은 이것을 알면서도 실천하지 못한다.

금연을 하겠다고 마음먹고도 성공하는 사람은 그리 많지 않다. 자신은 물론 자녀의 건강에 해롭다는 것을 알면서도 쉽게 담배를 끊지 못한다. 습관이란 그만큼 바꾸기가 어렵다. 자신에게 도움이 되는 변화 앞에서도 결단하고 실행하지 못하는 사람들이 모여 있는 곳이 조직이다.

한 개인의 습관을 바꾸기도 어려운데 조직의 오랜 관행을 바꾸려면 얼마나 힘이 들지 보지 않아도 훤히 짐작할 수 있다. 조직이 변화하면 일시적으로나마 손해를 보는 구성원이 있을 수밖에 없기 때문에 변화가 더 힘든 것이다.

실행에 성공하지 못하는 이유

병원 경영자들이 많은 노력을 하지만 성과를 내지 못하는 이유는 계획을 세울 때 분석을 잘못했거나 현실성이 없는 대안을 세우기 때문이다. 그런데 뚜렷한 목표와 명쾌한 전략을 세우고도 일이 계획대로 실행되지 않는 경우도 많다. 그것은 실행을 위한 체계적인 전술과 실행의 노하우가 부족하기 때문이다.

실행이란 구성원들의 힘을 모아 저항요인이나 세력을 극복하고 목표를 달성해가는 과정이라고 할 수 있다. 이 과정을 지원, 점검, 조정하는 것을 실행지휘Leading Implementation라고 한다. 실행을 성공시키려면 다양한 저항Resistance을 극복하고 새로운 변화를 이끌어내야만 한다. 저자는 병원과 기업, 정부에서 실행을 지원하면서 다음과 같은 실패 원인을 찾아낼 수 있었다.

첫째, 안주하는Easy going 경영진 때문이다. 상황 판단을 잘못하거나 결단력과 실행력이 없는 경영진은 어떤 계획도 효과적으로 실행할 수 없다. 자신의 안위나 평온한 분위기를 유지하는 것을 우선적으로 생각해서는 전략을 실행할 수 없다.

둘째, 부실한 계획 때문이다. 계획을 세울 때 여건이나 역량을 잘못 판단하면 실행을 하더라도 효과를 거두기 어렵다. 이는 계획이 부실한 탓이며 창의적이고 탁월한 계획을 실행하지 않는 경우와는 구분되어야 한다.

셋째, 강력한 저항세력 때문이다. 움직이는 모든 것은 마찰이 있듯이, 실행이 있으면 저항이 있기 마련이다. 저항을 효과적으로 대처하지 못하면 저항세력의 반대 때문에 실행이 보류되거나 왜곡될 수밖에 없다.

넷째, 후원세력이 부족하기 때문이다. 저항세력의 반발이 있어도 실행세력이 전체 분위기를 압도하면 실행에 성공할 수 있지만, 실행세력 내부에 이견이 있고, 후원자가 되어야 할 사람이 저항세력과 연대한다면 결코 실행에 성공할 수 없다.

> 변화를 추종하는 사람은 없다. 인간은 현재 상태를 유지하려고 한다.
> 변화를 추구한다면, 강력한 저항에 대한 준비가 되어 있어야 한다.
> - 잭 웰치

저항의
원인과 패턴

총론 찬성, 각론 반대

조직혁신의 성패는 계획과 실행이라는 두 요소에 달려 있다. 계획을 잘 세우더라도 실행과정을 제대로 관리하지 못하면 뜻한 바를 이룰 수 없다. 실행을 잘 못하는 이유를 위와 같이 4가지로 정리했지만, 현실에서 가장 큰 걸림돌은 저항이다.

장기적으로는 전체의 이익, 즉 파이를 키우는 혁신이더라도 단기적으로 득을 보는 사람과 손해를 입는 사람이 발생한다. 아무리 좋은 명분이 있고, 병원의 미래에 큰 도움이 되어도 당장 손해를 보는 사람들은 "취지는 좋으나 구체적인 방법에는 반대한다"고 말하며 실행을 거부한다. 이 말을 듣고 총론에는 찬성했으니, 구체적인 방안을 잘 만들고 조율하면 된다고 생각한다면 순진한 사람이다. 병원에서 잘해보자고 하는 일에 대놓고 반대하기가 어려워 에둘러서 반대를 하는 것일 뿐이다.

모두에게 득이 되더라도 자기에게 돌아오는 이익이 다른 사람보다 적으면 섭섭하게 생각해 반발한다. '배고픈 것은 참아도 배아픈 것은 못 참는다'는 것이다. 변화를 하는 데는 이처럼 크고 작은 저항이 따르기 마련이다.

저항을 극복하기 위해서는 먼저 저항의 원인과 패턴에 대해서 알아야 한다. 저항의 주요 원인은 기득권의 침해, 이해 부족이나 오해, 자신감 결여, 업무량 증가에 대한 부담이 있으며, 대부분 복합적으로 작용한다.

기득권 침해, "내 것을 건드리지 마라"

일부 구성원은 미래에 더 좋은 조직이 된다고 해도 내게 손해가 되면 실행이 아무 소용이 없다고 생각한다. 변화를 통해 좋은 조직이 되더라도 내가 굶어야 한다면, 차라리 좋은 조직이 되지 않더라도 내가 배부른 게 낫다고 생각하는 것이다. 더구나 조직의 변화가 지금 주어진 것을 빼앗아가는 것일 때 그들은 더 강력하게 저항하게 된다.

가진 게 없는 사람은 잃을 것이 적지만 가진 게 많은 사람은 지켜야 할 것도 많다. 부유한 사람, 가진 게 많은 사람들은 혁신에서 가장 극복하기 어려운 저항세력이다. 앞에서는 혁신을 외칠지언정 뒤에서는 이해관계를 따지며 '병원이 어려우니 모두가 희생해야겠지만 나는 싫다'는 논리를 내세운다. 이들은 과거 조직에 공헌을 많이 한 원로이거나 구성원들에게 큰 영향력을 끼칠 수 있는 힘을 가진 사람들이다.

이해 부족이나 오해, "모르겠다. 불안하다"
변화의 내용이 자신에게 도움이 되는데도 잘 몰라서 반대하는 사람도 있다. 설마 이런 사람들이 있겠나 싶지만 의외로 많다. 병원이 중요하게 추진하는 일의 취지나 내용을 정확히 아는 구성원은 오히려 찾아보기 힘들다.

혁신 추진세력이 쉽게 저지르는 오류 중 하나는 자신에게 쉬운 내용이니 다른 사람도 쉽게 이해하리라고 생각하는 것이다. 추진세력은 오랜 준비과정을 거치며 고민하고 지식을 쌓아왔지만, 대부분의 구성원은 한두 번 듣거나 부분적인 설명만 듣는 데다 경영 관련 용어가 낯설기 때문에 쉽게 이해하기 어렵다.

내용을 정확히 이해했으나 손해를 본다고 생각하는 구성원들이 내용을 왜곡해 전파하기도 한다. 대부분의 구성원에게 도움이 되거나 별다른 피해가 없는 내용을 모두에게 해가 되는 '어설픈 혁신'이라고 매도한다. 구성원 대부분은 상황이 바뀌는 것을 반기지 않기에 그들의 주장에 동조하게 된다.

자신감의 결여, "지금이 편하다. 배우기 싫다"
젊은 사람들이 상대적으로 저항하지 않는 것은 새롭게 변하는 환경에 적응할 자신이 있고, 경험을 많이 하는 것을 즐기기 때문이다. 반면 연륜이 있는 사람들은 새로운 것을 배우기 싫어하고 변화에 적응할 자신이 없기 때문에 다른 명분을 만들어 반대하곤 한다.

예를 들면, 원로교수들 중에는 새로운 것을 배우는 것이 불편해 병원정보화를 반대하는 사람도 있다. 이들을 설득할 때는 시간을 두고 합리적인 방법으로 접근해야 한다. 정보화가 왜 필요한지, 정보화했을 때 어떤 점이 개선되는지 알려주고, 바뀐 상황에서도 불편함을 최소화할 수 있는 방안을 제시해야 한다. 일시적으로 바뀐 일을 대신해준다든지 교육을 원하는 시간에 원하는 방식으로 편하게 받을 수 있도록 해야 한다.

저항의 원인도 다르지만, 개인의 특성이나 입장에 따라 저항의 형태도 매우 다르다. 저항의 대표적인 유형을 공명형, 기교형, 부동형으로 구분할 수 있다.

공명형, "나는 잘났다"

공명형(空名形)은 자신이나 소속 진료과의 이익 여부와 무관하게 추진하는 과제가 병원 발전에 장애가 된다는 왜곡된 공명심을 가진 사람들이다. 이들은 대부분 업적이 많고, 평소에도 자기주장이 매우 강하다. 혁신안에 대해 공개적으로 반대하고 혁신세력을 음해하거나 협박하기도 한다. 자신과 생각을 같이하는 사람들을 선동하고 규합한다.

변화가 자신에게 도움이 되는 것을 알고 있으면서도 통 큰 사람으로 보이기 위해서 반대하는 목소리를 높이기도 한다. "자신에게는 득이 되어도 조직의 위화감을 조성하기 때문에 바람직하지 않다"는 논리를 편다. 이들은 혁신을 추구하는 사람들에게 좌절감을 느끼게 하는 위선적인 사람이다. 개인적으로 나서기를 좋아하고 미래 보직에 대한 욕심이 있는 사람일 가능성이 많다.

이들의 특징은 논리적이거나 치밀한 계획을 세우지 못하기 때문에 논리적 접근보다는 감성적으로 접근하는 것이 바람직하다. 이들이 과거에 이룬 업적과 공헌을 인정해주고 혁신을 하지 않으면 안 되는 이유에 대해 현실적 사례를 들어 설득해야 한다.

혁신 주체에 대해 막연한 거부감을 가지고 있을 가능성이 많기 때문에 이들과 좋은 관계에 있으면서 혁신을 지지하는 사람을 활용하는 것이 좋다. 경우에 따라서는 혁신과 관련된 임무를 맡기는 것도 좋은 방법이다. 이들은 설득만 하면 오히려 혁신의 적극적인 지지세력으로 변하기도 한다.

기교형, "실리가 최고다"
기교형(技巧形)은 여우형이라고 할 수 있는데 이중 플레이가 이들의 특징이다. 상대적으로 업적이 좋은 편이고, 조직의 일에 헌신하기보다는 자신의 이익을 철저히 챙기는 사람들이다.

손해는 보기 싫지만 명예가 훼손되는 것을 두려워해 명분이 있는 일은 대놓고 반대도 못하기 때문에 혁신안을 지지하는 것처럼 보이지만 뒤에서는 반대논리를 만들어 부정적인 분위기를 조성한다. 대부분 머리회전이 빠른 사람들이고 공명형들에게 저항논리를 제공하거나 혁신에 대한 적개심을 심어주는 등 배후 조정세력이 되기도 한다.

앞에서는 설득당한 것처럼 보여도 속으로는 다른 생각을 하는 이들은 자신의 이해관계가 걸린 문제가 해결되지 않으면 결코 바뀌지 않는, 상대하기 어려운 사람들이다. 이들을 설득하려면 혁신안에서 이들에게 이익이 되는 방향을 설정하거나, 일시적인 혜택을 제공해야 한다.

부동형, "그냥 싫다"

부동형(浮動形)은 대세를 따라가는 부류지만, 기본적으로는 조직의 변화에 부정적인 생각을 가지고 있다. 개인적으로 특별한 위상을 가지고 있지 않고 업적도 평균적인 수준이다. 변화 속에서 새로운 기회나 긍정적인 면을 보지 않고, 부작용이나 불확실성에 집중하는 경향이 있다. 자신이 독자적인 논리를 만들지 못하지만 분위기에 편승해 행동하기도 한다. 수적으로 보면 가장 많은 수를 차지하고 평소에는 영향력이 없지만, 대규모 변화가 있을 때는 저항세력에게 힘을 보태주기도 한다. 주로 비공식적인 모임을 통해서 모이고 특정한 한두 사람이 큰 영향력을 가지고 있는 것도 아니다. 직속 상급자나 자신에게 구체적인 영향을 미칠 수 있는 사람들에게 매우 약하다.

침묵형, "할 말이 없다"

침묵형(沈默形)은 블랙 홀 혹은 스펀지라고 부를 수 있다. 대부분 조직생활에 적응하지 못하거나 실적이 저조해서 조직은 물론 자신의 삶에 대해서도 불만이 많다. 이들은 잘되든 못 되든 별 관심도 없이 늘 불만이지만, 어떠한 상황에서도 자신의 입장을 명확히 밝히지 않는다. 설명회나 회의에도 잘 참석하지 않고 경영진에게도 자신의 속내를 말하지 않는다. 이들은 현재 상황에도 만족하지 못하지만 혁신의 방향에 대해서도 잘 모른다. 경영진으로부터 무시당한다는 생각이 들거나, 자신들의 입장이 반영되지 않는다고 생각하면 극렬하게 반대한다. 가장 피해를 많이 입는 입장이기 때문에 언제든지 공명형과 손을 잡을 수 있고, 한편으로는 손해를 보아도 별말을 못하고 대세를 따라가는 사람들이다. 이들은 경영진이 각별히 관심을 기울이면 협조적으로 바뀌는 사람들이다.

모든 사람을 우호세력으로 만들 순 없다

저항하는 모든 구성원의 마음을 바꾸려고 노력하는 것은 결실을 보기 어렵다. 저항관리는 반대세력의 대부분을 우호세력으로 돌리는 것이 아니라, 그중 가능한 일부의 마음을 돌리는 것이다. 실행안에 따라 다르겠지만 적극적 지지자 10%, 동조자 20%, 중립자 40%, 반대자 20%, 극렬 반대자 10%가 일반적인 분포이다. 이 중 적극적 지지자와 동조자, 반대자와 극렬반대자가 각각 30%인데, 이를 40%와 20%로 바꾸면 성공적이라고 할 수 있다. 저항세력 중에서 핵심적인 역할을 하는 주요 인사를 정해서 충분히 설명하는 등 공을 들여야 한다.

조직에는 저항세력뿐만 아니라 우호적이고 합리적인 사람도 많다. 변화를 지원해줄 이들을 적극적으로 찾아야 하는데, 병원 내에서 좋은 평판을 얻고 있는 사람이면 더욱 좋다. 이들에게 변화의 논리와 대안을 충분히 설명하고 협조를 부탁해야 한다. 많은 저항세력은 혼자 극복할 수 없다.

> 전문가들은 계획을 보면 될 수 있는 방안보다는
> 안 되는 이유를 찾아내는 데 능숙하고 익숙한 사람들이다.
> - 엘리오

병원에서 실행이 특히 어려운 이유

변화의 핵심은 사람

구성원의 전문성이 높을수록, 조직 내 직종의 수가 많을수록, 고용의 안정성이 높을수록, 경쟁의 강도가 낮을수록, 경영진의 경영전문성이 낮을수록, 경영진의 임기가 짧을수록, 경영진의 권한이 적을수록, 의사결정구조가 복잡할수록 실행은 더욱 어렵다. 이런 측면에서 볼 때 병원은 기업이나 정부와 비교할 때 실행을 위한 거의 모든 여건이 열악하다. 매우 좋은 환경을 갖춘 기업도 실행이 어려워서 '변화관리'라는 연구가 이루어질 정도이니, 병원의 실행에는 더욱 많은 관심을 기울여야 한다. 병원의 실행이 더 어려운 이유 몇 가지만 살펴보자.

모두 전문가(專門家)다

저자는 과거에 컨설팅을 한 기업의 업종만 해도 20개가 넘고, 최근 10여 년 동안 기업뿐만 아니라 정부, 지자체, 병원, 협회, 종교단체 등 비영리기관을 대상으로 컨설팅을 수행했다. 변화는 누구나 싫어하지만, 특히 심한 거부감을 보이는 직업군의 공통점은 안정성과 전문성이 있고, 고학력이라는 것이다. 대개 '사(士, 師)'자가 붙은 전문직과 박사급 연구원, 교수, 공무원, 엔지니어 등이다. 대학교수는 의사, 박사, 교수의 3박자를 갖추었고, 국립대병원의 교수는 공무원이기도 하기 때문에 4박자를 고루 갖추었다. 병원에서 주요 역할을 하는 구성원들은 간호사를 비롯해 대부분이 전문직이다.

전문직들은 자부심이 강하고 보수적인 성향을 띤다. 대부분 자신이 속한 분야에서 숙련도나 전문성을 높이는 데 많은 관심과 노력을 기울이고, 변화나 새로운 도전에 대해서는 낯설어 한다. 앞으로는 달라지겠지만, 전문직들이 자격을 취득한 후에는 다른 분야의 지식을 받아들이는 데 다소 배타적이었다.

전문성을 쌓으면서 생긴 자부심과 자신감은 간혹 자신이 무지한 분야를 접해도 막연한 자신감을 갖게 한다. 다른 사람의 전문성을 인정하기보다는 자신이 하면 더 잘할 수 있다고 생각하기 때문에 경영진의 권고나 지시에 거부감을 가지는 성향이 있다.

최다(最多)의 직종이 존재한다

병원이란 의사, 간호사, 약사, 기사, 영양사, 조리사 등 수많은 자격증을 가진 직종이 존재하는 곳이다.

예전에는 조종사 자격증만 빼면 모든 자격증이 다 모여 있다고 했는데, 이제는 헬기조종사마저 있으니 없는 자격증이 없을 정도로 전문직종이 다양한 조직이 되었다. 경비를 비롯해 노무직에서부터 법무, 회계에 이르는 고도의 전문성을 가진 경영 지원 계층까지 존재한다.

이들은 경영에 대해서는 물론이고 많은 사안에 대해 다른 시각과 이해관계를 가지고 있다. 따라서 동일한 혁신안에 대해서도 상반된 입장을 취하기도 한다. 노동조합의 영향력이 다른 산업보다 커서 평가나 성과급, 인력조정, 인사제도 등의 문제와 관련해서는 단체협약에서 제약도 많다. 이렇게 다양한 이해관계를 가진 구성원들을 한 방향으로 이끈다는 것은 참으로 힘든 일이다.

게다가 대형병원들의 구성원들은 고용의 안정성까지 확보되어 있기 때문에 경우에 따라서는 자신의 직분을 소홀히 하고, 경영진의 지시를 따르지 않기도 한다.

변화에 대한 내성이 강하다

기업과 비교할 때 경쟁의 강도가 낮았기에 혁신의 필요성이 적었다. 그래서 지금까지의 혁신은 문제점을 분석하고 최적화된 혁신안을 추진하는 방식보다는 다른 병원에서 이미 시행한 것을 '따라 하는 식'이 적지 않았다.

실행도 하지 않으면서 혁신을 주창한 빈도는 매우 많았다. 병원장이 바뀔 때마다 비전을 만들고 새로운 캐치프레이즈를 내세웠다. 비난을 무릅쓰고 과감하게 혁신을 실행하는 병원도 없지 않았지만 전체적으로 볼 때 성공경험은 거의 없다.

그 과정에서 구성원들이 혁신을 바라보는 시각은 매우 냉소적으로 변했다. 특히 혁신적인 안을 추진했거나 변화에 기대를 걸었던 사람들은 더욱 냉소적이 되었다. 이런 사람들은 새롭게 추진하는 혁신을 보면서, '2년만 참으면 되겠지', '얼마 가겠어?', '병원장이 새로 되면 늘 그러지', '나도 한때 열심히 해봤어' 하고 생각하게 된다.

눈치 빠른 사람들은 혁신을 좌절시킬 수 있는 노하우도 터득하게 되었다. '결국 결정하는 사람은 따로 있어'라며 의사결정과정에서 혁신을 좌절시키거나 왜곡시키려고 한다. 관련 위원회에 참석하는 지인을 통해 '다른 병원에서 했는데 실패했다', '졸속이다', '논리적으로 맞지만 정서에 맞지 않다', '이것은 실세가 싫어한다', '시기상조다' 등의 논리를 내세워 혁신안을 무력화시키거나 희석하고자 한다. 또한 재단의 의사결정이 필요한 사안에 대해서는 친분 있는 이사장이나 이사에게 왜곡된 정보를 제공하여 혁신안을 좌절시키기도 한다.

경영진의 힘이 약하다

혁신은 추진하는 사람이 먼저 확신을 갖고 다른 사람들을 설득해가는 과정으로, 매 순간이 고뇌에 찬 협상이고 결단의 연속이다. 주변의 비판에도 결단을 미루거나 혁신안을 변질시키지 않기 위해서는 미래에 대한 확신과 실행에 대한 자신감이 있어야 한다. 이는 전문경영인들이 가져야 할 기본역량이다.

정도의 차이는 있겠지만 어느 기업이든 경영자는 경영이나 실행에 대해서는 일가견이 있다. 반면 병원장들은 주로 진료활동을 했고 경영에 대해 고민하거나 체계적으로 훈련을 받은 사람이 많지 않다. 이사장은 병원을 설립해 성장시키는 과정에서 자연스럽게 학습하지만, 경험에만 의존하고, 과거 성공에 대한 확신이 지나치면 오히려 혁신에 방해가 된다.

실행력의 핵심은 누가 뭐래도 의료원장이나 병원장이다. 하지만 이들은 힘이 없다. 힘은 지식, 권위, 권한에서 나온다. 그런데 이들은 경영의 경험이 많지도 않고, 임기가 길지도 않고, 권한이 세지도 않다. 이런 여건에서 병원장의 실행력을 기대하기 어렵다.

게다가 병원은 의사결정 과정이 길고 비공식적이기에 혁신의 반대세력들이 개입할 여지가 매우 많다. 병원장과 이사장 간에 신뢰관계가 형성되어 있지 않으면 저항세력들이 그 사이를 파고든다. '병원장이 사석에서 이사장을 비난한다'는 식으로 핵심 의사결정자들의 사이를 이간질하기도 하여 실행은 더욱 어려워진다. 혁신의 반대세력은 혁신안이 실행되기 위해서는 거쳐야 하는 문턱이 무엇인지, 누구를 흔들어야 하는지도 잘 알고 있다. 반면 혁신을 추진하는 사람들은 변화를 추진한 경험이 적고 순진한 편이라서 저항의 노장(老將)에게 쉽게 당할 수 있다.

> 모든 성공한 사람들을 묶어주는 공통점은
> 결정과 실행 사이의 간격을 아주 좁게 유지하는 능력이다.
> - 피터 드러커

실행지휘의 7가지 원칙

변화, 혁신 그리고 실행

먼저 이 장에서 많이 접하는 변화, 혁신, 실행이라는 용어에 대해 정리해보자. 변화^{Change}는 다소 가치중립적인 용어이다. 의도한 변화와 의도하지 않은 변화가 있을 수 있고, 좋은 변화와 나쁜 변화도 있을 수 있다. 혁신서적이나 경영서적에서 '변화'는 의도한 좋은 변화라는 뜻으로 보아야 한다.

혁신이나 개혁이라는 용어도 많이 사용하는데, 혁신(革新)은 현재의 습관이나 조직, 일하는 방법 등을 새롭게 한다는 뜻이다. 혁신은 '가죽(革)을 새롭게 한다(新)'이고 개혁은 '가죽(革)을 바꾼다(改)'는 매우 강한 의미를 지닌 단어이다. 매 정권이 들어설 때마다 하도 많이 써서 식상하기도 하고 거부감을 주기도 한다.

실행Implementation의 사전적 의미는 실제로 행한다는 뜻으로, 어떤 목적을 가지고 계획에 따라 행동하는 것을 의미한다. 고정된 틀을 깨거나 바꾸는 것이 아니라 목표를 달성하기 위해 계획대로 행동한다는 뜻이기 때문에 혁신이나 개혁처럼 타의에 의해 무엇을 바꾼다는 거부감을 줄일 수 있다.

저자는 변화와 혁신, 실행은 목표를 달성하기 위해 계획한 일을 행한다는 뜻으로 정의하되 가급적 실행이라는 표현을 사용하기로 한다. 실행이 원활하게 될 수 있도록 지원하고, 점검하고, 조정하고, 후원하는 것을 실행지휘Leading Implementation라고 정의한다. 경영학에서는 비슷한 의미로 변화관리Change Management라는 표현이 있는데, 관리는 다소 강압적이고 인위적인 느낌을 주는 반면, 지휘는 다양한 요소가 자발적으로 조화되도록 조율하는 어감을 준다.

실행은 고도의 전문성을 요구

병원장이 가장 중점을 두어야 할 두 가지 전략적 임무는 담대한 비전의 설정과 전략 수립, 운영시스템의 구축이다. 상황을 꿰뚫는 통찰력으로 세운 비전과 전략이 성공의 첫 단추이다. 하지만 뚜렷한 비전과 명쾌한 전략도 실행을 보장하지 못한다. 전략 수립과 실행은 차원이 다른 영역이기 때문이다. 실행에 성공하기 위해서는 전략을 세우는 것 이상의 열정과 고도의 전문성이 필요하다.

전략을 수행할 때 상황이 예상대로 전개되는 것은 예외적인 일이다. 조직문화가 아무리 건전한 병원이라도 모든 구성원이 별다른 반대 없이 경영진이 하자는 대로 일사분란하게 움직이는 것도 기적적인 일이다. 전략을 실행할 때와 수립할 때 상황이 다른 것은 당연하다. 경쟁상황이나 정책, 구성원들의 역학구조는 바뀌기 마련이다. 전략계획Strategic Planning은 점쟁이의 역술이 아니라 합리적인 계획이다. 계획은 맞을 때만 의미가 있는 것이 아니라 틀릴 때 더 큰 의미가 있다. 명확한 기본안이 있어야 변화의 영향도 파악하기 쉽고, 적응 방안을 마련하기도 쉽다.

연습장에서는 골프가 잘됐는데 필드에 나가면 연습장에서 하던 것처럼 되지 않는 것과 같다. 그린과 날씨가 다르고 캐디와 동반자도 다르며 자신의 컨디션도 날마다 다르다. 골프이론과 연습장에서의 훈련이 필드에서의 경험과 노하우를 따라갈 수 없듯이, 경영지식이나 도상훈련이 실행에서의 경험과 노하우를 대체할 수 없다. 실행은 예술이다. 지식뿐만 아니라 많은 경험과 훈련을 통해 얻은 정교한 작업을 요구하고, 때로는 장인정신과 같은 불굴의 의지와 인내가 요구하기도 한다. 전략이 다소 결함이 있더라도 제대로 실행만 하면 성공할 수 있고, 반대로 뛰어난 전략이라도 제대로 실행되지 못하면 실패할 수밖에 없다.

실행을 지휘하라

실행지휘는 경영진이 소외된 구성원을 격려하고, 난관에 봉착한 사안을 해결하고, 조직의 자긍심을 심어주는 일이다. 병원에서 계획한 일이 원활하고 신속하게 진행될 수 있도록 지원하고, 점검하고, 결정하는 것이다.

경영진은 전략적인 업무뿐만 아니라 매일의 업무도 구성원들이 창의성을 발휘해 혁신하도록 유도해야 한다. 그 결과가 쌓이면 다른 병원이 쉽게 따라 할 수 없는 경쟁력이 된다. 오케스트라 지휘자가 악보 속의 불협화음을 찾아 조율하듯이, 병원장은 각 부서의 구성원들이 관행대로 하거나, 안주하거나, 두려워서 망설일 때 변화의 용기를 가질 수 있도록 힘을 주어야 한다. 병원장뿐만 아니라 경영진이나 부서장들은 각자 맡은 분야에서 이런 일을 수행해야 한다.

경영진의 실행지휘는 병원이 근본적이고 체계적인 변화를 추진할 때 더욱 요구된다. 운영시스템 혁신전략을 자세하게 수립했더라도 이를 실행해 정착시키는 것은 결코 쉬운 일이 아니다. 각종 제도를 바꾸어야 하고, 구성원의 반발을 극복해야 하고, 발생하는 부작용을 완화해야 한다. 계획을 아무리 면밀히 짜더라도 발생 가능한 모든 현실을 예측할 수는 없다. 똑같은 전략도 어떤 방식으로 실행하고, 돌발적으로 직면하는 상황에서 어떻게 대처하느냐에 따라 성과는 천양지차다.

조직이 더 획기적인 시도를 할수록 더 많은 장애와 저항에 부딪힌다. 실행지휘는 상황이 바뀌거나 돌발적인 상황에서도 구성원의 역량과 지혜를 모아 목표를 달성하게 하는 행위로, 리더십의 핵심이기도 하다. 실행지휘를 제대로 하려면 커뮤니케이션 역량이나 동기부여 역량만으로는 부족하다. 수많은 경험을 통한 노하우와 실행지휘를 위한 체계적인 접근이 필요하다. 저자는 기업, 정부, 병원에서 실행지휘를 직접 하거나 경영자를 가까이에서 지원하면서 실행지휘 능력은 '실력'과 '끈기'와 비례한다는 것을 경험했다.

소신이나 뚝심만 믿고 추진하거나, 운명에 맡기는 식의 실행지휘는 아름다운 결과를 초래하지 못한다. 관중들에게 야유만 받고 무대를 내려와야 한다. 오케스트라를 지휘하기 위해서는 곡을 재해석하고 수많은 예행연습을 해야 하는 것처럼, 실행지휘를 할 때도 상황을 정확하게 판단하고 일어날 저항과 돌발상황을 예측해 대비책을 마련해야 한다.

실행과정에서는 수시로 정확한 판단이 필요하고, 순간순간 적절한 조치를 해야 한다. 한번 잘못 내린 의사결정은 저항관리에서 치명적인 결과를 초래한다. 오케스트라 지휘자가 단 한 번 잘못 지휘해도 단원들은 물론 관중의 외면을 부르는 것과 같다. 저자가 변화관리를 실행지휘라는 말로 대체한 것은 실행지휘의 과정이 예술과 같아서 변수가 매우 많고, 경험과 숙련도를 요구하며, 잘하면 많은 사람에게 감동을 주기 때문이다.

실행지휘의 7가지 원칙 7 Principles of Leading Implementation

다음은 〈장자〉에 나오는 고사성어 포정해우(庖丁解牛)와 관련된 이야기다.

포정(庖丁)은 전국시대에 살았던 최고의 백정이다. 어느 날 그가 칼을 신기에 가깝게 움직이며 궁정에서 소를 잡고 있었다. 지나가다 그 모습을 본 문혜왕은 감탄을 하며 그에게 소를 잡는 도(道)를 물었다.

포정은 칼을 놓고 왕에게 말했다.
"제가 처음 소를 잡을 때는 소의 겉모습만 보였는데, 3년이 지나니 소가 부위별로 보이더군요. 19년이 지난 지금 저는 눈으로 소를 보지 않습니다. 마음의 눈으로 소의 살과 뼈, 근육 사이의 틈새를 보고 그 사이로 칼을 지나가게 합니다. 지금까지 칼질을 실수해 살이나 뼈와 부딪힌 적이 한 번도 없습니다. 솜씨 좋은 백정이 1년 만에 칼을 바꾸는 것은 칼로 소의 살을 베기 때문이고, 평범한 백정이 달마다 칼을 바꾸는 것은 칼로 무리하게 뼈를 가르기 때문이지요. 19년 동안 쓰고 있는 제 칼은 수천 마리의 소를 잡았지만 칼날은 방금 숫돌에 간 것과 같습니다. 소의 뼈와 살, 근육 사이에는 틈새가 있기 마련이고 그 틈새로 칼날을 집어넣어 소를 잡기 때문에 칼날이 전혀 무뎌지지 않는 것이지요. 이것이 소를 잡는 저의 방법입니다."

이 정도라면 기술이 아니라 예술의 경지라고 할 수 있다. 백정이 소를 잡을 때도 어설픈 손놀림으로 칼만 마구 휘둘러댄다면 소는 죽지 않고 고통만 심해져 사방에 피를 튀기며 이리저리 날뛰게 된다. 이를 지켜보는 사람들 역시 불안과 공포를 느낀다. 하지만 소의 급소를 정확히 알고 있는 숙련된 백정은 힘 하나 들이지 않고 소의 고통도 덜고 주위사람들도 불안하지 않게 하면서도 간단히 일을 끝낸다.

실행하는 것도 유사하다. 권한을 진 병원장이 혁신하겠다는 의지로 칼을 마구 휘두르면 의도한 성과는 나지 않고, 많은 사람이 상처를 입고 병원의 분위기는 엉망이 된다. 실행을 한다는 것은 한 마리의 소를 잡는 것과는 비교할 수 없을 정도로 많은 지식과 경험, 지혜를 요구한다. 실행의 경험이 없는 사람들이 기본적인 실행이론도 익히지 않고 변화를 추구한다면 좋은 결과를 기대하긴 어렵다. 저자가 경험에서 얻은 실행지휘 원칙 7가지를 소개한다. 이 7가지 원칙은 실행계획의 특성에 따라 더 중요한 것도 있고 덜 중요한 것도 있지만 중요한 업무를 실행하기 전에 반드시 고려해야 하는 원칙들이다.

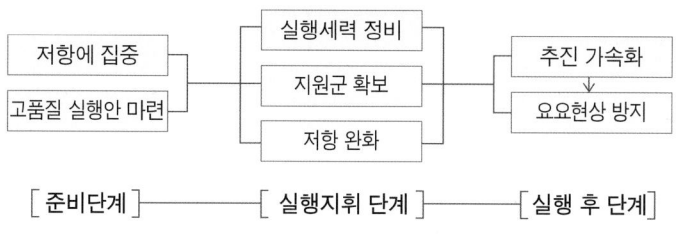

그림 3-1. 엘리오 실행지휘의 7가지 원칙

> 마음 속으로 어떤 일을 완벽히 해내는 연습을 하라.
> 성공한 사람들은 이미 다들 그렇게 하고 있다.
> – 앤드류 매튜스

실행지휘의 7원칙을 살펴보기 위한 사례

사례 : 강강단 병원장의 좌절

실행지휘는 전문가 조직에서 변화를 추진할 때 더욱 필요한 역량이다. 병원에서 일어난 사례를 중심으로 실행지휘의 7가지 원칙이 어떻게 적용되는지 알아보자.

강강단 병원장의 도전

주원로 전임병원장은 음주가무를 즐겨 밖으로만 돌며 병원 경영을 소홀히 했고, 제때 투자를 하지 않아 병원의 위상은 떨어져만 갔다. 모교병원이 추락하는 모습을 지켜보며 답답한 마음을 감출 수 없던 강강단 교수는 병원장에 지원했다. 현 집행부는 강 교수가 병원장이 되기에는 보직경험이 적고 너무 진보적이라고 비판했지만 강 교수는 이런 비판을 잠재우고 마침내 병원장에 임명되었다. 병원장이 되자 참석할 자리도 많고 만나자고 하는 사람도 급격히 늘었다. 매일 술자리를 갖던 강 병원장은 어영부영 시간을 보내면 안 된다는 F대학병원의 병원장을 지낸 친구의 충고를 떠올렸다.

강 병원장은 술자리를 끝내고 집에 돌아와서는 병원 서류를 훑어보곤 했지만 내용을 쉽게 이해할 수 없었다. 그는 시간이 지나면 알게 될 것이라 생각하고 급하게 처리할 보직자를 인선하는 일에 집중했다. 그런데 막상 인선을 하려고 보니, 함께 일할 사람이 많지 않았다. 따르는 사람은 있으나 경영경험이 없고, 경영경험이 있는 사람들은 대부분 전임병원장의 사람들이고, 자신의 부족한 점을 메워줄 사람도 마땅히 없었다.

고민 끝에 진료부원장을 연임시키고, 기획실장을 비롯해 다른 보직은 자신과 뜻이 맞는 사람으로 임명했다. 일반직 인사를 하려고 보니 인사자료도 거의 없고, 평도 매우 달라 애로를 겪었다. 성격이 다소 모나다는 평을 듣지만 일은 열심히 한다는 설 과장을 사무국장으로 임명하고, 주요 보직자와 사무국장과 의논해 일반직 인사를 단행했다.

냉철한 인식을 위한 시도

실무자의 업무보고를 들은 강 병원장은 내용을 이해하기도 어려웠지만 신뢰도 가지 않았다. 강 병원장은 병원의 실상을 제대로 파악하고, 구성원들에게 희망을 보여주어야겠다는 생각에 비전과 중장기발전계획을 수립하기로 했다. 병원발전위원회를 만들어 평소 병원에 애착을 가진 사람들 위주로 팀을 구성하고, 평소 강 병원장에게 비판적이지만 경험이 많은 전임 교육수련부장과 홍보실장을 팀에 포함시켰다.

그리고 이번 기회에 병원을 제대로 혁신하고 싶어 병원 경영에 경험이 많은 컨설팅기관과 함께 작업을 하기로 했다. 다른 병원과의 비교분석, 구성원들과의 인터뷰, 고객과 외부관계자의 의견을 파악하기 위한 설문조사 등을 통해 병원의 현황과 문제점을 구체적으로 파악하고 이를 발표했다.

많은 구성원은 발표를 들으면서 병원의 현실에 대해서 느끼는 바가 많았지만, 항상 마이크를 잡아야 직성이 풀리는 나잘난 교수로 인해 발표 분위기가 엉망이 되었다. '우리 병원이 문제라는 것을 모르는 사람이 어디 있나'고, 뻔한 이야기라며 컨설팅 회사의 발표를 폄하했다. 원소리 교수는 '우리 병원이 이렇게 심각하냐', '나는 열심히 했는데 왜 이렇게 되었느냐'며 울분을 토했고, 또 왕소심 교수는 '괜히 겁주기 위해 만든 자료'라고 했다.

아무 말 없이 발표를 듣고 있던 상당수의 구성원은 병원의 객관적인 현실을 처음 마주하면서 걱정과 회한을 누르고 있었다. 이들은 그전까지는 병원이 새로운 시도를 하려고 하면 협조는커녕 비아냥거리기 일쑤였고, 조금이라도 자신과 소속 부서에 피해가 미칠 것 같으면 소리 높여 반대했었다. 하지만 이제라도 문제점을 알게 되어 다행이라며, 앞으로의 변화가 기대된다는 호의적인 반응을 보였다. 강 병원장은 구성원들이 위기감을 갖고 자발적으로 노력하고, 자신이 하려는 병원 혁신을 지원해주기를 간절히 호소했다.

중간보고가 끝나고 컨설팅팀과 경영진이 수시로 미팅을 가져 우선순위에 대한 논의, 반대논리, 실행할 때의 문제점, 추진할 때의 유의사항, 기대효과에 대해서 많은 논의를 했다. 이런 과정을 거치면서 강 병원장과 경영진은 병원의 현실에 대해 자세히 알게 되었고, 경영에 대해 많이 배우게 되었다.

협의된 전략과제는 중증질환 전문화 영역의 선정과 활성화 방안, 고질적인 공간에 대한 해결 방안, 조직구조의 변경, 인재육성제도의 혁신, 고객만족도 제고 방안, 의료진의 동기부여 방안, 성과급의 개선과 성과관리를 위한 정보시스템의 도입, 연구 활성화 방안, 브랜드 강화 방안 등 하나하나가 매우 크고 중요한 과제였다. 지금까지 미루어왔기에 많은 숙제를 해결해야 함을 당연하게 받아들였고, 어떤 방향으로 어떻게 해야 할지 어느 정도 자신감이 생겼다.

세 달 후 많은 내용을 담은 비전과 중장기발전계획이 수립되었다. 비전은 영역별로 목표가 설정되었고, 이를 달성하기 위한 전략과제들이 체계적으로 정리되었다. 컨설팅기관이 비전과 대표적인 전략들을 요약해서 발표했고 연이어 강 병원장이 추진 의지를 밝혔다.

새로 수립된 비전과 중장기발전계획에 대한 반응은 계획만큼이나 다양했다. '획기적인 아이디어'라는 호평에서부터 '잘 모르겠다', '지금까지 몰라서 못 했냐'라는 식의 투정도 있었지만, 마침내 진지한 질문들이 쏟아지기 시작했다. 재원은 어떻게 마련할 것이냐, 우선순위가 무엇이냐, 전문화하려는 영역이 성공하겠느냐, 외부에서 사람을 뽑아야 하지 않겠느냐, 병원장은 의지가 있느냐 등 대부분 실행가능성에 대한 내용이었다. 가장 많은 질문은 재단에서 이를 지원해주겠느냐는 것이었다. 반대의 목소리는 애초에 예상했기에 크게 걱정하지 않았다.

오히려 비전과 중장기발전계획에 대해 많은 구성원이 관심을 가지고 심도 있는 질문을 하는 모습에 강 병원장은 크게 고무되었다.

엔진을 강화해 가속을 붙이다

비전과 중장기발전계획 발표 이후 강 병원장은 추진조직을 보강했다. 자리를 늘린다는 비판이 있었지만, 비전추진단을 신설하고, 경영기획실의 기획팀과 경영혁신팀을 보강하는 한편, 책임을 맡을 보직자 수를 늘렸다. 과제별로 위원회를 만들고 과거 경영경험이 있는 분들을 위원장으로 모시고 부탁을 드렸다. 내부에서 은밀한 저항이 있었지만 신속히 추진되었다. 병원의 분위기가 활기를 띠는 느낌이었다.

각 과제별로 구체적 실행방안을 만들고 완성도에 따라 추진하기로 했다. 병원시설 개선과 관련된 것은 필요한 예산을 검토했고, 설계에 들어갔다. 전문화영역은 두 가지로 접근하기로 했다.

지금도 상당한 경쟁력이 있기에 조금만 지원해주면 외부적으로 명성이 높아질 수 있는 위대장암센터와, 지금은 알려져 있지 않지만 내부적으로 팀워크가 좋고 열의를 가진 심장센터의 의료진에게 실행방안을 제출하게 했다.

두 개의 시범 전문화 육성센터에 대해서 시기와 우려가 있었지만, 강 병원장은 두 센터장을 불러 신속하게 추진하도록 격려했다. 두 센터장은 일주일에 두 번씩 추진실무위원회를 열어 5개월 내에 모든 것을 준비해 새로운 시스템으로 오픈하겠다고 보고했다. 강 병원장은 두 센터가 열정을 가지고 신나게 일하는 것을 지켜보는 것만으로도 뿌듯했다.

교육제도 혁신과 의료진의 성과급에 대한 설계와 운영도 시급한 문제였다. 병원의 고질적인 문제점들을 개선하고, 비전을 달성하기 위해서 강조해야 할 성과지표는 물론 측정방법과 가중치 등을 정해 초안을 만들었다. 이후에 의료진의 의견을 반영해 취지를 흔들지 않는 선에서 반영했고, 시행하기 전에 다시 진료과장회의에서 설명회를 가졌다.

성과급제도는 예상대로 많은 논쟁을 불러일으켰다. 지금까지의 의료진은 진료시간을 안 지키기가 다반사였으며, 진료과 내에서도 일하는 교수만 일을 했기에 과내 성과의 격차가 매우 컸다. 고생하는 사람이 보상을 많이 받는 구조가 아니었다.

나타나는 성과들

새로운 성과급제도로 인해 불이익이 예상된 일부 원로교수들은 후배들을 시켜 새로운 제도가 병원의 분위기를 해치고 위화감을 조성한다는 주장을 펼치며 반대를 유도했다. 병원에 많이 기여하는 사람들은 설계된 성과급제도를 보고 좋아했지만 전체 분위기 때문에 내색하지 못했다. 오히려 진료성과가 높은 고수익 교수는 자신에게 좋은 내용인 줄 알면서도 '대학병원에서 이렇게 차이가 나는 것은 옳지 않다'며 인기성 발언을 했다. 강한 반대에도 불구하고 강 병원장은 수차례 회의를 통해 의견을 수렴하고 결국 성과급제도를 시행했다.

성과는 예상보다 빨리 나타나기 시작했다. 진료시간을 준수하지 않는 의사가 거의 없어지고, 협진 건수와 수술 건수가 늘어나기 시작했다. 보상이 많아진 의료진은 말로는 표현하지 않지만 병원이 자신의 노력을 인정해준다는 사실에 매우 흡족해했다. 그리고 전문화 영역으로 채택된 두 센터는 새로 오픈하기도 전에 성과가 올랐다. 새로운 오픈을 위해 준비하는 바쁜 와중에서도 수술실적은 현저하게 늘었고, 오픈한 후에는 실적이 눈에 띄게 오르기 시작했다. 성과급제도를 도입한 후 강 병원장이 전문병원 홍보에 집중했던 결과다. 강 병원장은 의료진 두 사람 채용하고 인테리어를 서두르고, 협력병원 관리를 지원했으며, 소홀했던 지역 내의 홍보를 강화했다. 강 병원장은 매우 감격스러웠다. 진료실적이 좋아지기도 했지만, 구성원들이 의욕에 차 있는 것 같았기 때문이다.

밀려오는 저항들

늘 불평불만만 하며 진료성과가 좋지 않던 사람들은 술자리에서 모여 강 병원장과 새로운 제도에 대한 뒷담화를 일삼았다. 성과급제도를 시행해서 자신들에게 일부 피해가 가긴 했지만, 활성화된 전문화 센터의 의뢰 건수가 늘어나 다른 과에도 좋은 영향을 미치고 있음에도 비판하는 사람이 많았다. 수치로 드러난 명확한 성과에 대해서도 외면하거나 폄하했다. 그리고 두 센터장이 병원장과 친하기 때문에 밀어주었다는 소리까지 들리기 시작했다.

그러던 어느 날 제단중 이사장이 강 병원장을 불렀다. 최근에 와서 병원이 시끄럽고 의료진 간에 분위기가 냉랭해진 이유는 강 병원장이 교수들의 의견을 듣지 않고 독선적으로 병원을 운영하고 있기 때문이라고 했다. 게다가 은근히 의심하는 말투로 전문화도 그렇고, 성과급이나 시설공사가 강 병원장 개인과 소속 진료과의 이익을 위한 것이라는 주변의 평가가 있다고 말했다. 알고 보니 이사장과 친분이 있는 전임병원장 주원로 교수가 이사장과 병원장 사이를 이간질한 것이었다. 주 교수는 취임한 지 얼마 되지 않은 강 병원장이 획기적인 성과를 내자, 자신이 비교당하는 것 같아 심기가 불편했던 것이다.

강 병원장은 억울함과 배신감에 마음이 울컥했다. 주 교수는 병원을 엉망으로 만든 장본인임에도 전임 병원장이라서 최대한 예우를 했는데 뒤에서 자기를 음해하려는 것을 보고 인간적인 비애를 느꼈다. 자신의 든든한 지원자가 돼주어야 할 이사장과 주 교수, 주 교수의 직속 후배인 진료부원장이 오히려 반대편에 서서 혁신작업을 저지하려고 하니 세상에 내 편은 하나도 없는 것 같아 무척 외로웠다. 전문화된 영역의 성과를 보면서도 폄하하는 교수들을 보면서 과연 누구를 위해 종이 울리나 하는 생각이 밀려들었다. 그냥 조용히 병원장 자리를 즐겨도 되는데, 이런 음해와 비난을 듣고 건강을 해쳐가면서까지 경영에 애쓸 필요가 있는가 하는 생각에 밤잠을 못 이루었다.

위의 내용은 실행지휘에 대한 이해를 돕기 위해 강강단 병원장의 사례를 소개한 것이다. 앞으로 실행지휘와 관련한 내용에서 '강 병원장'의 사례를 활용해 설명하고자 한다.

> 내 자신을 바꾸는 것이 얼마나 어려운 일인지 알면,
> 다른 사람을 바꾸는 일의 어려움을 이해할 것이다.
> - 제이곱 브랜드

Art of Action 1
저항은 미워도
사람은 미워하지 마라

미운 사람 죽이는 법

'미운 사람에게 어떻게 해야 하는지'를 가르쳐주는 이야기가 있다. "상대팀을 응원하는 미운 사람에게, 혼자 건강하겠다고 열심히 등산을 하는 얄미운 사람에게 어떻게 해야 할까?" 담배를 권하란다. 많이 피우고 죽으라는 뜻이다.

이보다 더 좋은 이야기가 있다. 시어머니에게 시달리던 며느리가 참다못해 점쟁이를 찾아갔다. 점쟁이가 말했다.
"딱 두 달만 정성을 다해 떡을 해 먹이면 시어미가 죽을 거야."
'과연? 그래 밑져야 본전이다!'

며느리는 온갖 정성으로 떡을 해서 시어머니에게 올렸다. 시어머니는 갑작스런 며느리의 태도와 정성에 전에 없던 애틋함을 느끼면서 조금씩 변하기 시작했다. 두 달 뒤, 시어머니는 며느리를 친딸처럼 대하게 되었다. 비록 의도와는 달랐지만 문제가 해결됐으니 며느리도 그다지 나쁘지는 않았다.

며느리는 문득 겁이 나기 시작했다. 두 달 동안 정성으로 떡을 해 시어머니에게 먹인 건 사실이니까. 며느리는 곧장 점쟁이에게 달려가 시어머니를 살려낼 방도를 가르쳐달라고 사정했다. 그러자 점쟁이가 말했다.

"이 년아, 네 미운 시어미는 이미 죽었어!"

— 여훈의 'My friend, CREATIVITY!' 중

흥분하면 진다

병원장과 진료과장, 그리고 각 부서장들이 보직을 맡게 되면 바뀌는 세상이 한눈에 들어온다. 그때부터 정말 답답해진다. 우리 병원의 구성원들은 세상이 얼마나 많이 바뀌었는지 왜 알지 못하는지, 알고도 모르는 체하는 것인지, 왜 병원의 입장을 이해 못하는지, 왜 능력 있고 적극적인 사람이 없는지, 새로운 안을 제시하면 왜 반대부터 하고 보는지 이해하기 어렵다.

혁신을 하려는 사람 입장에서는, 반대하는 사람들은 다 나쁜 사람들이라서 혁신안에 지지하는 사람은 우리 편, 반대하는 사람은 저항세력이자 적이라고 규정한다. 저항세력이 반대할 때마다 적개심은 깊어만 간다. 하지만 혁신을 하려면 열정 못지않게 냉정함이 필요하다. 혁신은 이해관계자와의 게임이기 때문이다. 모든 게임에서 먼저 흥분하면 지듯이, 저항세력에 대한 적개심이 깊을수록 추진세력은 이성을 잃게 된다. 결과는 실패로 돌아온다.

'미운 사람 죽이는 방법'은 실행을 지휘하는 사람이 어떤 자세를 가져야 하는지에 대해 시사하는 바가 많다. 저항이 없는 혁신이란 거의 존재하지 않는다. 의도한 혁신이 성과를 내지 못하는 주된 이유도 저항하는 세력의 반대 때문에 혁신방안이 왜곡되거나 좌절되기 때문이다. 그래서 저항을 어떻게 이해하느냐가 매우 중요하다.

저항은 당연한 것이다

이해하기 어려운 사람을 변화시키기란 거의 불가능하다. 그들이 나쁜 사람이라서 저항한다고 생각하면 미움이 생길 수밖에 없다. 하지만 모든 저항은 이유가 있기 마련이다. 그들이 저항하는 이유를 이해할 수 있어야 적절한 대처방안을 마련할 수 있다. 죄는 미워해도 사람은 미워하지 말아야 하듯이, 저항은 미워해도 사람을 미워해서는 안 된다. 저항세력을 미워할수록 그들도 추진세력을 미워하며 끝까지 저항할 것이다.

돌이켜보면 추진세력도 저항세력처럼 했을 때가 있었을 것이다. 저항세력은 일을 적게 하고 돈을 많이 받는 지금이 좋으니 하기 싫은 일을 당연히 피하려 할 것이다. 사람들은 동일한 보상을 받을 경우 업무를 줄이려 하고, 사소한 실수를 해도 비난받을 것이 자명하면 복지부동하기 마련이다.

사람이란 환경의 동물이라 소신도 입장에 따라 바뀌는 것이 다반사다. 그래서 변화에 대한 입장과 저항강도는 개인적 특성보다는 주로 자신의 처지에 따라 결정된다.

경영혁신팀장은 과거에 자신이 몸담았던 조직과 협의를 끝내면 자주 하는 말이 있다. "나도 옛날에 저랬나? 참 답답하구먼, 너무 보수적이야!" 하지만 그가 다시 본래 조직에 돌아가면 혁신할 때의 모습은 간 곳 없이 사라지고 자신이 속한 조직의 논리만 대변할 것이다. 기획실장을 역임할 때 혁신적인 것으로 소문난 모 교수도 임기를 마치고 평교수 위치로 돌아가니, 자신의 진료과에 조금만 불이익이 있어도 극렬하게 반대하게 되었다. 이와 같은 저항은 개인적인 성향이라기보다 자신이 처한 입장 때문에 발생한다.

저항도 순기능이 있다

저항은 불가피하기도 하지만 순기능도 있다. 공기의 저항이 없다면, 새는 날 수 없다. 저항을 관리할 수 있다면, 오히려 큰 도약의 에너지가 될 수 있다. 자동차에 액셀러레이터와 브레이크가 모두 필요하듯이, 조직의 발전에도 실행을 위한 열정과 함께 적절한 견제가 필요하다. 적절한 견제는 실행계획을 더욱 충실하게 하고 실행속도를 적절하게 조절하는 역할도 한다. 따라서 실행계획에 대한 이견을 제기했다고 해서 그것을 곧 저항으로 볼 필요는 없다.

이견을 제기하는 이들이 저항세력이라고 판단되어도 그들의 논리를 먼저 들어보아야 한다. 실행계획에 부족한 점이 있는지, 그들이 무언가를 오해해서 잘못 생각하고 있는지, 아니면 그들이 이해관계 때문에 지금의 논리를 펴는 것인지를 잘 구분해야 한다. 설득력 있는 반대 주장은 계획할 때 고려하지 못한 부분을 보완해주는 순기능을 할 때도 적잖게 있다.

이해관계 때문에 억지논리를 펴는 사람이 있더라도 그를 무시해서는 안 된다. 관심사가 무엇인지, 관련자는 누구인지, 이해관계의 강도는 어느 정도인지를 파악할 수 있는 좋은 기회로 삼아야 한다. 이때 파악한 정보는 저항의 대비책을 마련하는 데 큰 도움이 된다.

강 병원장이 성과급제도를 시행하면서 임상과장 회의를 통해 먼저 의견수렴을 하고 이를 반영한 것은 성과급제도의 완성도를 높이고, 반대논리에 대비하는 과정으로서 적절한 결정이었다.

실행목적은 구성원의 행복이다

어려운 상황을 극복하고 실행을 하려는 것은 구성원들을 행복하게 하기 위해서이다. 실행계획에 따라 혜택을 받는 구성원의 수는 다르지만, 가급적 많은 사람을 위한 안을 실행해야 한다. 구성원 중 혜택을 받아야 할 일부를 선택해야 한다면 병원에 기여도가 높은 사람들을 우선해야 한다.

실행과정에서 병원에 헌신적으로 기여하고 병원정책을 잘 준수한 구성원에게 막대한 피해가 돌아간다면, 실행계획을 재점검해야 한다. 과거에 잘못한 사람 몇 명을 단죄하고자 선의의 구성원들을 해치는 결과를 가져온다면, 원칙대로 하는 것도 중요하지만 실행방법을 좀 더 다양하게 강구해야 한다. 조직에 기여한 사람들을 불행하게 하면서 얻을 수 있는 조직의 가치는 없다.

정성은 저항도 허문다

실행하는 동안 '혹시 추구하는 내용이나 방식이 내가 미워하는 특정인이나 특정그룹 때문에 왜곡되고 있는 것은 아닌가' 하고 지속적으로 돌아보아야 한다. 새로운 변화가 병원을 위해 바람직한 줄 알면서도 자신의 이익 때문에 반대를 고집한다면 반대하는 이들의 마음도 불편하다. 그 불편한 마음을 잘 이해해주면서 실행을 한다면 이들 중에 마음을 돌리는 사람들도 있을 것이다. 마음을 돌리지 않고 끝까지 저항하는 사람들도 우리 병원의 구성원임을 염두에 두자.

앞서 소개했듯이 미운 시어머니를 죽이는 방법은 시어머니가 좋아하는 떡을 정성스럽게 두 달간 바치는 것이었다. 미운 시어머니는 죽고 친정어머니와 같은 시어머니가 생겼다. 마찬가지로 저항세력 중 공을 들여야 하는 사람에게 진심으로 다가간다면, '저항' 시어머니는 죽고 '지지' 시어머니가 나타날 것이다. 이렇게 되면 천군만마를 얻은 것과 같다.

병원장이 받는 비난은 명예다

재단이사장이나 병원장도 때로는 변화를 두려워한다. 자칫 잘못하면 의료진이나 노조의 반발에 직면하기 때문이다. 다행히도 갈수록 병원을 위하는 마음으로 합리적인 의견을 개진하는 노조가 늘어나고 있다. 상부조직의 일괄적 방침을 따르기보다는 병원의 상황에 맞게 자율적으로 운영하는 노조도 많다. 병원장이 옳다고 생각한다면 포기하지 말고 노조를 끝까지 설득하고 타협해야 한다. 조금 양보해 신뢰를 확보한 후 단계적으로 협력의 폭을 넓혀나가야 한다.

저항 때문에 안 된다고 말하는 병원장은 혁신을 하려면 저항은 당연한 것이라고 말하는 사람에게 자리를 내놓아야 한다. 물체의 모든 움직임에 저항이 있듯이 모든 혁신에도 저항이 있기 마련이다. 병원장은 저항을 극복하고 성과를 내야 할 책임이 있으므로 비난과 원성은 기꺼이 감내해야 한다. 병원장이 저항을 이겨내지 못하는 것은 저항이 강하기 때문이 아니라 전략안에 대한 확신이 없고, 비난을 이겨낼 자신감이 없기 때문이다.

강 병원장은 전임 집행부들이 자신에게 했던 말이나 행동이 많이 섭섭했다. 병원에 애착도 많고, 의협심도 강해서 그들에게 충언을 했지만 무시당하기 일쑤였다. 그래서 병원장이 되고 난 뒤에도 술자리나 사석에서 전임집행부의 이름을 거론하면서 성토를 하곤 했다. 물론 공석에서는 차분한 자세를 유지했고 주 전임병원장에게는 깍듯하게 예의를 갖추었다. 하지만 강 병원장의 말은 돌고 돌아 당사자들 귀에까지 들어가게 되었다. 기분이 상한 당사자들은 공격의 기회만 엿보았고, 주 전임병원장이 친분이 있는 이사장을 찾아가 강 병원장과 이사장 사이를 이간질했던 것이다. 병원장이 되면 과거의 일을 잊어버리진 못해도 당분간 묻어야 한다.

> 함께 모이는 것은 시작이다. 함께 머무는 것은 진보다.
> 함께 일하는 것은 성공이다.
> - 헨리 포드

Art of Action 2
전열을 가다듬어야 한다

강력한 실행단을 구성하라

실행을 위한 여정에 들어갔으면 죽을 각오를 하고 추진해야 한다. 사명감으로 '한번 해보자'는 마음으로 시작했다가는 백전백패이다. 기득권을 잃지 않기 위해 저항하는 세력은 '밥그릇'을 걸고 있다. 병원의 규모가 클수록 아무리 유능한 병원장이라도 혼자의 힘으로 많은 저항세력을 설득해 원하는 방향으로 이끌 수 없다. 실행은 실행하려는 사람들의 의지와 역량에 성패가 달려 있다고 해도 과언이 아니다. 실행지휘를 하려면 우선 실행단이라는 오케스트라를 구성하고, 이들을 훈련시켜야 한다.

새 병원이나 병원 증축과 같은 특정 과제를 추진하기 위해서 보직을 맡지 않은 사람에게 추진단이나 기획단의 단장을 맡길 수도 있지만, 과제를 추진해야 할 사람은 대부분 경영진이다. 의료원장이나 병원장과 함께 변화를 이끌 리더를 구성해야 한다.

인사(人事)는 만사(萬事)라는 말이 있듯이 새 병원장은 함께할 리더를 제대로 뽑아야 한다. 인사를 할 때는 다음의 원칙을 꼭 지켜야 한다. 첫째, 정직하고 신뢰감이 있어야 한다. 둘째, 보직을 맡기 전의 업무에서 성취나 자신감이 있어야 한다. 셋째, 조직에 대한 충성도가 있어야 한다. 넷째, 공사 구분이 분명해야 한다. 다섯째, 변화 의지가 있어야 한다. 이 5가지를 모두 갖춘 사람이 없으면 가급적 이 기준에 맞는 사람을 선택해야 한다.

실력은 없지만 병원장과 친분이 있는 사람을 뽑거나 평소 많은 사람에게 실망을 주거나 비난을 받았던 인사를 뽑으면 실행의 기반이 흔들리게 된다. 부원장이나 기조실장은 병원장의 부족한 점을 보완해줄 수 있는 사람을 뽑아야 한다. 과거의 보직경험도 고려해야 하는 것은 병원 보직의 임기가 짧기 때문에 처음부터 배워서 임무를 주도적으로 완수하기 어렵기 때문이다. 기획실장에게는 기획부실장 한두 명을 둔다든지, 홍보실장에게는 홍보부실장을 두는 식으로 보직자 수를 늘려야 우군도 많아지고, 차세대 리더를 기를 수 있다.

경영진의 결속력을 확보하라

혁신적인 변화를 실행할수록 경영진의 결속이 절실하다. 힘들 때 서로 격려하고 지원하고, 추진과정에서 필요한 많은 정보와 지혜를 나누어야 한다.

하지만 이견으로 마음이 떠난 보직자가 저항세력에게 혁신을 추진하는 사람들의 부정적인 면과 추진전략을 알려주는 일들이 적지 않게 일어난다. 이때 추진세력은 밀려오는 비난은 물론 인간적인 배신감에 심한 좌절감을 느끼고, 저항세력은 신이 나서 더욱 강력하게 반발하게 된다.

변화를 실행하는 초기에는 경영진들이 자주 만나 실행계획에 대한 의견교환과 공감대를 형성하고, 인간적인 교류를 통해 서로 신뢰감을 형성해야 한다. 비전과 실행전략에 대해 깊게 토론하면서 의기투합하는 동지(同志)가 되어야 한다. 또 주기적으로 실행계획과 진행상황을 공유해야 한다. 곡을 모르는 사람이 지휘를 할 수 없듯이, 실행안을 모르는 사람은 실행지휘를 할 수 없기 때문이다.

선행병원의 강 병원장은 전임병원장의 후배를 진료부원장으로 임명했다. 그런데 전임병원장의 후배라는 것이 마음에 걸려 그가 도무지 신뢰가 가지 않았다. 자연히 경영진들이 모이는 자리도 줄어들었고, 경영진끼리 팀워크를 다질 수도 없었다. 그러다 보니 추진하는 업무에 대해 이해하지 못하거나 냉소적인 반응을 보이는 보직자까지 생겼다.

구성원들이 보직자들에게 추진 내용이나 경영진의 분위기에 대해 물어보면 '나도 잘 모르겠다'는 식으로 얼버무리거나 방관하는 상황에서는 어떤 커뮤니케이션 활동도 무력화된다. 경영진이 한 목소리로 마음을 실어서 구성원들을 열심히 설득하고 전파하는 것이 커뮤니케이션의 기본이고 가장 큰 힘이다.

강 병원장은 전임병원장의 후배를 진료부원장으로 임명하기 전에 그를 자신의 사람으로 만들 수 있는지 자문해보았어야 했다. 진료부원장이 전임병원장의 의견을 더 따른다면 강 병원장이 사람을 잘못 판단했거나 선임 이후에 경영진들과의 관계에서 친화력이 부족했기 때문이다. 강 병원장이 친화력이 없음에도 전임 보직자를 많이 활용한 것은 잘못된 결정이다.

믿고 위임하라

역량이 뛰어난 병원장일수록 다른 사람의 역량을 믿지 못해서 무슨 일이든 자신이 직접 해야 한다고 생각한다. 그렇게 하다가는 사소한 일에 시간을 빼앗기게 되어 자신이 정작 처리해야 할 중요한 일을 놓칠 수 있다. 소탐대실이다.

보직자를 임명했으면 그들을 믿어야 병원장이 산다. 병원장은 실수가 있어서는 안 되는 핵심적인 사안을 직접 챙기고, 전략적 업무도 역할분담을 해 진행상황을 점검하고, 지원하는 역할을 해야 한다.

보직자들이 병원장의 기대에 부합하지 못할 때가 많다. 일에 익숙해지는 데 오랜 시간이 걸리는 데다 실수도 많이 한다. 그럴 때 병원장은 마음의 여유를 갖고 기다려주는 미덕을 보여야 한다. 당장 좋은 결과를 바라는 것은 부모가 자식을 하루 이틀만 가르치고 공부를 잘하기를 기대하는 것과 같다.

병원장이 원하는 것을 처음에 60%를 완수했다면 그는 매우 우수한 보직자이다. 병원장이라서 얻는 정보도 많고, 병원장 직위에서만 보이는 것들이 있기 때문이다.

강 병원장이 소홀히 했던 것은 장기적으로 활용할 수 있는 잠재력 있는 인력을 발굴하지 않았고 그들을 경영진에 참여시키지 않은 점이다. 기획부실장을 비롯해 주요 보직별로 주변에서 신망을 받고 있는 젊은 사람들을 부실장으로 임명했어야 했다. 그들은 초기에는 경험이 없어 실수도 하고, 병원장의 말귀를 못 알아들을 수도 있지만 시간이 지날수록 강 병원장에게 큰 힘이 되었을 것이다.

조직에 과감하게 투자하라

병원장에 대한 지원역량을 강화해야 한다. 비전추진단, 경영혁신팀, 경영개선팀, 신사업팀, 발전전략팀 등 추진과제에 따라 전념할 수 있는 조직을 신설하거나 보강해야 한다.

추진 조직 없이 혁신을 하려는 사람은 군대를 꾸리지 않고, 혼자 전쟁을 치르려는 장수와 같다. 추진 조직이 제 기능을 하기 위해서는 참신함과 신뢰할 수 있는 인력, 혁신안을 추진할 충분한 예산, 병원장 직속이라는 상징성 등이 뒷받침되어야 한다. 격무와 비난을 감내해야 하는 구성원들이 부족한 예산과 인력에 신경 쓰게 해서는 안 된다.

병원장이 되면 솔선수범하는 모습을 보이기 위해 자신의 수족이나 마찬가지인 조직이나 인력을 줄이는 사람이 많다. 하지만 강 병원장은 중장기발전계획을 세우고, 비전추진단을 신설하며, 경영기획실을 보강하고, 과제별 태스크포스팀을 꾸렸다. 이는 매우 적절한 조치였기에 전략과제의 실행계획이 신속히 가시화될 수 있었다.

병원장이 신뢰하는 전문성 있는 구성원을 책임자로 중용하는 것도 실천력을 확보하는 데 매우 중요하다. 병원장의 역량이 아무리 커도 실무를 점검하고 문제를 해결하는 사람은 실무자이기 때문이다. 실무자는 건설적인 아이디어를 낼 수 있는 구성원과, 뚝심 있는 구성원을 포함해 필요인력의 2배수 정도를 선정해야 한다.

숨죽이고 있는 햄릿보다는 상당수의 돈키호테가 필요하다. 이미 햄릿이 되어버린 구성원이 돈키호테가 되기 위해서는 새로운 모델이 필요하다. 외부에서 전문가를 영입하는 것도 하나의 방법이다. 외부 인력이 쉽게 적응하지 못해도 외부수혈을 통해 병원 내부에 자극을 줄 수 있으니 병원으로서는 손해가 아니다.

추진세력을 챙겨라

경영진은 실행하는 과정에서 저항을 넘기 위해 수많은 비난을 감수해야 하며, 과거 인연을 맺은 사람들의 부탁을 거절해서 인심을 잃기도 한다. 몇 달 동안 휴일에 쉬지도 못하고 별 보고 출근하고 별 보고 퇴근해도 알아주는 사람 하나 없고, 금전적인 보상도 따르지 않는다. 게다가 병원장은 임기가 끝나면 '왕따'가 되어 영원히 한직에 머물러 있어야 할지도 모른다.

죽도록 고생한 구성원을 보상하지 않는 것은 윤리적 측면을 넘어 그보다 더 큰 손실을 가져다준다. 헌신한 구성원이 희생되는 사례가 발생하면, 이미 혁신업무를 해본 구성원이나 능력 있는 구성원이 혁신업무를 맡으려 하지 않는다. 그러다보니 매번 초보자가 혁신을 맡게 되고, 지식이나 자료도 축적되지 않으니 처음부터 다시 하는 식이 되어 시행착오를 반복하게 된다.

혁신은 조직을 살리는 일이다. 혁신을 위해 막중한 임무를 맡은 것이 '영광'스러운 일이라는 점을 추진세력에게 확신시켜야 한다. 최고경영자는 조직을 위해 중요한 일을 하고 있는 추진세력을 격려해 자긍심을 고취해야 한다. 함께 일을 시작할 때와 끝났을 때 보상도 해야 한다.

강한 사명감으로 혁신을 추구한 강 병원장은 추진세력인 보직자들이 자기와 생각이 같을 것이라고 단정하는 실수를 했다. 추진세력은 강 병원장의 사명감을 의심하지는 않았지만, 별다른 보상도 격려도 하지 않았기 때문에 점점 지쳐갔다. 친화력이 없고 보상도 하지 않는 병원장은 외로운 전투를 해야 할 운명에 처한다.

> 준비하지 않는 것은 실패를 준비하는 것이다.
> - 엘리오

Art of Action 3

실행세력을 정비하라

전략 못지않게 전술이 필요하다

병원 차원의 전략은 비전 달성에 필요한 과제의 우선순위와 전략적 포인트를 포함해야 한다. 각 전략과제마다 치러야 할 크고 작은 전투가 있다. 전투에서 지면 자신감이 떨어지고 전쟁에서 승리할 확률은 낮아진다. 따라서 실행이라는 전투에서는 거창한 전략이 아니라 전술이 필요하다.

전략을 수립할 때 구체적인 실행계획을 세우는 경우는 드물다. 변수가 많고, 때로는 문서화하는 것조차 조심스러운 것이 많기 때문이다. 형식은 어떻든 실행전술을 수립해야 한다. 실행계획은 전략과 달리 실행에 따른 구체적인 장애요인과 극복방안을 담고 있어야 한다. 실행계획은 다른 말로 실행전술이라고 할 수 있다. 마케팅에서 기본이 되는 것이 좋은 품질이듯이, 실행의 기본은 실행계획의 품질이다. 좋은 실행계획은 전략과제별로 구체적인 비전과 실행전술을 명확히 제시한 것이다. 실행과정에서 맞닥뜨리는 장애를 극복할 수 있도록 실행전술에 다음과 같은 내용도 포함해야 한다.

실행 우선순위와 목표를 결정하라
완벽한 사람이 없듯이 완벽한 조직이란 존재하지 않는다. 어느 병원이나 문제는 있지만, 그렇다고 해서 병원의 변화를 추구할 때 부족한 것을 한꺼번에 고칠 수는 없다. 어디에서부터 손을 댈 것인지 진지하게 고민해야 한다. 실행계획에서 어떤 과제에 집중할 것인지, 우선순위를 명확히 정해야 한다.

다만, 대부분의 조직은 하나의 문제만이 아니라 합병증을 가지고 있다. 합병증을 앓고 있는 환자를 치료할 때 통합적인 치료계획이 중요하듯이, 조직의 변화를 이끌 때도 과제 간의 관계를 고려한 통합적인 실행계획을 세우는 것이 매우 중요하다.

집중전략과제의 실행계획은 현실을 냉정하게 인식하고 실행목표를 정하는 데서부터 시작해야 한다. 목표에 따라 변화의 전략이 전혀 달라지기 때문이다. 특정 전문화 분야가 Top10 안에 들어가는 방법과 Top이 되는 방법은 매우 다르다. 특정 전략과제에 대해서는 더욱 구체적인 목표를 정해야 한다. 성과급제도를 도입한다면 성과급제도 도입시점, 도입 후 1년 내 개선해야 할 주요 지표의 목표, 차등화 비율, 가장 높은 급여 수준 등에 대해 구체적인 목표를 정해야 한다. 전문화 전략이라면, 전문화된 영역의 진료수익과 이익, 1인당 진료수익, 중증도, 비교병원 대비 수준, 전국 환자 비율 등에 대한 목표를 정해야 한다.

목표를 눈에 보이게 하라

실행의 목표를 정했으면 이를 많은 구성원에게 확인시켜야 한다. 많은 구성원이 변화를 받아들이도록 하려면 반드시 실행목표를 구성원과 공유해야 한다. 실행목표를 숫자나 도식화된 내용으로 나타내면 보다 쉽게 이해할 수 있다.

암질환 진료수입 40% 증가, 고객강력추천지수 70점, SCI IF평균 20% 증가, 순이익 50% 증가 등 다양한 목표를 수치화해야 한다. 수치로 나타낼 수 없는 정성적인 것이라면 개념화해 그림으로 나타내거나, 앞 단어를 이어 단어를 만드는 것도 좋은 방법이다. G대병원의 비전선포식에서 10년 후 병원의 모습을 조감도로 보여준 것은 매우 적절한 방식이었다.

실행의 득실과 저항을 고려하라

실행은 이해관계의 변화를 의미한다. 손해 보는 사람들은 반발하고, 이익을 보는 사람들은 찬성한다. 반발하는 사람들은 적극적으로 저항하지만, 찬성하는 사람들이 내색을 하지 않거나 나서지 않기 때문에 실행이 힘들다.

실행전략을 수립하기 전에 실행에 따른 이해관계자의 반응을 미리 분석해야 한다. 큰 혜택을 입는 계층, 작은 혜택을 입는 계층, 변화가 없는 계층, 작은 손해를 보는 계층, 많은 손해를 보는 계층이 누구인지 정확하게 파악해야 한다.

혁신안은 유능하고 기여도가 높은 상위 30% 내외의 인력에게는 더 많은 기회를 주고, 상황에 안주해온 하위 20%에게는 다소의 손해를 통해 자극을 주는 수준이다. 존중받아야 할 인력에게 치명적인 타격을 줄 수 있는 실행이라면 재검토해 안을 조정해야 한다.

성과급을 설계한 경우에도 시뮬레이션을 하여 성과급이 늘어나는 계층과 그렇지 않은 계층, 극렬하게 반대할 사람을 파악해야 한다. 평소 병원에 많이 기여하고, 존경받는 의사의 보상이 현저히 떨어진다면, 성과지표의 선정과 가중치 등에 문제가 없는지 다시 살펴보아야 한다.

잃는 자를 위로하라

실행계획에 의해 손해를 보는 사람 중에 과거에는 기여도가 높았던 사람이 있을 수 있다. 원노지 교수는 성과급제도에 대해서 불만이 많다. 젊을 때는 진료를 엄청나게 했지만 아무런 보상을 받지 못했다. 직급별로 주던 성과급을 진료성과와 다른 지표를 기준으로 준다면 급여가 줄어들 것이 자명하다. 그렇다고 갑자기 열심히 하자니 성과급 때문에 진료를 더한다는 소리를 들을 것 같아 마음이 불편하다. 이런 경우 원로교수들을 자극하기 위해 그들의 미미한 성과를 공개하는 조치는 아무런 도움이 되지 않는다. 그들의 자존심을 상하게 하면 반대와 비난이 더욱 거세질 것이다.

선행병원에서도 그동안 뒷짐만 지고 있던 원로교수들이 뒤에서 후배를 동원하며 성과급제도 시행을 극렬하게 반대했다. 조교수들은 성과급제도 시행을 찬성하면서도 하늘 같은 선배의 말을 들을 수밖에 없어서 억지로 반대하는 척했지만 경영진에게는 미안한 마음을 가지고 있었다. 이런 분위기를 잘 아는 강 병원장은 의견을 수렴해 시뮬레이션을 한 뒤 연령과 성과급이 비례하지 않고, 교수가 성과급을 많이 받는 다른 병원의 사례와 본 병원의 자료를 보여주었다. 또 과거의 기여를 인정하는 차원에서 성과급의 일부는 직급에 따라 배분하고 성과급의 격차도 3년에 걸쳐 단계적으로 확대하는 방안으로 수정했다. 직급에 따라 일부를 배분하는 것은 원로교수를 예우하는 차원이었다. 때로는 시기를 조금 조정해 잃는 자의 상실감을 완화하는 것도 필요하다.

명분과 실리는 함께한다

경영에서는 명분보다 실리가 중요하다고 하지만 이는 사실이 아니다. 큰 변화일수록 명분과 실리는 함께 간다. 대대적인 혁신일수록 확고한 명분이 있어야 한다. 명쾌한 명분은 우호세력에겐 지지하게 할 기반을 만들어주고, 반대세력이 노골적으로 저항하는 것을 완화한다. 전문가들은 자신의 이해관계에 도움이 된다 해도 상대적으로 명분이 없는 주장에 동조하기를 꺼린다.

H대학병원을 방문하는 고객들은 점심 즈음에 주차를 하려면 30분이 넘게 걸렸다. 이 병원의 첫 번째 핵심가치는 '고객중심'이다. 고객중심의 가치를 실현하려면 병원 구성원들의 주차장을 고객에게 내놓아야 한다는 것이 명분이었다. 누가 들어도 거부하기 어려운 명분이었기에 구성원들은 기꺼이 양보했다. 외부 주차장과 장기계약을 맺어 교직원은 병원 외부에 주차하도록 했다.

홍보나 커뮤니케이션은 단순히 포장이 아니다. 뚜렷한 명분과 빈틈없는 논리가 있어야 효과적인 홍보나 커뮤니케이션이 가능하다. 변화를 시도할 수밖에 없는 이유를 알리고, 사건 사고나 불합리한 관행 등에 따른 문제점을 노출함으로써 구성원의 설득력을 확보할 수 있다. 혁신의 필요성과 비전, 성공한 이후의 일정, 기대효과에 대해서도 알려야 한다.

그렇기에 홍보전략, 커뮤니케이션 전략은 정교하게 수립해야 한다. 홍보를 위한 경영진들의 공감대 형성은 물론 경영진이 커뮤니케이션에서 어떤 역할을 할 것인지, 또 어떤 매체나 이벤트를 활용할 것인지를 정해야 한다. 이런 홍보전략이 실행계획에 포함되어 있어야 한다.

> 변화는 그것에 영향을 받는 사람들이 계획에 참여할 때 가장 성공적이다.
> 변화를 강요하면 사람들이 새로운 생각에 더 저항하고 견고하게 대항하게 된다.
> - 워런 베니스

Art of Action 4

우군을 **확보하라**

실행은 세(勢) 싸움이다

혁신하는 사람은 소수이고, 혁신에 영향을 받는 사람은 다수이다. 병원은 소수에게 많은 권한이 주어졌다고 해서 쉽게 변화를 주도할 수 있는 곳이 아니다. 구성원의 일부는 병원장의 선배이기 때문이다. 선후배 관계와 상관없이 병원장의 리더십을 인정해야 하지만, 이는 훗날의 모습이다.

병원은 강력한 추진력 못지않게 친화력이 있어야 변화를 이루어낼 수 있다. 병원 내외부에 다양한 지원세력을 확보하지 않은 경우, 반대세력이 주변의 영향력 있는 사람들의 지원을 받게 되면 저항 강도는 몇 배 더 강해진다. 반대세력들은 주변의 힘을 모으기 위해 항상 애쓰고 있다는 사실을 잊어서는 안 된다. 강 병원장처럼 전임병원장과 친분이 없거나 적대 관계일 때는 더욱 신경을 써야 한다. 전임병원장에게 우호적인 사람들이 세력을 형성할 수 있기 때문이다.

최고결정권자의 머리를 선점(先占)하라

중소병원은 주로 이사장이 병원장을 맡지만, 대형병원은 병원장과 재단이사장이 분리된 곳이 많다. 병원장과 재단의 핵심멤버 간에 신뢰관계가 형성되어 있지 않다면 저항세력들이 재단에 접근해 다양한 저항논리를 펼 것이다. 중요한 혁신을 추진하고자 할 때는 미리 재단의 핵심멤버와 의논해 공감대를 형성해야 한다. 저항세력이 먼저 최고결정권자의 머리를 선점해 반대논리를 심으면 극복하기가 매우 어렵다. 한번 주입된 우려를 해소하려면 몇 배의 노력이 필요하므로 각별히 신경 써야 한다.

윗사람은 찾아오지 않는 사람을 먼저 부르지 않는다. 참고 있다가 궁금해서 부를 때는 마음은 이미 멀어져 있을 가능성이 높다. 강 병원장은 전임병원장에게 이사장의 머리를 선점하는 기회를 빼앗겼다. 이사장에게 발전계획이나 병원 사정에 대해서 미리 자연스럽게 보고했어야 했다.

저항을 피할 우산을 쓰자

저항세력의 타깃을 분산하려면 혁신의 목소리가 다양한 곳에서 나오게 해야 한다. 과거 주요 보직자, 이사장과 친밀한 사람, 존경받는 선배 등 원로그룹에게 사전에 실행계획을 설명해 공감대를 형성하고, 발전자문위원회를 만들어 초안을 결정해야 한다.

위원회는 결정은 하지만 책임을 지지 않아서 적지 않은 부작용을 낳는다. 하지만 현명한 위원장을 임명하고 적절한 사람들로 위원을 구성해 역할을 부여하면, 의견을 다양하게 수렴했다는 명분도 얻고 저항세력의 화살을 막는 우산도 될 수 있다.

강 병원장이 전략과제별 위원회를 만들어 자신에게 적대적이지 않은 교수를 위원장으로 위촉한 것은 매우 적절한 조치였다. 이들과의 관계를 강화하고, 그들의 열정을 보탤 수 있는 여건을 지속적으로 만들어야 한다. 병원장이 바뀐다고 병원의 질서가 바로 바뀌지는 않는다. 시간이 지날수록 유리한 구조가 될 수 있도록 우호적인 세력을 만들어야 한다.

공범을 많이 만들자

공산당이 동기부여를 위해 '전군을 간부화'하는 것처럼 혁신의 지지 기반을 넓히기 위해서는 전 구성원의 혁신세력화를 지향해야 한다. 혁신안에 따라 다르지만, 혁신안을 만드는 과정에 많은 사람을 참여시켜 혁신안에 대한 공감대를 형성해야 한다. 혁신안과 관련해서 계층별 위원회를 구성하고 이들에 대한 교육과 보상을 강화해야 한다. 이때 영향력 있는 인사들을 깊이 관여시켜 추진세력의 핵으로 만드는 것이 매우 중요하다.

혁신안을 짤 때는 전문성이나 혁신성에서 믿을 수 있고, 시간을 충분히 할애할 수 있는 사람들을 참여시켜야 한다. 전문가나 이해관계자, 저항세력이 될 가능성이 있는 사람조차도 가급적 참여시켜 혁신안에 대한 공범을 많이 만들어야 한다.

노조에게 협력을 구하라

노동조합도 협조적인 내부자가 될 수 있다. 요즘에는 병원의 노조위원장(지부장) 중에 합리적인 인물도 적지 않다. 병원의 사정에 대해 진솔하게 설명하면 억지 주장을 하지 않는다. 병원이 망하면 삶의 터전이 없어지기에 자신들의 이해만 고집하지 않고, 때로는 고질적인 문제에 대해 진지하게 고민하고 아이디어를 내기도 한다.

노조가 수차례 반복해서 주장하는 것을 긍정적인 시각에서 보면 병원 발전에 도움이 되는 내용도 적지 않다. 그런 내용을 일부 수용하면 노조들도 기꺼이 희생을 분담하려는 자세를 보이기도 한다.

선행병원의 전임병원장은 노조의 의견을 건성으로 듣고, 약속을 지키지 않았다. 노조는 병원에서 추진하는 일에 늘 반대했다. 반면 강 병원장은 평소에 경비아저씨나 식당아주머니에게 친절했고, 겸손하고 실력 있는 의사로서 평판이 좋았다. 병원을 살려보겠다고 불철주야 노력하고, 노조의 입장을 먼저 생각하는 강 병원장의 모습은 노조에게 감동을 주기 충분했다. 그래서 첫해의 단체협약이 별다른 소모전 없이 타결되었다.

젊은 계층에 호소하라
역량 있는 구성원의 진심 어린 협조를 얻어내는 것은 실행에 큰 힘이 된다. 이들은 경영진이 자신들을 악용하지만 않으면, 병원 내의 불필요한 업무와 인력, 잘못된 관행이나 제도에 대해 개선 의지를 보이고 대안까지도 제시한다.

남은 인생을 병원에서 보내야 하고, 젊기에 불의에 타협하지 않고 바른 말과 행동을 한다. 이들 중 의협심이 강하고, 배우려는 열정이 높은 친구들이 분명 병원의 리더가 될 것이다. 이들에게 혁신과정에 참여한 경험은 훗날 큰 도움이 될 것이다.

강 병원장은 혁신을 신속하게 추진하려고 과제에만 너무 치중한 나머지 교수나 직원의 공식·비공식 그룹에서 잠재력 있는 사람을 발굴하지 못했고, 집단적으로 관계를 맺는 일도 소홀히 했다. 강 병원장은 자신도 술을 좋아하지만, 전임병원장이 너무 술자리에 의존해 경영을 하는 것이 싫었던 것이다. 하지만 병원의 분위기를 자연스럽게 알 수 있는 네트워크를 만들었어야 했다.

지원군을 보상하라

병원발전위원회 등 각종 위원회에 참여하는 사람들이 존중받는다는 것을 느끼게 해야 한다. 위원회나 자문회의 운영에 실무인력을 붙여 시간조율, 회의장소, 간식, 자문 비용 등에 대해서 신경을 써야 한다. 또 기여도에 따라 적절한 보상이나 포상을 해야 한다.

일반직 중에서도 우수인력에게는 급여나 상여, 혹은 비금전적인 방법으로 보상을 해야 한다. 현재 대부분의 병원은 단일호봉제이기 때문에 우수인력을 보상하려고 해도 생각처럼 쉽지 않다. 그래서 모든 구성원에게 동일 금액이나 동일 비율의 상여금을 지급하고 있는데, 이런 체제를 바꾸어야 한다. 간단한 평가방식을 택해 탁월한 10%에게는 타당한 보상을 해주는 것이 좋다. 금전적인 보상 외에도 보상의 방법은 많다. 우수사원을 불러 식사를 같이 하면서 격려하거나 교육기회를 제공할 수도 있다. 아니면 하고 싶은 직무를 우선적으로 선택하게 할 수도 있다. 그 밖에도 우수사원을 기쁘게 할 수 있는 일은 많다. 이들은 경영진의 우군이 될 것이고 이들 덕분에 혁신은 탄력이 붙을 것이다.

강 병원장이 일반직 인재에 대한 중요성을 간과한 것은 다소 아쉬운 면이 있다. 간호직, 행정직 등 일반직의 우수인재들도 병원장의 우군이 될 수 있고, 많은 아이디어를 제공할 수도 있다. 이들에게 충분히 동기부여를 하지 않으면 시간이 지날수록 큰 부담이 될 수 있다.

> 저항을 예상할 수 없다면, 저항을 예방할 수도 없다.
> - 엘리오

Art of Action 5
저항을 예방하라

예방이 우선이다

저항은 없앨 수 있는 것이 아니다. 관리를 할 수 있을 뿐이다. 실행을 하면 정도의 차이가 있을 뿐 저항이 생길 수밖에 없다. 예상되는 저항을 원천적으로 줄일 수 있으면 가장 좋겠지만, 대부분의 경영진은 저항이 발생한 뒤에 의지로 극복하고자 한다. 증폭된 저항에 맞서 고군분투하는 리더들의 모습이 멋있어 보일 때도 있다. 민영화를 반대하는 강성노조가 파업할 때 타협을 하자는 남성 각료들에게 영국의 대처 수상은 이렇게 말했다. "나는 퇴직하면 남자들에게 용기를 파는 가게를 차리고 싶다." 겁 많은 남자들에게 용기를 내라고 격려하는 메시지다.

리더의 이런 자세는 실행하는 사람들에게 큰 힘이 된다. 하지만 이보다 현명한 방법은 증폭된 저항을 극복하는 것보다 저항을 원천적으로 줄이는 것이다. 의료에서 예방이 치료보다 더 효과적인 것과 같다.

위기감을 공유하라

구성원이 변화의 필요성에 공감하면 불필요한 저항이 없어지고, 저항세력이 확대되는 것을 예방할 수 있다. 그래서 현재의 문제점을 부각하고 다가올 미래에 병원에 미칠 영향을 알려서 구성원 전체가 변화의 필요성을 절감하게 해야 한다.

고객의 외면, 무능한 인력, 형평성을 잃은 제도, 소수의 횡포 등으로 인해 추락하는 병원 위상이나 누적적자의 위험, 주위의 평가나 사례, 그리고 예측 등의 분석결과를 공유해야 한다. 의료사고로 인한 기사, 불평불만인 고객에 대한 동영상, 지저분한 병원의 사진 등 쉽게 볼 수 있는 것이면 더욱 좋다. 그래서 '이대로 가서는 안 된다'라는 마음을 다수가 가지도록 해야 저항을 줄이고, 변화의 시동을 걸 수 있다.

위급한 상황이라는 인식이 공유되면, 사소한 이해관계로 인한 저항은 줄어든다. 우리나라에 외환위기가 왔을 때, 많은 국민이 자발적으로 금을 모으고 구조조정을 감내했다. 마찬가지로 위기에 대한 공감대가 잘 형성된 병원은 부도 위기가 와도 고통을 분담하여 어려움을 극복할 수 있을 것이다.

강 병원장은 임명되자마자 경영진단을 하고 중장기발전계획을 세웠다. 강 병원장은 병원에 문제가 많다는 것은 누구나 알고 있지만 병원 내부의 문제로 한정하면 전임병원장을 비판한다는 오해를 받기 쉽고, 실상을 객관적으로 파악하기도 어려웠다. 그래서 다른 병원과의 비교분석을 통해 병원의 실상을 객관적으로 파악하고 나서 병원의 문제점을 구성원들에게 알렸다. 병원의 심각한 상태를 구성원들과 공유한 것은 전문화와 성과급제도를 비롯해 다른 전략을 추진하는 데 큰 힘이 되었다.

고객의 눈으로 봐라

문제점을 내부적으로 분석해 제시하면 많은 사람이 의혹의 눈길을 보내므로 고객의 눈을 통해서 말하는 것이 가장 효과적이다. 고객만족도, 고객의 목소리, 타 병원에서의 평가, 구성원들의 목소리를 진솔하게 담아야 한다. 우리가 보는 문제점이 아니라 고객이 보는 문제점이어야 한다.

객관적인 입장을 유지하고 균형 잡힌 문제 제기를 하기 위해서는 제3자의 입장으로 바라보는 전문가나 전문기관을 적절히 활용해야 한다. 전문가가 의료산업이나 다른 병원의 데이터를 활용해 병원의 문제점을 분석하고 근거를 제시하면 구성원들이 변화를 쉽게 받아들일 수 있다.

"없는 위기도 조성해야 한다"는 말은 잘못된 말이다. 억지로 자료를 만들면 논리가 취약해진다. 병원에는 비밀이 없다. 의도까지 알려지고, 이로 인해 신뢰를 잃으면 어떠한 변화도 이룰 수 없다.

병원에는 위기 요인이 많고, 잘나가는 조직이라도 미래를 고려하면 다가올 어려움이 만만찮게 많다. 감성적으로만 접근하면 역효과가 날 수 있으니 다가올 위기에 대해 구체적인 근거를 제시하며 알려야 한다. 의료계의 구성원들은 근거 없는 주장에 대해서는 매우 비판적이지만 논리나 데이터가 수긍이 되면 받아들이는 것도 잘하는 사람들이다.

전선을 좁혀라

의료진 모두를 대상으로 한꺼번에 추진하는 혁신은 성공확률이 낮다. 저항세력이 가지고 있는 전가의 보도(寶刀)가 있다. 한쪽은 획일, 한쪽은 형평이란 날을 가진 무서운 칼이다. 실행계획을 각 진료과에 관계없이 동일하게 제시하면 획일적이라고 비난하고, 각 진료과의 특성을 고려한 안을 제시하면 형평성에 어긋난다고 불평한다. 이를 피해가는 묘수는 '성공모델 확보 후 확산방식'이다. 성공가능성이 높고 적극적인 조직부터 시범적으로 실시Pilot Test하여 성공사례를 만들고, 이를 단계적으로 확산하는 방식이다.

큰 조직일수록 한꺼번에 모두 변화시키는 것은 불가능에 가깝고, 성공확률이 높더라도 감수해야 할 위험이 너무나 크다. 하지만 하나의 모델케이스를 통한 실행은 시행착오에 따른 부담을 덜어주고, 추진하는 데 있어 자율성을 불러일으켜 저항을 줄일 수 있다.

한 분야에서 성공만 하면 확산하는 것은 비교적 쉽다. 의료계는 교류가 많아 비교를 잘하고, 다른 곳에서 이룬 것을 따라잡는 역량이 탁월하다. 이런 특성을 잘 활용해야 한다. 전문화를 할 때 모든 진료과를 대상으로 하지 않아야 하는 이유는 자원을 집중 투입하기 위해서이기도 하지만, 한 진료과가 잘하면 다른 진료과도 분발해 병원 전체의 수준이 올라가기 때문이다. 진료과별 책임경영제, 교육, Happy Call 등 새로운 시도를 할 때는 가급적 준비되어 있고, 의지가 있는 분야부터 시작해야 한다.

이해관계자의 의지를 활용하라

실행할 때 발생할 수 있는 장애요인을 예측해야 한다. 장애요인이란 재원이나 인력에 대한 제약조건과, 실행을 직·간접적으로 저해하거나 방해하는 이해관계, 반대논리, 저항강도를 의미한다. 저항의 극복방안을 만들든가, 완화하든가 아니면 실행계획을 변경해야 한다. 예상되는 저항을 극복할 방안도 없으면서 실행한다면, 전술 없이 전투를 벌이는 셈이다.

상황에 따라 다르겠지만 가급적 획기적인 성과를 낼 수 있는 안을 수립해야 한다. 전략이 획기적일수록 저항은 크고 실행이 어려우며, 전략이 평이할수록 저항은 적고 실행은 쉬운 법이다. 저항이 크다고 실현가능성이 없는 것은 아니다. 엄청난 저항이 예상되어도 이를 극복할 방안이 있고 효과가 크다면 실행해야 한다. 이해관계를 고려한다고 해서 타협안이나 혁신적이지 않은 안이 되는 것은 결코 아니다. 이해관계를 치밀하게 파악해서 고려할 때, 혁신적인 계획의 성공확률이 높아진다.

선행병원의 척추센터는 전통적으로 잘했던 분야이고, 지금도 재무성과나 의료진 평판, 대외경쟁력 등 주요 지표가 좋아 전문화 우선순위 1군에 올랐다. 관절센터는 1군은 아니지만 성과와 평판이 좋은 의료진이 있어서 척추와 관절을 붙여 독립공간에 나란히 전문화시키는 것이 좋겠다는 제안이 있었다. 문제는 신경외과와 정형외과 의료진끼리 사이가 좋지 않은 것이었다. 강 병원장은 이런 문제는 다른 병원에도 다 있다는 것을 잘 알고 있었기에 두 진료과의 의료진에게 우후죽순 생겨나고 있는 개원가의 척추전문병원이나 관절전문병원이 더 성장하기 전에 전문화하자고 수차례 설득했다. 그럼에도 불구하고 그들은 각자 하는 것이 좋고, 별다른 시너지도 없다고 주장했다.

반면 심장내과와 심장외과는 강 병원장을 찾아와서 지금은 비록 경쟁병원에 비해 성과가 떨어지지만, 3년 안에는 더 잘할 수 있다는 계획을 내밀었다. 그들은 평소에도 개인적으로 잘 어울리고 협력이 잘되었기에 조금만 밀어주면 될 것이란 확신이 들었다. 강 병원장은 그들의 계획을 검토한 뒤, 심장센터를 전문화 우선순위 1군으로 조정했다. 혁신을 추진할 때 이해관계나 협조를 고려한 강 병원장의 판단은 옳았던 것으로 밝혀졌다.

역순의 미학을 활용하라

의료원 산하 병원들이 '하위 병원에 자율권을 달라'고 하면 '책임을 물을 수 없기 때문에 줄 수 없다'고 한다. '진료과에 자율권을 달라'고 해도 같은 이유를 든다. 책임을 물을 수 없는데 자율권을 주는 것은 위험천만하다는 논리인데, 이런 생각을 하면서 자율과 책임경영이 이루어지기를 기대하는 것도 어불성설이다.

기업은 이 문제를 풀 때 역순의 미학을 활용한다. 연봉제를 하자고 하면 객관적인 성과평가지표나 활용방안이 마련되지 않았다는 이유를 들어 다들 시기상조라고 한다. 방안을 마련하고자

해도, 도입하는 것을 원하지 않기 때문에 대부분은 성과지표를 개발하는 데 참여하기를 꺼린다. 이럴 때는 일단 잠정적인 성과지표를 개발하고 이를 적용해 지금과 별다른 게 없는 수준의 연봉제를 시행한다. 그 다음 해에 차등의 폭을 넓히면 성과지표에 대한 불만이 하늘을 찌른다. 이때 다시 성과지표를 개선하자고 하면 참여하는 자세가 달라진다.

어떤 변화든 수업료를 요구하므로, 변화의 대가를 줄일 수는 있어도 없앨 수는 없다. 도입 기간이 길어지면 유·무형의 수업료가 늘어난다. 자율과 책임도 마찬가지다. 자율에 맡김으로써 발생하는 예산낭비나 시행착오로 인한 수업료가 엄청나지 않다면 기꺼이 감내하고, 그에 따른 책임을 물으면 된다. 자율과 책임은 앞서거니 뒤서거니 하면서 서서히 균형을 이루게 된다.

> 마라톤에서 가장 큰 실수는 쉬었다 가는 것이다.
> 지칠 때도 꾸준히 달리는 자만이 기록을 갱신할 것이다.
> - 엘리오

Art of Action 6
추진을 **가속화**하라

빨리 달리는 말은 맞히기 어렵다

실행계획은 초반에 신속하게 세워야 한다. 집행부에 적대적인 세력들도 초기에는 집행부를 공격하기 어렵다. 구성원들의 대부분은 초기의 미미한 성과와 문제점은 현 경영진의 탓도 아니고, 업무 파악도 제대로 못했을 테니 이해할 수 있다고 생각한다. 그러나 시간이 지나면 성과를 묻기 시작하고, 그때는 체계적인 계획을 하기에는 시간적 여유가 없다.

취임하여 6개월이 지나거나 실행이 본격적으로 진행되면 반대 세력들은 현 경영진이 일을 잘못하기를 기다리거나 잘못한 일을 찾기 시작한다. 전략을 실행할 때는 수립할 때보다 더 많은 일이 일어난다. 여러 전략을 동시에 추진할수록 사건, 사고도 많아지고, 저항도 많아진다.

진행되는 전략과제들이 여기저기서 암초에 부딪히고, 비난의 목소리가 커진다. '신중하게 하자', '재검토하자'며 실행을 지연시키거나 무효화시키려는 시도가 거세게 일어난다. 추진속도는 느려지고, 반대하는 사람들은 더욱 힘을 얻어 목소리를 높인다.

이런 상황을 맞이하지 않으려면 전략과제의 순위를 조정해야 한다. 현 경영진의 전략과제 중 대표상품이 있어야 하는데, 조기에 대표상품을 만들 수만 있다면 다른 전략과제는 보류해도 상관없다. 대표상품인 전략과제는 신속하게 추진해야 한다.

졸속이라는 비판이 들려오더라도 물러서지 말고 더 빨리 달려야 한다. 빨리 달리는 말은 맞히기 어렵듯이, 속력이 붙은 혁신은 저지하기 어렵다. 저항세력들에게 단결할 시간을 주지 않으면 그들 간에 이견을 보이기 마련이다. 이럴 때 한쪽의 이해관계를 일부 수용하면 저항세력의 힘을 약화시킬 수 있다.

경영진은 병원의 혁신에 당연히 신중하게 임해야 한다. 한번 실수하면 돌이킬 수 없는 결과를 불러오기 때문이다. 하지만 신중한 자세란 검토하는 데 많은 시간을 들이는 것이 아니다. 아무리 오랜 시간 검토했어도 점검할 부분을 놓쳤다면 '졸속'이 되고, 짧은 시간이라도 짚어야 할 것을 제대로 검토했다면 신중하게 임했다고 할 수 있다.

강 병원장은 전문가들이 성과급제도를 설계하자마자 여러 단계의 의견수렴과 수정을 거쳐 신속하게 실시했다. 제대로 설계된 성과급제도는 병원의 비전과 관련된 지표를 호전시킬 것이라는 확신이 있었다. 이런저런 비판에 흔들려 의견수렴에 더 많은 시간을 소모했다면, 성과급제도는 매우 왜곡되었거나 심지어 도입하지 못했을지도 모른다.

끈기 있게 추진하라

일을 벌이고 수습하지 않는 사람은 혁신을 말하지 말아야 한다. 혁신은 실행을 해야 마무리할 수 있기에 계획만 세우고 뒤로 빠진다면 성공확률은 거의 없다.

과감한 혁신일수록 결실은 늦게 나타나므로 혁신의 성패를 너무 빨리 판단해서는 안 된다. 실패한 것처럼 보이는 혁신도 미래에서 보면 잘한 일로 평가받는 경우도 많다. 그래서 영원히 실패한 혁신은 없다.

부작용과 반발이 발생할 때에는 혁신으로 인한 단점만 부각되기 마련이지만, 부작용의 이면에는 성공의 씨앗이 담겨 있다. 일단 추진방향이 맞고 실행계획이 이미 도입되었다면, 발견된 문제점을 어떻게 보완하고 효과를 어떻게 극대화하느냐에 초점을 맞추어야 한다.

아무리 좋은 제도라 할지라도 도입 초기부터 훌륭한 성과를 내는 경우는 드물고, 체계적으로 보완하면 잘 작동할 수 있다. 혁신을 수행하는 사람들은 주변의 몇 마디 비난에 흔들리거나 단기적인 부작용이나 반발에 너무 신경 쓰지 말아야 한다.

강 병원장은 이사장이나 전임병원장 그리고 일부 교수들의 비난에 마음이 흔들렸다. 전임병원장의 직속 후배인 진료부원장의 배신에도 회의를 느꼈다. 하지만 병원장이란 위치에 오르면 누구나 이런 감정을 느끼기 마련이다.

연예인처럼 인기를 얻기 위하여 병원장을 맡은 것이 아니라면, 친한 사람과 술을 한잔하며 '다 그런 것이다', '그런 것에 마음을 쓰면 소심한 사람이다'라고 하며 깨끗이 털어버려야 한다. 단, 진료부원장의 역할은 적절한 기회에 바꾸어야 한다. 신의가 없는 사람과 중요한 업무를 함께 하는 것처럼 부담스러운 일은 없다.

교육하고 벤치마킹하라

경영진은 추진하는 전략과제에 도움이 되는 내용으로 구성된 교육프로그램을 운영해야 한다. 상시적인 교육과정에 추가하는 것도 한 방법이다. 내부인사와 외부전문가를 균형 있게 구성해 추진 중인 혁신의 필요성과 추진방법, 타 병원의 사례, 기대효과 등에 대해서 교육해야 한다. 이때 반대하다가 찬성하게 된 사람이나, 현재 반대하는 사람을 강사로 활용하는 방안도 고려해볼 수 있다.

실행을 추진하는 핵심적인 인사와 저항을 많이 하는 인사가 혁신의 좋은 본보기가 될 만한 병원을 방문해 관찰하거나 면담을 통해 이해도를 높이도록 해야 한다. 해외병원도 그 대상에 포함시켜야 한다. 저자의 경험에 따르면, 혁신을 극렬하게 반대했던 사람도 다른 병원에서 성공적으로 시행하고 있는 것을 보면 생각이 달라지는 경우가 많았다.

꼭 병원이 아니라도 혁신과제와 관련해서 참고가 될 만한 기업이나 호텔을 방문해 살펴보는 것도 좋다. 병원과 환경이 다르다고 치부해버리는 사람도 있지만, 본보기가 될 만한 곳을 둘러보면 좋은 아이디어도 얻고 생각이 긍정적으로 바뀌는 사람도 많다.

상황판을 관리하라

보직자의 방에는 주요 과제별 목표, 책임자, 그리고 일정이 담긴 상황판을 걸어놓아야 한다. 상황판에는 중간점검 일자와 완료일자$^{Due\ Date}$가 반드시 명시돼 있어야 하며 구성원들과는 인트라넷을 통해 정보를 공유할 수 있도록 해야 한다.

전략추진회의 내용을 격주, 월, 반기, 분기별로 발표한 뒤 현재까지의 목표달성도, 진행상황과 장애요인, 극복방안에 대해서 토론하고 지혜를 모으는 시간을 가진다. 구성원들이 공유해야 할 사항은 그룹웨어, 뉴스레터, 회의, 소식지 등을 통해 알려야 한다. 공지했던 전략들이 지속적으로 추진된다는 확신을 줄 수 있고, 제안도 받을 수 있다. 수시로 책임자나 조직에게 과제의 중요성을 인식시키고, 준수했을 경우 일정한 보상을 제시해야 한다. 이렇게 하면 팀원들이 보상의 크고 작음에 관계없이 목표를 위해 합심하고, 신나게 일할 수 있게 된다.

강 병원장은 집중하는 일에 매몰되는 경향이 있었다. 전략과제 전체의 일정관리가 중요함에도 불구하고 진행되는 일 이외에는 소홀히 했다. 빨리 성과를 내야 하는 업무에 집중하면서 동시에 다음 과제에 대해서도 준비를 시켰어야 했다. 일반직의 교육제도와 인사제도의 경우 시급히 개선해야 한다는 제안이 있었지만 실행을 하지 않아 시간이 지남에 따라 유야무야 되었다.

성공을 눈에 보이게 하라

대표상품이 조기에 성과를 낼 수 있으면 매우 바람직하지만 대부분 장애도 많고 성과를 내는 데 시간이 많이 걸린다. 전략과제를 정할 때는 성공확률이 높고 성과를 일찍 내는 과제를 반드시 포함해야 한다.

조기에 좋은 성과를 내면 구성원들에게 희망과 가능성을 보여준다. 작은 성공이 반복되면 구성원들이 경영진을 신뢰하고 병원에 대한 자부심을 갖게 되고, 경영진은 전략의 성공에 대한 우려나 혁신에 대한 피로감을 씻게 된다.

강 병원장은 안주하고 침체된 분위기를 반전시키고, 병원의 악화된 재정상황을 호전시키는 계기를 마련하려면 성과급제도와 성과관리체계의 도입이 가장 적절하다고 판단했다. 도입 후 성과가 나자 반대세력의 목소리가 조금씩 잦아들었다.

이후 강 병원장은 구성원 내부의 이슈에서 벗어나 전문화 영역에 대한 마케팅에 집중했다. 두 센터에 대해서 별도의 브랜드를 만들고, 협력병원을 비롯해 목표고객을 대상으로 집중적으로 홍보했다. 전문화된 병원은 구성원들의 눈에도 다른 병원처럼 보였고, 환자도 눈에 띄게 늘었다. 이런 성과는 강 병원장의 추진력에 기름 역할을 했다.

버릴 건 버리고, 고칠 건 고쳐라

계획과 실행이 일치할 때만 의미가 있는 것은 아니다. 예상과 다를 때도 큰 의미가 있다. 계획은 상황과 추진역량이 바뀌므로 지속적으로 수정되어야 한다. 상황이 좋아지면 더 빨리, 더 폭넓게 실행하고, 상황이 나빠지면 자원을 더 투입하거나 핵심에 집중하면서 시기를 조정하는 것도 고려해야 한다.

계획을 잘 세웠다고 상황변화를 고려하지 않고 그대로 실행하면 결과는 자명하다. 칼이 물에 빠지자 뱃전에 칼자국을 내어 표시해두었다가 배가 움직인 것은 생각지도 못하고 나중에 뱃전 부근에서 칼을 찾는다는 뜻의 각주구검(刻舟求劍)과 같은 어리석은 일이다. 배가 흘러가듯이, 시간이 흘러가면 계획할 때의 상황이 달라지는 것은 당연하다. 실행을 할 때는 상황을 살피면서 지속적으로 전략계획에 미치는 영향을 분석하고 반영해야 한다.

> 요요를 막는 비법은 매일 체중계에 올라서는 습관을 들이는 것이다.
> - 엘리오

Art of Action 7

요요현상을 막아라

샴페인을 서둘러 터뜨리지 마라

성과를 거둔 후에는 보직자 간담회는 물론 진료과장 회의나 전체 직원회의에서 성과내용, 성과를 거두게 된 원인, 성과의 의미 등에 대해서 발표해서 정보를 공유해야 한다. 구성원들과도 소식지나 이메일 뉴스를 통해 소통해야 경영진에 대한 신뢰를 확보할 수 있다.

의도했던 성과가 나오면, 앞으로도 모든 것이 잘될 것 같은 자신감과 함께 방심하는 마음이 생기고, 모든 일이 끝난 것처럼 샴페인을 터뜨리게 된다. 하지만 실행의 성과가 눈에 보인다고 해서 안심해서는 안 된다. 모든 변화는 원상복구하려는 속성을 가지고 있다. 다이어트 이후에 사후관리를 잘하지 않으면 요요현상이 일어나는 것과 같다.

대기시간을 비롯한 각종 소요시간을 단축하려는 노력은 프로세스 개선, 식스시그마, QI활동, 지식경영 등 다양한 이름으로 이루어진다. 경영자가 관심을 가지면 각종 대기시간이 눈에 띄게 단축되지만 경영자의 관심이 사라지면 원래대로 돌아온다. 그동안 투입한 자원과 노력이 아깝고 허무하다. 이는 앞으로의 혁신활동을 어렵게 한다. 구성원들 사이에서 '하면 뭐하나, 다시 원상복구될 건데…' 라는 인식이 자리 잡기 때문이다.

실행해서 성과가 나왔다면 이를 유지하고, 더욱 활성화해야 한다. 실행계획의 특성에 따라 방식이 다를 수 있지만 다음과 같은 조치도 생각해볼 수 있다.

챙기는 조직을 만들자

전략과제를 수립한 후에는 업무량이 적어질 것이라고 생각하여 혁신관련 조직을 줄이는 곳도 있는데, 이는 공든 탑을 무너뜨리는 일이다. 전략을 수립할 때보다 실행할 때 오히려 혁신관련 조직을 더 보강해야 한다. 혁신이 성과를 내려면 혁신을 해야만 좋은 평가를 받는 조직이 있어야 하기 때문이다.

일회성으로 실행성과를 평가하거나 경영자가 생각날 때마다 평가를 하면 원상복구 현상을 막을 수 없다. 그래서 전략의 실행 상황과 성과를 상시 점검하고, 수정 보완하는 조직을 강화해야 한다. 병원에는 혁신과 관련된 조직이 경영혁신팀, 적정진료실, QI실, QA실, 고객만족팀 등 다양한 이름으로 존재한다. 이들 조직에 점검기능을 강화하고 총괄하는 직책을 두고 체계적으로 혁신을 점검하고 추진해야 한다.

일상적인 업무개선이 아닌, 전략과제를 추진할 때는 지속적으로 관리할 조직을 정해야 한다. 시설혁신처럼 한번 끝내고 나면 사후관리가 상대적으로 중요하지 않은 과제도 있으나, 운영시스템과 관련된 혁신은 추진 후 관리조직을 지정해야 한다.

관리조직은 성취한 지표를 관리할 수 있는 정보시스템을 만들어서 활용해야 한다. 다이어트 후 요요를 막는 가장 기본적인 방법은 집과 사무실에 체중계를 갖다 놓는 것이다. 하루에 두 번씩 체중을 달아보면, 조금의 변화만 있어도 과거의 노력이 아까워 음식 섭취를 조절하게 된다. 마찬가지로 성취한 지표를 계속 유지하고 있는지 어떤지를 병원장이 보고받지 않아도 알 수 있도록 정보화해야 한다. 정보시스템은 처음에는 간단하게 시작하지만 관리해야 할 지표가 많아지면 계속 발전하기 마련이다. 발전된 운영시스템은 병원의 핵심역량이 될 수 있다.

제도화하라

혁신된 시스템은 추진한 세력이 경영진으로 있을 때에는 유지되지만, 그들이 물러나면 변질되거나 없어지기도 한다. 이를 방지하기 위해서는 병원에 있는 원규에 반영해야 한다. 즉 운영시스템으로 정착시켜야 한다.

강 병원장은 VIP고객관리를 통한 우수고객 유치와 병원 이미지 제고를 위한 과제를 추진해 짧은 기간 동안 적지 않은 명사나 병원의 후원자를 확보했다. 강 병원장과 부원장의 열정과 그들이 명의라는 평판 덕분이었다. 병원장과 부원장은 명사나 후원자가 될 만한 사람을 만나면 전화번호를 교환하고, 병원을 찾아줄 것을 부탁했다. 그리고 실제로 병원을 방문하면 감동을 주기 위해 각별한 노력을 했다. 하지만 병원장이나 부원장이 해외출장 등으로 자리를 비우면 그들로부터 불만의 소리가 들려왔다. 현 집행부가 바뀐다면 VIP고객들이 다른 병원으로 발길을 돌릴 것이다.

개인적인 노력에 의존하는 성과는 오래가지 못한다. 그래서 VIP고객을 관리하는 조직을 정비하고, VIP고객관리를 위한 각종 규정을 보완해야 한다. VIP응대절차, VIP고객에 대한 만족도 조사, 관련직원에 대한 의무교육 이수, 관련직원의 고과표와 보상방식 등을 규정해야 한다.

보상과 연계하라

병원에서는 구성원에게 보상하려고 해도 방법이 많지 않다. 기업과 비교해, 우수직원에 대해서는 발탁승진, 차등 성과급과 같은 강력한 인센티브를 주기도 어렵고, 문제사원이라고 해서 급여를 삭감하거나 퇴직을 시키기도 어렵다. 이는 관행의 문제이기도 하고, 시스템적으로 준비가 덜 되었기 때문이기도 하다.

혁신에 참여하고, 성과를 내는 구성원들에게 보상할 방법이 없는 것은 아니다. 의료진에 대해서는 성과급이나 연구비와 같은 금전적인 보상과 연수기회나 근무환경 차등과 같은 비금전적인 보상을 할 수 있다. 일반직의 경우에도 표창, 연말 격려금, 교육기회 부여, 공로 휴가 등을 활용하면 충분히 보상할 수 있다. 이 보상을 중점적으로 추진하고 있는 혁신방향과 연계하면 된다.

성과가 지속되지 않으면 성과급을 지급하지 않거나 페널티를 부여하고, 지속적으로 개선되면 보상을 늘려야 한다. 이를 위해서는 앞서 운영시스템에서 말한 바와 같이 일반직을 위한 합리적인 평가제도를 반드시 정착시켜야 한다.

정보시스템을 구축하라

바뀐 부분을 교육을 통해 구성원들에게 알렸다 하더라도 교육을 중단하면 잊어버리고, 바뀐 부분을 규정화해도 경영진이 중요하게 생각하지 않으면 사문화된다. 하지만 바뀐 대로 하지 않으면 정상적인 업무를 할 수 없다면 체질화될 수밖에 없다. 그렇게 할 수 있는 수단이 바로 '정보화'다.

의료품질을 높이기 위해서 진료프로세스를 혁신했어도, 구성원들에게는 오랫동안 해온 일이 익숙하고 편하다. 그래서 병원 전체의 관심이 집중될 때는 재설계된 프로세스를 이용해 업무를 보지만, 그렇지 않으면 원래의 방식대로 일을 한다. 이럴 때는 재설계된 프로세스에 맞추어 정보화해야 한다. 정보시스템을 활용하려면 재설계된 절차에 따라 일을 할 수밖에 없기 때문이다.

그렇기에 혁신사업 중에 정보화가 가능한 것들은 신속히 정보시스템을 구축해야 한다. 구성원들이 변화를 몸으로 느끼고 직접 반응할 수 있는 기반을 마련해야 원상복구 현상을 피하고 지속적인 개선을 유도할 수 있다.

강 병원장은 성과급제도를 시행하고 난 뒤, 이에 대한 효과를 극대화하기 위해 통합경영관리시스템을 구축했다. 각 진료과와 의사 개인의 성과가 어느 수준이고, 왜 그렇게 되었는지 모두가 알 수 있도록 하기 위해서였다. 지속적으로 모니터링을 하면 경영진이 말하지 않아도 진료과장이나 의사 개인은 자신의 성과를 챙기고 개선하려 할 것이다.

더 높은 목표에 도전하라

단기성과는 큰 변화를 일으키기보다 조기에 성공함으로써 신뢰와 자신감을 얻는 데 효과적이다. 시범실시를 통해 단기적 성과가 있었다면 다른 분야로 확산하는 작업을 해야 하며, 재무적인 성과를 내서 투자여력이 생겼다면 하드웨어의 확충이나 운영시스템에 과감하게 투자해야 한다.

작은 성공경험을 바탕으로 담대한 목표를 가진 전략과제도 연이어 시작해야 한다. 큰 도전은 과거의 성과를 공고히 하고, 구성원들에게 건강한 긴장감과 에너지를 불어넣는다.

D대학병원은 개원하면서 진 빚을 갚아야 한다는 이유로 의료진에게 많은 진료를 강요했다. 의료진은 열심히 했고 상당 부분의 빚도 갚았다. 그런데 의료진의 열정이 식자 신속했던 절차들이 지연되기 시작했다. 의료진은 입만 열면 '돈 버는 데 지쳤다'고 말했다. 경영진은 이미 일부 진료과가 Big4병원보다 진료와 연구에 있어 앞서 있는 지표를 근거로 3년 내 Top3의 목표를 제시했다. 젊은 의료진들은 자신들의 성취에 자부심을 느끼고 새로운 도전에 과감히 동참했다. 의미 있는 일을 할 수 있고, 획기적인 도약의 가능성이 있음을 제시하자 '피로감'이란 말은 자취를 감추었고 병원은 다시 활기를 되찾았다. 더 높은 목표가 더 강력한 에너지를 불러일으킨 것이다.

7대 원칙	주요 내용	
Art of Action 1 저항은 미워해도 사람은 미워하지 마라	· 입장이 저항을 결정한다 · 실행목적은 구성원의 행복이다 · 병원장이 받는 비난은 명예다	· 저항도 순기능도 있다 · 정성은 저항도 허문다
Art of Action 2 장애극복을 위한 실행안을 마련하라	· 실행의 득실관계를 파악한다 · 잃는 자에게 명분을 준다	· 저항을 고려하여 실행한다 · 명분과 실리는 함께한다
Art of Action 3 실행세력을 정비하라	· 의지를 확인하고 전문성을 보강한다 · 조직에 과감하게 투자한다 · 추진세력을 챙긴다	· 경영진의 결속력을 강화한다 · 믿고 위임한다 · 끈기 있게 추진한다
Art of Action 4 지원군을 확보하라	· 최고결정권자의 머리를 선점한다 · 공범을 만든다 · 젊은 계층에 호소한다	· 저항을 피할 우산을 쓴다 · 노조에게 협력을 구한다 · 지원군을 보상한다
Art of Action 5 저항을 줄여라	· 위기감을 공유한다 · 모델을 통해 확산한다	· 제3의 힘을 빌린다 · 역순의 미학을 활용한다
Art of Action 6 추진을 가속화하라	· 빨리 달리는 말은 맞히기 어렵다 · 성공을 보이게 한다	· 상황판을 관리한다 · 버릴 건 버리고 고칠 건 고친다
Art of Action 7 요요를 막아라	· 챙기는 조직을 만든다 · 보상과 연계한다 · 더 높은 목표에 도전한다	· 제도화한다 · 정보화시스템을 구축한다

표 3-1. 엘리오의 실행지휘 프레임워크(ELAF, ELIO Leading Action Framework)와 주요 내용

우리 병원
실행력을 진단하라

담배가 몸에 해로운 것을 알면서도 끊지 못하는 것이 일반 사람들이다. 담배를 끊으려는 사람들의 모습도 다양하다. 담배가 정신건강에 이롭다거나 담배를 피워도 오래 사는 사람이 많다고 하며 끊을 생각도 안 하는 사람이 있는가 하면 해가 바뀌거나 누가 폐암으로 사망했다는 이야기를 들으면 끊어야겠다고 생각하지만 실행은 하지 않는 사람, 부인과 아이들의 간청에 한번 끊어보자며 하루 이틀 노력하다가 다시 피우는 사람, 담배 끊는 데 성공한 사람에게 실패하는 이유를 들어보고 보건소의 상담을 받아가며 담배를 끊는 사람이 있는 것과 같다.

계획과 실행이라는 차원에서 구성원들의 성향을 구분해보면 실행을 생각도 하지 않는 사람, 생각만 하고 실행을 않는 사람, 계획은 미흡하지만 일단 시도해보는 사람, 치밀한 계획하에 실행하는 사람으로 나눌 수 있다. 이를 병원에 적용해보면, 계획도 잘하고 실행도 잘하는 병원, 계획은 잘하지만, 실행은 못하는 병원, 계획은 치밀하지 않지만 실행은 하는 병원, 계획도 하지 않고, 실행도 하지 않는 병원으로 구분할 수 있다. 우리 병원은 어디에 속할까?

계획을 잘하는 병원은...
- 3년 주기로 비전과 전략을 새롭게 수립한다.
- 수립된 계획은 지표와 목표가 설정되어 있다.
- 분석과 방법론을 가지고 치밀한 수립과정과 검증과정을 거친다.
- 일 년에 최소 두 번은 전략회의를 통해 전략수행 여부를 점검하고 수정한다.

실행을 잘하는 병원은...
- 의료원장이나 병원장이 솔선수범한다.
- 진행상황을 구성원들에게 자주 알려준다.
- 진행하는 일에 대해 구성원들의 반응이 긍정적이다.

- 의사결정의 속도가 **빠르다**.
- 실행조직의 경험과 전문성이 높다.
- 보상체계를 잘 정비하고 운영한다.
- 시작해서 마무리 짓는 데까지 소요되는 시간이 짧다.
- 정보화 역량이 뛰어나 변화된 업무를 신속히 정보화하여 지원한다.

계획도 잘하고 실행도 잘해서 전문 경영진이 있을 것으로 예상되는 병원은 10%, 계획은 잘하지만 실행은 못하는 병원은 상당수의 국공립병원과 의사결정구조가 복잡한 사립대학병원으로 약 40%를 차지한다. 계획은 치밀하지 않아도 실행은 잘하는 병원은 주로 과거의 성공신화를 가지고 있는 이사장들이 운영하는 사립병원으로 30%를 차지하고 계획도 실행도 하지 않는 병원이 20% 정도이다. 우리 의료계의 상위에 있는 병원들은 실행을 하는 병원인 것이다.

전략가, 세종대왕

실행지휘의 결정판, 훈민정음 창제

세종대왕은 다방면에서 훌륭하지만, 업무를 실행하는 과정은 탁월한 전략가의 전형을 보여주고 있다. 자신의 대표작이라고 할 수 있는 '훈민정음'은 그 자체로도 최고의 발명품이지만, 창제하고 반포하는 과정은 예술적이라고 할 만하다.

글자를 만든 사람과 반포일, 글자를 만든 원리까지 아는 것은 세계 글자 가운데 한글이 유일하다. 한글 덕분에 우리나라는 세계에서 문맹률이 가장 낮고, 그 공이 인정되어 1990년부터 유네스코에서는 문맹퇴치에 공헌한 개인, 단체, 기관에게 세종대왕문해상 King Sejong Literacy Prize 을 주고 있다. 훈민정음 해례본(국보 70호)은 1997년 유네스코 세계기록유산으로 등재되어 있다. 언어연구로는 세계 최고를 자랑하는 영국 옥스퍼드대학 언어학대학이 합리성, 독창성, 과학성 등으로 세계 문자의 순위를 매겼는데 한글이 1등을 차지했다. 한글이 중국이나 일본에 비해 컴퓨

주요 일지[50]

세종 24년(1442) 3월 〈용비어천가〉 편찬을 지시

세종 25년(1443) 12월 임금이 언문 28자를 친히 만듦

세종 26년(1444) 2월 16일 〈운회〉의 번역을 명함

세종 26년(1444) 2월 20일 최만리 등이 언문반대 상소를 올림

세종 27년(1445) 1월 신숙주·성삼문 등이 황찬을 만나러 요동을 방문

세종 27년(1445) 4월 한문으로 된 〈용비어천가〉 작성

세종 27년(1445) 5월 세종이 세자에게 양위하려다가 그만둠

세종 28년(1446) 3월 소현황후 승천

세종 28년(1446) 7월 〈석보상절〉과 〈월인천강지곡〉 편찬 시작

세종 28년(1446) 9월 〈훈민정음해례〉 완성

세종 28년(1446) 11월 언문청 설치

세종 28년(1446) 12월 이과와 취재에 훈민정음을 부과

세종 29년(1447) 2월 한글과 한문이 함께 기록된 〈용비어천가〉 완성

세종 29년(1447) 4월 각종 취재에서 훈민정음 시험 강화

세종 29년(1447) 9월 〈동국정운〉 완성

세종 30년(1448) 10월 〈동국정운〉을 도(道)와 성균관, 사부학당에 배포

터 자판을 치는 속도가 7배가 빠르고 덕분에 한국이 IT강국이 될 수 있었다고 한다. 지금도 세종대왕의 업적이 우리나라를 선진국으로 이끌고 있는 셈이다.

세종은 훈민정음을 창제하면서 학자들의 강력한 반대에 부딪혔다. 집현전 부제학 최만리는 신석조, 김문, 하위지, 정창손, 송처검 등 당시 집현전을 대표하던 쟁쟁한 6명의 학자와 함께 훈민정음 창제 반대 상소문을 올렸다. 이 상소문은 훈민정음 창제에 대한 당시의 분위기를 느낄 수 있게 한다. 세종이 백성을 아끼는 마음과 총명한 머리로 훈민정음을 창제했어도 실행력이 없었다면, 한글이란 발명품은 빛을 발하지 못하고 역사 속으로 사라졌을 것이다. 세종이 실행지휘의 7원칙을 얼마나 잘 지켰는지 살펴보자. 대부분 역사적 사실에 근거했지만, 학자에 따라 이견이 있는 것들은 저자의 판단을 가미했다.

AOA 1. 저항은 미워하되, 사람은 미워하지 마라

훈민정음을 창제한 후 가장 반대를 했던 사람은 최만리였다. 최만리가 신석준, 김문, 정창손, 하위지, 송처검, 조근 등 7인의 대표가 되어 임금에게 막말에 가까운 훈민정음 반대 상소를 올렸다. 왕조하에서 임금이 한 일에 대해 "부끄럽다(豈不有愧於事大慕華). 오랑캐와 같이 되는 것이다(今別作諺文 捨中國而自 同於夷狄). 경솔하다, 속성이다(皆務速成), 동궁의 시간을 허비한다(竟日移時)" 등의 표현을 어떻게 사용했는지 신하는 용감하고, 임금은 관대했다.

이런 반대 상소를 보고 세종은 그들을 불러 친국하였으나 질문 몇 마디하고 내금부 감옥에 가두었다. 그들의 입장과 문제인식을 이해했기에 김문과 정창손을 제외한 5인은 다음 날 석방하고 복직시켰다.

최만리는 복직하지 아니하고 바로 고향으로 내려갔다. 최만리는 부제학으로 있을 때만 세종이 하는 일에 대해서 14번의 반대 상소를 올린 사람이었다. 하지만 세종은 그가 낙향하여 비게 된 부제학 자리를 3년 동안 공석으로 두고 그를 그리워했다고 한다. 이와 같이 세종은 자신의 일을 반대해도 진정성이 있는 사람은 가까이 두고자 했다.

세종은 김문에 대해서는 국문을 지시했다. 자신 앞에서는 언문에 찬성했다가 말을 바꾸었고, 또 말을 바꾼 이유조차 제대로 대지 못했기 때문이다. 다음 날 의금부는 곤장 100대와 징역형 3년의 국문 결과를 제시했다. 세종은 그간의 공을 생각할 때 벌이 과하다는 생각이 들었다. 그렇다고 김문처럼 신조가 분명하지 않은 신하를 그냥 내버려둘 수도 없었다. 세종은 김문을 곤장 100대는 거두게 하고 옥에 가두게 했다가 4개월이 지난 후 복직시켜 집현전에서 일하게 하였다. 이처럼 세종은 사람의 장단점을 분간하는 안목이 있었다. 그는 이후 집현전 직제학에까지 올라 세종시대를 꽃 피운 학자 중 한 사람으로 역사에 남았다.

세종은 훈민정음을 반대하는 상소를 훈민정음의 완성도를 높이는 자극제로 활용했다. 최만리 일파의 반대 상소가 있은 직후부터 훈민정음의 해례를 착수했다. 중국 운학(韻學)의 이론을 연구하고, 한편으로는 〈용비어천가〉와 〈석보상절〉 등을 편찬해 실제적 효용성을 검증했다. 이와 같은 과정을 통해 훈민정음은 더욱 갈고 다듬어졌으며, 이론적으로나 실용적으로 완성도가 있다고 판단되었을 때 언문청에서 간행에 착수했다.

세종 27년(1445) 5월은 세자에게 양위를 하려고 했을 정도로 세종이 육체적으로 힘든 시기였다. 건강이 나쁠 때는 사소한 일도 섭섭하고 짜증이 나서 사람이나 업무에 대한 판단력이 떨어진다.

그럼에도 불구하고 훈민정음 반포를 위해 집중력과 평상심을 잃지 않았다는 점에서 세종의 강인한 정신력을 엿볼 수 있다. 끝까지 유학자들이 반대하는 이유를 받아들이고, 훈민정음의 해례를 음양오행과 천지인이라는 유학적 이념으로 해석하여 그들의 지지를 얻고자 노력했다.

AOA 2. 전열을 정비하라

실행세력을 모으기 이전에 자신의 의지와 역량을 먼저 점검해야 한다. 실행세력의 핵심 중 핵심은 최고결정권자이다. 세종은 백성을 위해서 문자가 절실히 필요했다고 생각했고, 훈민정음에 대한 확신이 있었기에 어려운 저항을 극복할 수 있었다. 만약 세종보다 더 현명하고 똑똑한 충신이 있어 훈민정음을 만들고자 했어도 기꺼이 찬성했을지 의문이다. 세종이 그 똑똑한 충신의 제안을 받아들였더라도 자신이 훈민정음을 스스로 만들 만큼 잘 알지 못했다면, 유학자들의 거센 반발을 세종대왕이 극복하지 못했을 것이다.

세종은 새로운 문자를 10여 년간 간절히 원했을 뿐 아니라, 당대의 대가들에게 "너희가 운서를 아느냐? 사성과 칠음을 알며, 자모가 몇인지 아느냐? 만일에 내가 저 운서를 바로잡지 않는다면, 그 누가 이를 바로잡겠느냐?"고 말할 수 있을 만큼 실력과 자신감이 있었다. 그렇기에 그들을 설득할 수도 있었고, 그들도 계속 반대를 하기가 어려웠던 것이다. 이처럼 중요한 일을 할 때는 최고결정권자가 그 사안에 대해서 누구보다도 잘 알고, 그 안에 대한 확신을 가지고 있어야 한다.

세종은 좌의정 박은의 건의를 받아 즉위 2년(1420) 3월 16일에 궁궐 안에 집현전을 설치했다. 당시는 세종이 왕이 되었지만 태종이 상왕으로 있어 궁궐은 여전히 태종의 사람들로 채워져 있을 때였다. 집현전은 학문 연구 기관으로서 각종 도서의 편찬과 주해사업, 학문 활동, 국왕의 자문에 대비하는 업무를 맡게 되었다. 유망한 소장 학자들을 널리 채용하여 여러 가지 특전을 주었으며, 문신에게 휴가를 주어 학문에만 전념할 수 있도록 사가독서(賜暇讀書) 제도를 시행하기도 했다. 그의 충실한 실행주체를 확립한 것이다.

하지만 세종은 훈민정음 창제과정에 있어서는 집현전 학자 등 자신의 뜻을 잘 따를 소수의 젊은 학자만 활용했다. 비밀이 새어나가면 준비도 되기 전에 중견 유학자들의 반대에 부딪힐 것을 충분히 예상할 수 있었기 때문이다. 세종 스스로가 새로운 문자를 만드는 일은 누구보다도 잘할 수 있었기에 소수의 인력만으로 추진하려고 판단했다.

훈민정음을 세종대왕이 단독으로 창제했느냐, 아니면 집현전의 학자들과 공동으로 창제했느냐에 대해 오늘날 학자들 간에 이견이 있지만, 세종이 당대 음운학의 대가였고, 직접 훈민정음을 만들었다는 기록이 〈조선왕조실록〉에도 실려 있다. 세종이 신하들을 설득하는 과정이나 논리, 그리고 집착에 가까울 정도의 확신을 감안할 때 창제의 핵심이었음은 분명하다.

세종은 기밀을 유지해야 했기에 훈민정음 창제를 직접 주관했고 직계가족인 문종과 수양대군·안평대군·정의공주의 도움을 받았다. 정인지, 최항, 박팽년, 성삼문 등과 같이 젊고 협조적인 학자의 도움도 받았을 것이다.

세종대왕이 매우 총애했던 신미대사의 영향을 받았다는 다음의 주장도 일리가 있다. 신미대사가 언어에 능통한 데다 〈월인석보〉의 첫머리에 실린 세종의 어지(御旨)가 정확히 108자이며, 월인석보 제1권의 페이지 수가 정확히 108쪽이라는 점, 그리고 훈민정음이 28자와 33장으로 이루어져 있는데, 사찰에서는 종을 아침에 28번 치고 저녁에 33번 친다는 점이다. 28은 하늘의 28수(宿), 33은 불교의 우주관인 33천(天)을 상징하는 숫자이다.[51]

세종은 집현전의 학자들에게 훈민정음 창제 사실을 비밀에 부치다가 창제 이후 반포하는 과정에 폭넓게 참여시킨다. 또한 세종은 훈민정음 창제 이후 집현전과 별도로 언문청이라는 조직을 만들었다. 이는 기존의 서적 편찬에 밀려 훈민정음을 사용해 발간되는 서적의 편찬이 지연될 것을 막기 위함이었다. 세종은 훈민정음 창제라는 혁명적인 과업을 할 때, 자신이 할 수 있는 일과 해야 할 일, 그리고 누구를 어떻게 활용할지에 대해서 잘 알고 있었다.

AOA 3. 치밀한 실행전술을 만들어라

〈조선왕조실록〉에 훈민정음 창제의 과정은 나오지 않는다. 사관이 임금의 일거수일투족을 다 기록하는 것을 감안할 때 매우 이례적인 일이다. 세종이 '훈민정음'을 만든다고 하면 반대가 극심하여 시작도 하지 못할 것으로 판단했기 때문일 것이다. 세종은 내불당 사건에서 교훈을 얻었을 것이다. 세종이 궁궐 안에 법당을 지으려 하자 신하들이 극렬하게 반대했다. 국교가 유교, 즉 성리학인데 왕이 불교를 숭상하는 것은 있을 수 없는 일이라는 것이다. 집현전 학자들이 자신들의 의견이 관철되지 않아 업무를 중단하고 모두 집으로 돌아가자, 세종은 황희 정승을 붙잡고, "이를 어쩌면 좋을까" 하며 눈물을 흘렸다고 한다. 유교 숭상이라는 명분 앞에서는 임금도 신하들의 주장을 무시할 수 없었다.

그래서 반대에 부딪힐 것이 자명한 훈민정음 창제는 저항을 극복할 전술을 세워서 실행했다고 볼 수 있다. 세종은 예상되는 저항에 대해 다음과 같은 실행전술을 세웠다.

첫째, 훈민정음 창제 사실이 알려지면 유학자들의 반대로 훈민정음 창제를 차분하게 추진하기 어려울 것임을 예상했다. 이를 극복하기 위해 세종은 훈민정음의 완성도가 높아질 때까지 '극도의 보안'을 유지했으며, 왕자나 승려 등을 주로 활용하고 집현전 학자의 참여를 최소화했다.

둘째, 창제와 동시에 반포를 할 경우 조금이라도 문제가 생기면 유학자들이 그것을 꼬투리 삼아 훈민정음을 폐기하려 들 것임을 예상했다. 이를 극복하기 위해 세종은 훈민정음 창제를 알려서 기정사실화하고, 적응기간을 거친 뒤 반포를 하는 단계적인 방식을 적용했다.

셋째, 한글이 통용되면 백성들이 한자를 배우지 않게 되어 사대모화에 위배되고 오랑캐와 같아질 것이라는 유학자들의 공격을 예상했다. 세종은 한글이 한자를 대체하는 것이 아니라 한자를 더 쉽게 배울 수 있고, 하류층 백성의 억울함을 풀어주기 위한 것이라는 점을 부각하여 이를 해결하고자 했다. 훈민정음 해례는 성리학자들이 좋아하도록 유교이념을 적용해 설명했고, 서적은 대부분 불교서적을 간행했다. 훈민정음을 달갑게 생각하지 않는 양반들이 유교서적을 훈민정음으로 발간하는 것에 대해 반발하는 것을 피하고, 백성들에게는 불교가 익숙했기 때문에 불교서적을 통해 훈민정음을 익히게 하려는 계산이었을 것이다.

넷째, 막연한 우려가 지속적으로 확대재생산될 수 있음을 예상했다. 이를 극복하기 위해 세종은 조선왕조의 창업을 노래한 서사시인 〈용비어천가〉를 훈민정음을 사용해 편찬하고, 선비들에게 도움이 되는 한자의 발음사전인 〈동국정운〉을 편찬했다. 이를 통해 훈민정음의 격을 높이고, 훈민정음의 실용성을 알렸다.

AOA 4. 우군을 만들어라

훈민정음은 세종 25년(1443년) 12월에 창제했고, 3년 뒤인 세종 28년(1446년) 9월에 반포했다. 처음에는 세종과 극히 소수의 인력이 창제에 참여했지만, 창제 후 이론적 체계 확립과 훈민정음의 보급 사업은 집현전에 맡겼다. 이 역시 훈민정음의 반포 과정에 많은 사람을 참여시킴으로써 우군을 확보하기 위한 전략이기도 했다.

당시 유학자들은 다른 사람을 통해서 한자의 발음을 배웠기 때문에 정확한 발음을 익히기 어려웠다. 세종은 한자 발음에 곤란을 겪는 선비들에게도 훈민정음이 도움이 될 수 있다는 것을 보여주면서 그들을 우군으로 만들고자 했다. 그래서 세종은 1444년 2월 16일에 집현전 교리 최항 등에게 명하여 중국의 음운학 책인 〈운회〉를 훈민정음으로 번역하게 했고, 신숙주, 최항, 성삼문 등에게 명하여 1447년 9월에는 훈민정음으로 한자음을 표기한 〈동국정운〉을 간행했다.

성삼문은 〈운회〉의 번역과 〈동국정운〉의 완성이 사대를 위해서도 필요하다는 것을 당시 유학자들에게 역설했다. "한음(漢音)을 배우는 사람이 몇 다리를 건너서 전수한 것을 그대로 받아들인 지가 이미 오래이기에 잘못된 것이 매우 많고 (중략) 게다가 중국의 학자가 옆에 있어 정정해주는 일도 없기 때문에, 노숙한 선비나 역관으로 평생을 몸 바쳐도 고루한 데 빠지고 말았다. 세종과 문종께서 이를 염려하시어 이 훈민정음을 지어내셨으니, 세상의 어떠한 소리라도 옮겨 쓰지 못할 것이 없다. (중략) 배우는 자가 먼저 정음(正音) 몇 자만 배우고서 다음으로 이 책을 보면, 열흘쯤으로 중국말도 통할 수 있고 운학(韻學)도 밝힐 수 있어, 중국을 섬기는 일이 이로써 다 될 것이니, 두 임금의 정묘하신 제작이 백 대에 뛰어났음을 볼 수 있다."[52]

세종은 동궁, 진양대군, 안평대군에게 편찬과정의 감독과 관리를 맡겼고, 모든 사안은 결재를 받도록 하여 직접 결정했다. 상을 내릴 때는 많고, 후하게 내리고 모두를 극진하게 대우했다(세종실록 권 103, 세종 26년 2월 丙申조).

세종은 가장 신임하는 왕자들을 책임자로 임명함으로써 강력한 추진 의지를 보여주었고, 고생하는 사람들에게 보상을 후하게 함으로써 충직한 우군을 확보하는 데 성공했다.

AOA 5. 저항을 예방하라

세종은 훈민정음 창제의 필요성을 강조했다. 세종은 1428년에 백성이 제 아버지를 살해한 사건이 진주에서 발생하자 큰 충격을 받고, 예절서인 〈삼강행실도〉를 펴되, 글과 함께 그림을 삽입할 것을 명했다. 이때 세종은 글자를 알지 못하는 백성들이 그림만으로는 뜻을 제대로 이해하지 못할 것이라고 안타까워하며 훈민정음 창제의 필요성에 대해 최초로 언급했다.[53] 세종은 훈민정음의 서문에서 "어리석은 백성이 말하고자 하는 바가 있어도 제 뜻을 베풀지 못하는 사람이 많다"고 쓰며 억울한 백성에 대한 '애민정신'을 표현했다.

최만리 등은 백성들이 억울한 일을 당하는 것은 옥을 관장하는 관리의 문제이기 때문에 글을 알아도 억울한 일은 계속 발생할 것이라는 논리로 맞서지만, 참으로 궁색한 논리가 되고 만다. 세종은 과거에 설총이 이두를 만든 근본 취지가 백성을 편안케 하기 위함이고, 훈민정음도 백성을 편안케 하기 위한 것인데, 설총이 한 일은 옳다고 하고, 임금이 한 일은 옳지 않다고 하는 이유가 무엇이냐고 반박한다.

세종은 훈민정음 반대 상소를 올렸던 7인 중 정창손에 대해서는 매우 냉정하게 처리했다. 정창손이 말을 바꾸어 반대 상소를 올린 것도 괘씸한데, 토론하는 중에 그가 "〈삼강행실도〉를 반포해도 충신, 효자, 열녀의 무리가 나올 수 없는 것은 사람이 행하고 행하지 않음이 아는 것에 달린 것이 아니라 자질 여하에 달렸으니, 언문으로 번역해도 본받을 수 없다"고 하는 말을 듣고 분노하게 된다. 세종은 그러면 인간이 왜 성인의 가르침을 들어야 하느냐고 반박하며 정창손을 파면시켰다.

세종의 이러한 조치는 일벌백계를 통해 더 이상의 저항을 막기 위한 방책이었다. 그 이후 반대 상소는 더 이상 올라오지 않았다. 우군을 만드는 것 못지않게 저항세력이 늘어나는 것을 예방해야 했다.

저항은 상대가 약해 보일 때 더욱 세어지게 마련이다. 세종은 갑자기 훈민정음 창제를 알리고, 〈운회〉의 번역을 명한다. 집현전 학자들은 〈운회〉를 훈민정음으로 번역하라는 명이 떨어진 지 나흘 만에 반대 상소를 올린다. 세종이 훈민정음의 활용을 무조건 추진할 것이라는 강력한 의지 표현에 당황했던 것이다. 세종은 이런 접근방법을 통해 혁신안을 신하들로 하여금 받아들이게 했다. 신하들과 이 문제에 대해 의논을 했다면 저항의 강도는 더욱 세고 오래갔을 것이다. 만약 세종이 건강상태가 좋지 않았기에 시간을 끌었다면 훈민정음의 운명은 어떻게 되었을지 누구도 알 수 없다.

AOA 6. 추진을 가속화하라

최만리 등은 상소문에서 "새로운 문자를 만드는 것은 풍속을 바꾸는 큰일이므로, 마땅히 재상으로부터 아래로는 백료에 이르기까지 함께 의논하되, 나라 사람이 모두 옳다 하여도 오히려 다시 세 번을 더 생각하고 (중략) 의혹됨이 없는 연후라야 이에 시행할 수 있는 것이옵니다. 이제 여러 사람의 의논을 널리 들으시지도 않으시고 갑자기 하급관리 십여 명으로 하여금 익히어 배우게 하시며, 또 경솔히 옛사람이 이미 이루어놓은 운서를 고치어 근거 없는 언문으로 부회하고 공인 수십 명을 모아 이를 새기어 급히 천하에 광포하고자 하시니 후세에 공의가 어떠하겠습니까"라고 하며 훈민정음 창제를 반대했다.

과거나 지금이나 반대의 논리는 거의 비슷하다. 중요한 일이니까 신중하게 처리해야 한다며 시간을 벌고 집요하게 반대하는 작전이다. 그런데 세종은 이를 간파하고, 더욱 속도를 낸다. 세종은 훈민정음을 창제하자 곧이어 문자 창제의 목적을 수행하기 위해 집현전과는 별도로 궁중에 언문청을 설치하여, 훈민정음의 보급과 이에 부수되는 문헌의 간행 등을 추진했다. 1444년 2월 〈운회(韻會)〉를 언해하고 최만리 일파의 반대 상소에 부닥치지만 이에 개의치 않고 1445년 4월에 〈용비어천가〉 편찬에 들어가고, 1446년 3월 〈석보상절〉의 언해를 명했다. 그해 9월에는 '훈민정음'을 책으로 완성해 반포하게 된다. 반포 후에는 1447년 9월 〈동국정운〉의 완성 및 〈용비어천가〉의 반포, 1448년 11월 〈동국정운〉 반포 등 사업을 매우 신속하게 추진했다.

1445년 1월, 세종은 당시 집현전 부수찬인 신숙주와 성균관의 주부인 성삼문, 역관 손수산을 요동에 보낸다. 당시 명나라의 한림학사 황찬이 죄를 지어 요동에서 유배생활을 하고 있었는데,

〈동국정운〉을 완성하기 위해 필요한 운서에 대해 그에게 도움을 구하기 위해서였다. 신숙주가 황찬을 만나 훈민정음으로 표기한 한자의 발음을 보여주자 크게 감탄했다고 한다. 교통수단이 별로 없던 당시 한자음을 정확하게 표기하기 위해 학자들을 13번이나 요동에 보낸 세종의 철저함에 놀라지 않을 수 없다.

AOA 7. 요요현상을 막아라

세종대왕이 훈민정음을 창제한 후 바로 반포했다면, 오늘날 한글은 살아남지 못했을 것이다. 창제를 하고 나서 백성들이 훈민정음을 더 쉽고 편하게 사용할 수 있도록 하기 위해 완성도를 높이고 제도적인 장치를 꾸준히 만들었기에 초기의 강한 저항에도 불구하고 정착할 수 있게 되었다.

세종 27년(1445) 4월에는 훈민정음으로 된 최초의 서적으로 후대의 왕이라고 하더라도 함부로 다룰 수 없는 조선왕조 시조의 창업을 송영한 〈용비어천가〉를 완성한다(세종실록 권 108, 세종 27년 4월 戊申조). 세종 28년(1446) 9월에 훈민정음을 완성한 후 그해 11월에 언문청이라는 조직을 설치하여 언문으로 된 서적을 편찬하도록 하였다. 세종 29년(1447년) 2월에는 〈용비어천가〉를 완성했는데, 발음과 뜻을 붙여 보기에 편하게 하였다. 세종은 1446년 12월 26일에는 각 관청의 문서처리나 등사, 연락사무 등을 보는 하급관원을 뽑는 시험에 훈민정음을 포함시키게 했다. 하위직 관리가 되기 위해서는 훈민정음을 공부하지 않을 수 없게 된 것이다. 세종 29년(1447) 4월에는 훈민정음 시험에 합격한 자에게만 다른 시험에 응시할 수 있게 했다. 세종 29년(1447) 9월에 〈동국정운〉이 완성되었고, 세종 30년(1448) 10월에 〈동국정운〉을 성균관, 사부학당에 나누어 주었다. 유학자들도 훈민정음을 보게 하기 위함이었다.

세종은 이와 같이 언문청과 같은 전담조직을 만들고, 실용적인 서적을 만들어 배포하여 사용하도록 하고, 시험을 통해서 훈민정음을 아는 관리를 육성하는 제도를 만들었다. 이러한 조치가 세종 이후에도 훈민정음이 자리를 잡는 데 큰 힘이 되었다.

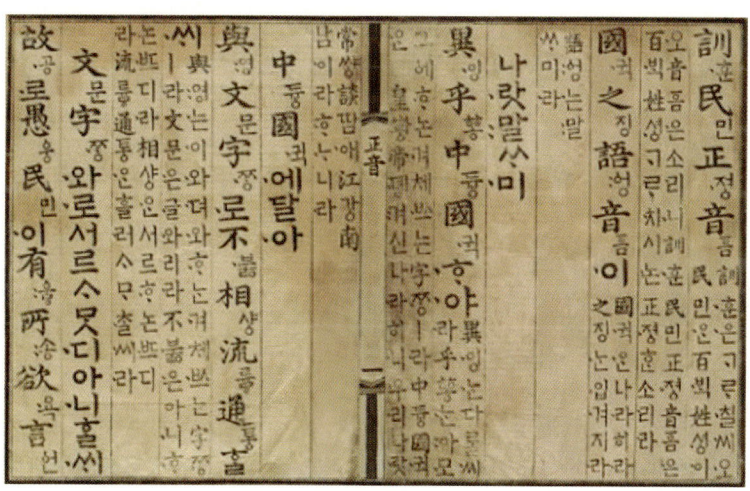

그림 3-2. 훈민정음 언해본

에필로그

"준비되면
그때 가서 하겠다"고?

좌절된 전략도 큰 유산

실행이 되지 않은 두꺼운 전략보고서를 흔히 '베개용(用)'이라고 부른다. 쓸모가 없다는 얘기다. 그러나 모든 전략보고서가 다 그런 것은 아니다. 변화는 혁신적일수록 실행되기 어렵기 때문에 혁신적인 전략보고서일수록 당장 채택되지 않을 가능성이 높다. 그러나 이런 보고서를 베개로 써서는 안 될 일이다. 거기에 기록된 전략과제는 당장 실행되지 않더라도 미래 병원장을 꿈꾸는 이들이라면 좋은 지침서로 삼아야 한다.

S병원의 경우, 약 10년 전 프로젝트를 진행하는 과정에서 많은 구성원의 공감을 얻은 혁신적인 방안들이 마련되었다. 그러나

이후 중요한 전략과제들이 실행과정에서 누락됐다. 저자로서는 매우 허탈했다. 병원이 직면한 위기상황을 해결할 적절한 대처방안이 도출되었고, 경영진도 충분히 공감했음에도 불구하고 실행되지 않은 것이다.

당시 저자와 함께 전략수립에 참여한 병원 구성원들은 말로 표현할 수 없는 좌절감을 느꼈다. 많은 사람이 모여서 의견을 내고, 공감대까지 형성된 전략보고서를 사장(死藏)시키는 상황이 안타까울 뿐이었다.

S병원에서는 이후 경영혁신에 대한 이야기만 나오면 '그때 그 일'을 거론했다. 경영진이 교체될 때마다 그 전략보고서는 신임 경영진의 참고서로 떠올랐고, 급기야는 그 보고서의 가치를 알고 있는 분이 병원장에 선임되면서 한때 폐기된 전략보고서는 재조명받게 되었다. 경영진은 보고서 작성에 참여한 핵심인물들을 다시 모아 제시된 방안을 의논하고 강력하게 추진했다. 이런 상황을 애타게 기다렸던 S병원 구성원들도 전폭적인 지지를 보냈다. S병원의 경영혁신은 비교적 순조롭게 이뤄졌다.

도전하라, 열리리라

저자가 정부개혁 업무를 할 때 저항세력들에게는 준비된 방어논리가 있었다. '결국은 가야 하는 길이지만, 아직 시기상조다.

준비를 해서 하겠다'는 것이었다. 과거 정권 교체기마다 하려다 실패했던 혁신과제를 다시 끄집어내 추진을 하려고 하면, 이들은 녹음기를 틀듯 같은 말을 되풀이했다.

이런 경우는 대응이 쉬운 편이다. 지난 정부에서도, 지지난 정부에서도 그렇게 말하지 않았나, 10년 해도 안 되는 준비를 언제 하겠다는 것이냐, 고의로 준비를 하지 않은 것일 수도 있지 않느냐고 물으면 저항세력들은 더 이상 반박하지 못했다.

오랫동안 논의된 혁신과제는 혁신의 타당성, 당위성에 대한 논리 개발이 비교적 잘돼 있고, 이미 공감대가 형성돼 있어 지원세력도 많다. 그러나 처음으로 시도하는 혁신과제는 그 필요성에 공감하고 협조적인 사람들조차 겁을 먹는 경우가 많다. 혁신의 강도가 셀수록 더 그렇다. 하물며 저항세력들은 사생결단을 하듯 대응하기 마련이다.

이런 상황에 맞닥뜨리게 되면 혁신을 추진하기가 쉽지 않다. 평소 확고했던 혁신 방안에 대해 회의적이 될 수 있고, 실패에 대한 두려움이 마음속에 싹트면서 위축될 수도 있다. 악의적인 비난이나 음해에 시달릴 수도 있고, 팔짱 끼고 이런 상황을 강 건너 불구경하듯 바라보는 구성원들에게 질릴 수도 있다.

그러나 이때가 고비다. 어떻게 이 고비를 넘길 것인지는 상황에 따라 유연하게 선택할 수 있다. 전광석화의 속도로 혁신을 밀어붙여 저항세력들의 혼을 빼놓는 것이 효율적일 수도 있고, 때로는 버티고, 때로는 한발 물러서서 지켜보는 것을 선택할 수도 있다. 그러면 '판'이 다시 보이고, 당신이 원하는 것을 이루어낼 수 있다는 새로운 자신감과 전략이 생길 것이다.

전략 실행 결과에 대한 부담감도 생길 수 있지만, 최악의 경우 혁신이 실패로 돌아가더라도 남는 것은 있다. 조직과 구성원들이 실패학을 공유하게 되어 무엇이 실패의 원인으로 작용했고, 그 결과가 어떻게 귀결됐고, 앞으로 비슷한 상황이 벌어질 경우 어떻게 대처해야 한다는 실패 경험담이 조직 내에 차고 넘칠 것이다. 성공한 사람이나 기업치고 한두 번 쓰디쓴 실패의 경험을 하지 않은 경우가 있던가? 역사는 열정을 가진 세력이 결국은 승리한 사례를 숱하게 기록하고 있다. 미래의 병원을 책임질 리더들이여, 도전하고 또 도전하라.

엘리오는... www.elio.co.kr

경영컨설팅의 수준은 선진국의 척도라고 할 수 있으며, 사회가 복잡해질수록 더욱 중요해질 것입니다. 하지만 아쉽게도 국내 의료 컨설팅의 현실은 병원이나 의료에 대한 기본적인 지식이나 경험도 없이 고객들의 의견에 의존하여 과거의 보고서를 되풀이 하고 있는 수준입니다. 그래서 어떤 고객들은 컨설턴트를 가르쳤다는 말을 하곤 합니다. 경영컨설팅회사들이 특화된 영역없이 모든 업종에 대해서 컨설팅을 하는 한 불가피한 상황입니다. 이러한 상황은 고객의 불신을 낳고, 또 컨설턴트의 자부심에 상처를 내게 됩니다.

이런 한계를 극복하고, 미래형 컨설팅회사의 바람직한 모델을 제시하려는 비전을 가지고 엘리오는 2000년에 설립되었습니다. 오랫동안 의료산업에 대한 지식과 정보를 축적하고, 경영분야별 기법을 개발하였습니다. 경영지식은 물론 의료산업에 대한 지식과 정보가 준비되어야만, 고객의 요구를 넘어설 수 있다고 믿었기 때문입니다. 그 믿음은 현실이 되어, 엘리오는 의료산업에 대한 데이터베이스를 갖추고, 세부분야별 전문가를 확보하여 의료산업에 대해서는 토털서비스를 할 수 있게 되었습니다. 그 결과 최근 3년간 한 고객이 평균 4.3회의 프로젝트를 함께 할 정도로 고객과의 장기적인 신뢰관계를 형성하거나 위탁운영이나 수년간의 장기계약을 체결하고 있습니다.

앞으로 엘리오는 해외환자가 한국을 찾고, 우리나라의 의료가 세계로 진출하고, 전 국민이 최상의 의료서비스를 받을 수 있도록 정책이나 의료관련기업과 병원에 대안을 제시하고 실행을 함께 하겠습니다. 그래서 대한민국이 의료강국이 되는데 일조하도록 하겠습니다.

* **전문성과 역량으로 고객에게 가치를 줄 수 있다고 판단할 때만** 일을 수행합니다.
* **신뢰를 기반으로 동일 고객과 오랜 기간 함께 하는** 컨설팅회사입니다.
* 대규모 프로젝트 경험과 획기적 성과에 있어 단연 **최고의 실적을 보유**하고 있습니다.
* 책 저술, 세부분야별 전문가 육성, 병원경영DB 구축 등 **지속적으로 연구**합니다.
* 의료와 관련된 모든 서비스라인을 구축하여 **통합서비스가 가능한 유일한 회사**입니다.
* 의료컨설팅 회사로서는 **규모(매출, 컨설턴트 수)** 측면에도 No.1입니다.

엘리오의 서비스

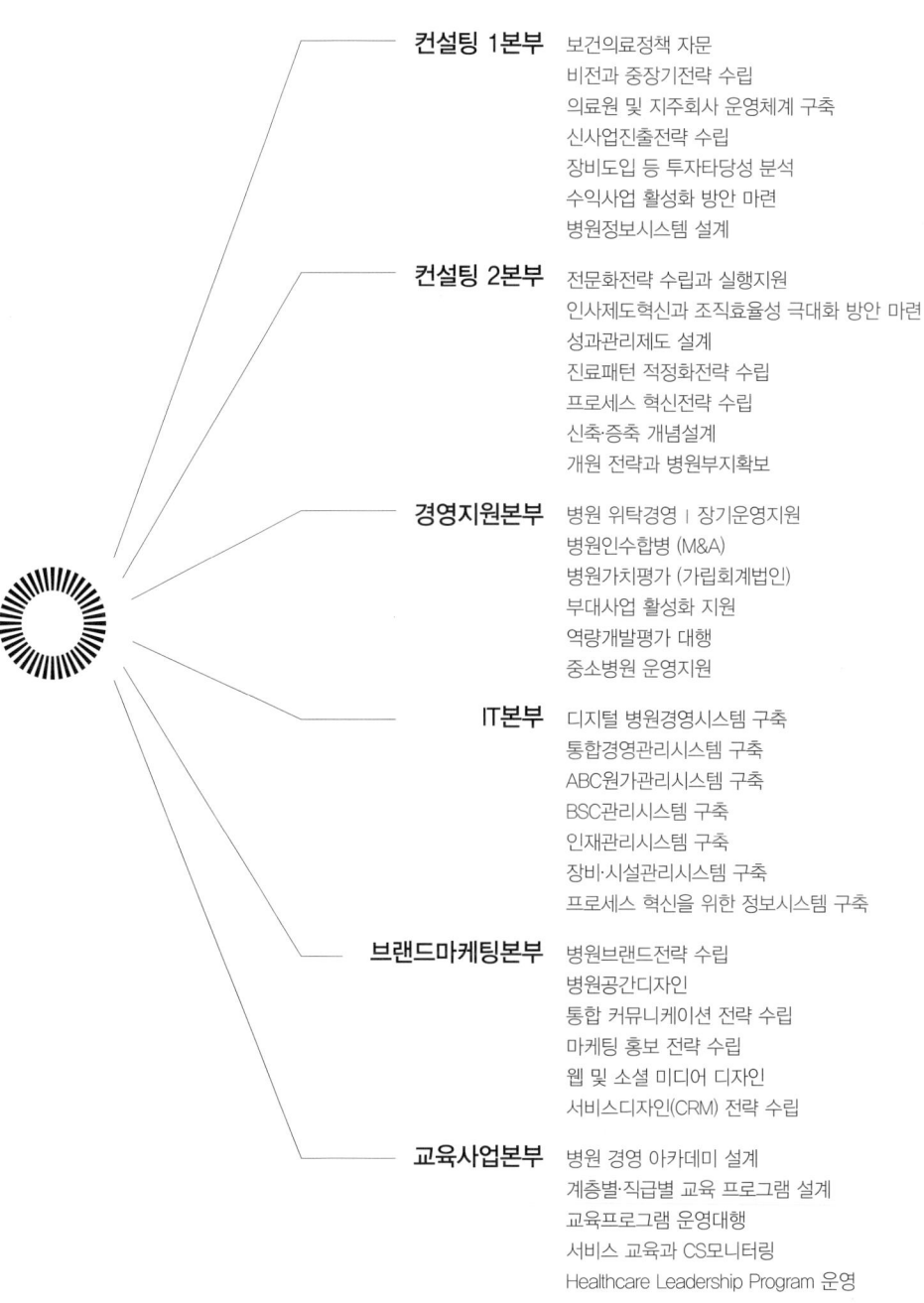

컨설팅 1본부
- 보건의료정책 자문
- 비전과 중장기전략 수립
- 의료원 및 지주회사 운영체계 구축
- 신사업진출전략 수립
- 장비도입 등 투자타당성 분석
- 수익사업 활성화 방안 마련
- 병원정보시스템 설계

컨설팅 2본부
- 전문화전략 수립과 실행지원
- 인사제도혁신과 조직효율성 극대화 방안 마련
- 성과관리제도 설계
- 진료패턴 적정화전략 수립
- 프로세스 혁신전략 수립
- 신축·증축 개념설계
- 개원 전략과 병원부지확보

경영지원본부
- 병원 위탁경영 l 장기운영지원
- 병원인수합병 (M&A)
- 병원가치평가 (가립회계법인)
- 부대사업 활성화 지원
- 역량개발평가 대행
- 중소병원 운영지원

IT본부
- 디지털 병원경영시스템 구축
- 통합경영관리시스템 구축
- ABC원가관리시스템 구축
- BSC관리시스템 구축
- 인재관리시스템 구축
- 장비·시설관리시스템 구축
- 프로세스 혁신을 위한 정보시스템 구축

브랜드마케팅본부
- 병원브랜드전략 수립
- 병원공간디자인
- 통합 커뮤니케이션 전략 수립
- 마케팅 홍보 전략 수립
- 웹 및 소셜 미디어 디자인
- 서비스디자인(CRM) 전략 수립

교육사업본부
- 병원 경영 아카데미 설계
- 계층별·직급별 교육 프로그램 설계
- 교육프로그램 운영대행
- 서비스 교육과 CS모니터링
- Healthcare Leadership Program 운영

엘리오의 책들

의료부문

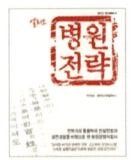
엘리오 병원전략 박개성 | 엘리오앤컴퍼니 지음
급격히 경쟁이 심화되는 의료계의 상황은 유행처럼 지나가는 경영기법이 아니라, 병원 경영의 본질적 고민을 해결할 지혜가 필요하다. 비전과 전략의 수립, 선진운영시스템의 구축, 속도감 있는 실행력의 확보를 위한 지식과 사례를 통해 성공적인 병원경영의 희망을 제시한다.

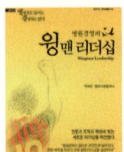
병원경영의 윙맨 리더십 박개성 | 엘리오앤컴퍼니 지음
우수의료진만으로 성공하는 시대는 가고 있다. 미래병원의 승자는 스타경영자와 그를 보좌하는 스타경영진의 역량에 달려 있다. 훌륭한 리더와 윙맨을 갖춘 병원으로 거듭나고 각 계층마다 원활한 리더십이 발휘될 수 있는 전략을 제시한다.

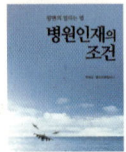
병원인재의 조건 박개성 | 엘리오앤컴퍼니 지음
병원장의 역량만으로 병원의 획기적인 성과를 이룰 수 없다. 병원 내 모든 전문가가 이제는 '홀로 서비스'를 하는 수준에서 벗어나 '팀플레이'를 해야 한다. 병원의 각 전문가가 자신이 수행해야 할 임무, 갖추어야 할 자세와 역량 그리고 시기별 과제에 대해 진지하게 고민할 수 있는 책이다.

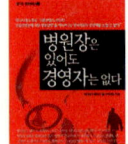
병원장은 있어도 경영자는 없다 박개성, 엘리오헬스케어팀 지음
경영자가 강해야 병원의 미래가 있다. 병원경쟁력은 병원장은 물론 병원의 각 분야와 계층에서 리더십이 발휘될 때 생겨난다. 중간관리자들도 병원장의 리더십을 탓하기에 앞서 자신의 리더십을 돌아볼 때다.

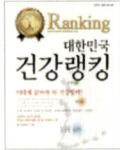
대한민국 건강랭킹 엘리오앤컴퍼니 지음
우리나라 평균수명이 길어진 것은 반가운 일이다. 그러나 누워서 부양받아야 하는 기간이 줄지 않는다면, 국가 전체 경제활동에 막대한 지장을 초래한다. 엘리오 건강지수를 통해 지역별 건강수준을 알아보고, 대한민국 의료자치를 앞당기기 위한 해법을 들어본다.

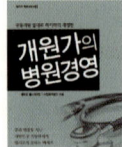
개원가의 병원경영 엘리오앤컴퍼니, 가립회계법인 지음
개원가의 현실에 대한 명철한 인식하에 미래를 내다보게 된다. 공동개원 및 네트워크병원의 성공요건, MSO의 본질과 미래에 대한 내용을 바탕으로, 일반적인 개원의 형태와 달리 창업의사가 되라고 권고한다. 남들과 똑같으나 장소만 달리하는 것이 아닌 나만의 병원을 만드는 법을 제시한다.

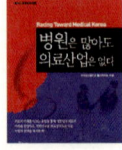
병원은 많아도 의료산업은 없다 박개성, 엘리오헬스케어팀 지음
변화를 거부한 한국 의료의 모습은 무엇인가. 의료의 미래를 이끄는 요인을 통해 대한민국 의료의 미래를 전망하고, 대한민국을 의료강국으로 이끌 비전과 전략을 제시한다.

엘리오는 대한민국을 의료 및 공공부문 강국으로 만들기 위해
다양한 전문서적을 집필합니다.

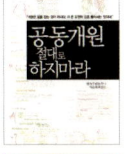

공동개원 절대로 하지 마라 엘리오앤컴퍼니, 가립회계법인 지음

개원의 병의원의 효율경영을 위한 가이드 라인이자 병원경영의 족보이다. 공동개원의 실상을 알아보고, 개원의가 아닌 창업의가 되기 위한 조건을 살펴본다.

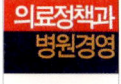

의료정책과 병원경영 박개성, 곽태우, 김형규 공저

경영은 의사에게 덜어낼 수 없는 무거운 짐이다. 국내 경영컨설팅 전문가들이 경영의 불모지나 다름없는 의료계를 위해 새로운 제안을 했다. 의사, 병원, 그리고 우리나라 병원정책이 나아가야 할 길과 혁신방안을 서술한다.

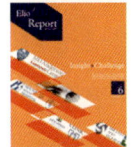

Healthcare Business Review (舊 엘리오리포트) 엘리오앤컴퍼니 지음

2009년 창간한 대한민국 유일의 의료경영 전문저널이다. 엘리오의 분야별 전문가와 의료계 리더들이 저자로 참여하여, 국내외 병원전략, 의료진성과급제도, 병원정보화, 리더십, 병원마케팅 등의 주제를 심도 깊게 다룬다.

공공부문

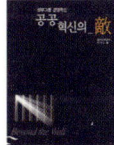

공공혁신의 적 | 정부그룹 경영혁신 박개성 지음

정부개혁을 위한 새로운 시각과 제언을 담고 있다. 현 정부의 시스템을 '불신에 기반한 시스템'이라는 전제에서 시작하여, 정부개혁이 실패할 수밖에 없는 이유를 조목조목 짚었다.

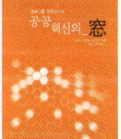

공공혁신의 창 | 정부그룹 전략보고서 박개성, 곽태우 공저

'공공혁신의 적'의 속편이다. 전편에서 제기한 정부개혁과 비판에 대한 구체적인 대안을 항목별로 정리했다. 대한민국 정부의 비전과 전략, 지배구조의 혁신, 중앙 정부의 조직 개편안을 담았다.

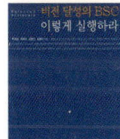

비전달성의 BSC, 이렇게 실행하라 박개성, 곽태우, 김용태 공저

오늘날 경영환경에서 비전달성의 엔진이 되고 있는 BSC. 이와 관련한 개념서적은 많지만, BSC를 기업에 적용한 서적은 흔치 않다. 의료와 공공부문에 성과관리를 정착시킨 자문경험을 바탕으로 기업전략의 실행력을 높이기 위한 지침을 제시한다.

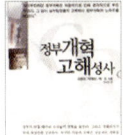

정부개혁 고해성사 김현석, 박개성, 박 진 공저

정부조직개편에서부터 전자정부에 이르기까지 정부개혁을 추진한 실무자들이 직접 추진한 사례를 풀어내고 있다. 또한 자신들의 경험에 비추어, 현재 진행 중인 노무현 정부개혁을 김대중 정부개혁과 대비하여 중간평가를 하였다. 이를 토대로 향후 정부개혁을 위한 일곱 가지 제안을 하고 있다.

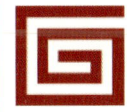

가립회계법인 www.garib.co.kr

가립회계법인은 1997년에 설립, 공공부문 자문, 일반 회계감사 및 세무서비스를 제공하고, 의료분야에 특화하여 병원M&A, 병원 가치평가, 병원세무, 병원회계감사, 병원 프로세스 진단, 병원정보화, 의료법인 전환, 비영리기관의 상속과 증여 등에 경험과 전문성을 갖추고 있다.

참고서적

1. 존 코터, 기업이 원하는 변화의 리더, 김영사, 2007
2. 존 코터, 변화의 리더십, 21세기북스, 2008
3. 짐 콜린스, 위대한 기업은 다 어디로 갔을까, 김영사, 2010
4. 톰 피터스, 초우량 기업의 조건, 더난출판, 2011
5. 짐 콜린스, 윌리엄 레지어, 위대한 기업을 위한 경영전략, 위즈덤하우스, 2002
6. 마이클 포터, 마이클 포터의 경쟁전략: 경쟁우위에 서기 위한 분석과 전략, 21세기북스, 2008
7. 마이클 포터, 마이클 포터 경쟁론, 21세기북스, 2011
8. 패트릭 렌시오니, 탁월한 CEO가 되기 위한 4가지 원칙, 위즈덤하우스, 2000
9. 패트릭 렌시오니, 탁월한 CEO가 빠지기 쉬운 5가지 유혹, 위즈덤하우스, 2000
10. Rosanne Badowski and Roger Gittines, Managing Up: How to Forgean Effective Relationship with Those Above You, Crown Business, 2004
11. 제프리 J. 폭스, How to Become a Great Boss, 더난출판, 2005
12. 제프리 J. 폭스, How to Become CEO, 황금가지, 2001
13. 로버트 슬레이터, 잭 웰치와 GE 방식 필드북, 물푸레, 2000
14. 피터 드러커, 변화리더의 조건, 청림출판사, 2001
15. 하버드 비즈니스 리뷰, 변화관리, 세종연구원, 2006
16. 박개성·엘리오 헬스케어팀, 병원장은 있어도 경영자는 없다, 엘리오앤컴퍼니, 2006
17. 박개성, 공공혁신의 적, 엘리오앤컴퍼니, 2002
18. 박개성 외 2인, 공공혁신의 창, 엘리오앤컴퍼니, 2003
19. 박개성·엘리오 헬스케어팀, 병원은 많아도 의료산업은 없다, 엘리오앤컴퍼니, 2007
20. 박개성 외 5인, 공동개원 절대로 하지 마라, 엘리오앤컴퍼니, 2002
21. 박개성 외 2인, 의료정책과 병원 경영, 몸과 마음, 2002
22. 엘리오앤컴퍼니 & 가립회계법인, 개원가의 병원 경영, 엘리오앤컴퍼니, 2009
23. 사이토 고타쓰, 어떤 일을 맡겨도 안심할 수 있는 사람, 핵심인재, 북넛, 2002
24. 조 스위니, 기적을 부르는 네트워킹, 초록물고기, 2011
25. 스티븐 코비, 성공하는 사람들의 7가지 습관, 김영사, 1994
26. 류랑도, 일을 했으면 성과를 내라, 쌤앤파커스, 2010
27. 류랑도, 제대로 시켜라, 쌤앤파커스, 2011
28. 조관일, Secretary Way, 비서처럼 하라, 쌤앤파커스, 2007
29. 강상구, 내 인생의 전환점, 마흔에 읽는 손자병법, 흐름출판, 2011
30. 조영호, 청개구리 기업문화, 크리에티즌, 2001
31. 박재희, 내 인생을 바꾸는 모멘텀 '3분 고전', 작은 씨앗, 2011
32. 김경준, 엄홍길의 휴먼리더십, 에디터, 2008
33. 지그 지글러, 정상에서 만납시다, 산수야, 2001
34. 최경봉, 시정곤, 박영준, 한글에 대해 알아야 할 모든 것, 책과함께, 2011
35. 박영규, 한권으로 읽는 세종대왕실록, 웅진지식하우스, 2008
36. 박영규, 한권으로 읽는 조선왕조실록, 웅진닷컴, 2004

미주

1) 비전의 역할, 국민일보 생활/문화 2007.11.12
2) 박개성·엘리오 헬스케어팀, 병원장은 있어도 경영자는 없다, pp.152~154, 엘리오앤컴퍼니, 2006; 본문 재구성
3) 2006~2011 Commitment to Development Index, Center for Global Development, 2012
4) MD Anderson Cancer Center, Annual Report, 2010
5) 엘리오앤컴퍼니 · 가립회계법인, 공동개원 절대로 하지마라, pp.264~277, 엘리오앤컴퍼니, 2003; 본문 재구성
6) 짐 콜린스, 윌리엄 레지어 지음, 임정재 옮김, 위대한 기업을 위한 경영전략 pp.128~135 위즈덤하우스
7) Cleveland Clinic, Annual Report, 2010
8) 포스코 홈페이지
9) 동경대학교병원 홈페이지
10) Cleveland Clinic, Annual Report, 2010
11) 게이오대학교병원 홈페이지
12) 위키피디아 일본, 2012.4 (http://ja.wikipedia.org/wiki/%E3%83%95%E3%82%A1%E3%82%A4%E3%83%AB:Keio_University_Hospital_20110130.JPG); 동경대학교병원 홈페이지
13) 서울대학교병원 연보, 2010
14) 연세의료원 연보, 2010
15) 박개성·엘리오 헬스케어팀, 병원장은 있어도 경영자는 없다, pp.173~176, 엘리오앤컴퍼니, 2006; 본문 재구성
16) 숄다이스병원(Shouldice Hospital) 홈페이지 및 연보, 2012.4
17) 위키피디아(http://en.wikipedia.org/wiki/Shouldice_Hernia_Centre), 2012.3
18) HCA Holdings, Inc. 10-K Annual Report 2011
19) Fortis Healthcare Annual Report 2010
20) 이병문, 인도에선 기업처럼 의료 M&A 활발, MK뉴스, 2011.1.23
21) MD Anderson Cancer Center 홈페이지, 2012
22) TeleHealth Services and Heart Hospital of New Mexico Partner to Enhance the Facility's Patient-Centered Care Model, TeleHealth 홈페이지, 2010.4.15
23) 희림종합건축 홈페이지, 2012.5
24) Wagenaar, C et al, The Architecture of Hospital, Berlage Institute, 2005.
25) 아헨공과대학교부속병원 홈페이지, 2012.5
26) 싱가포르국립대학교병원 홈페이지, 2012.5
27) Meuser P., Construction and Design Manual Hospitals and Health Centres, DOM publishers, 2011
28) jilldart.jugem.jp

29) 한국경제신문 2011년 1월 7일자에 실린 김원중의 '중국 고전 인물열전(33) 까불까불 궁녀들 단숨에 일사불란 지휘'와 북데일리(BookDaily) 2011년 7월 8일자에 실린 '궁녀의 목을 친 비정한 병법세계'; 본문 재구성
30) 박개성 외 3인, 비전 달성의 BSC 이렇게 실행하라, pp.206~209, 21세기북스, 2006; 본문 재구성
31) GE 이멜트 회장의 성공비결, 현대경제연구원, Global Management Insight, 2005.8
32) GE 리더십개발센터 홈페이지, 2012.5; 피용익, (르포) GE 인재사관학교 크로톤빌에 가다, 이데일리, 2009.11.4, 본문 재구성
33) 이길동, '병원 인재, 풍요 속의 빈곤', 엘리오리포트, Vol.2, 엘리오앤컴퍼니, 2009; 박개성 외 3인, 비전 달성의 BSC 이렇게 실행하라, pp.104~116, 21세기북스, 2006
34) 오상헌, 금호아시아나그룹 주요 대학 위탁MBA 이수자 2000명 넘어, 한국경제, 2007.11.1
35) Anna Gorman, 12 hospitals are fined over medical errors, Los Angeles, 2011.9.8
36) Univ. of Chicago Medical Center reaches $10 million settlement in James Tyree case, Chicago Tribune, 2012.4.23
37) Wrong kidney transplanted into patient at USC, CBS News, 2011.2.17
38) Couple sues hospital after he gets her infected kidney, MSNBC News, 2011.9.21
39) 한국QI간호사회(www.qi.or.kr), 한국의료QA학회(www.kosqua.net) 홈페이지, 2012.3
40) 도요타 리콜 사태가 남긴 영향과 과제, 요시모토 코지, 한일산업기술협력재단, 2010.3; 도요타 리콜사태 1년의 교훈, 권성욱 외, 한국자동차산업연구소, 2011.2
41) '도요타 리콜사건' 일본경제 침몰의 시작인가, 연합뉴스, 2010.2.17
42) 미국 자동차 점유율, 디트로이트 코리아비즈니스센터(KBC), 2009~2011
43) 의료정책과 병원경영, 박개성 외 2인, pp.246~248, 해냄, 2003; 본문 재구성
44) 박개성 외 3인, 비전 달성의 BSC 이렇게 실행하라, pp.21~24, 21세기북스, 2006; 본문 재구성
45) 박개성 외 3인, 비전 달성의 BSC 이렇게 실행하라, pp.24~28, 21세기북스, 2006; 본문 재구성
46) 박개성 외 3인, 비전 달성의 BSC 이렇게 실행하라, pp.218~223, 21세기북스, 2006; 본문 재구성
47) 김종현, '의사 성과급에 대한 FAQ', 엘리오리포트, Vol.2, 엘리오앤컴퍼니, 2009
48) 박개성 외 3인, 비전 달성의 BSC 이렇게 실행하라, pp.78~80, 21세기북스, 2006; 본문 재구성
49) 성만석, '병원정보화의 성공요건', 엘리오리포트, Vol.3, 엘리오앤컴퍼니, 2010
50) 훈민정음은 세종대왕이 집현전의 도움 없이 친히 창제하신 자랑스러운 세계유산이다. http://blog.naver.com/PostPrint.nhn?blogId=won_2063&logNo=110076904939 참고
51) 정석희, 10년간의 하루 출가, pp.51, 황소자리, 2009; 조용헌, 신미대사 한글 창제설, 조선일보, 2006.12
52) 서거정 동문선, 성삼문 동자습 서문; 박창수, 내가 만난 천재들, pp.293, 올댓북, 2008
53) 김용곤, [키워드로 푸는 역사] 세종의 훈민정음 창제, 그 속뜻은, 중앙일보, 2007.9.28

엘리오 병원MBA 5
엘리오 병원전략

지은이 | 박개성 · 엘리오앤컴퍼니

초판 1쇄 발행 | 2012년 8월 31일
초판 2쇄 발행 | 2012년 11월 11일
초판 3쇄 발행 | 2014년 11월 24일

출판기획 | 박개성, 곽태우, 성만석
편　　집 | 고주형, 김영석
교정·교열 | 최귀열, 김영미, 김지현, 김희진
디 자 인 | 김유석
교육기획 | 엘리오앤컴퍼니 교육사업본부
디지털콘텐츠 | 민완식
경영총괄·마케팅 | 현상민
영업·인터넷사업 | 김영미

발 행 처 | 엘리오앤컴퍼니
등 록 일 | 2002년 5월 30일
등록번호 | 제 16-2730호
주　　소 | 135-749 서울시 강남구 강남대로 542 영풍빌딩 7층
전　　화 | 02)725-1225
팩　　스 | 02)753-0125
메　　일 | elio@elio.co.kr
홈페이지 | http://www.elio.co.kr

ISBN 978-89-953263-7-4

이 책의 판권은 '엘리오앤컴퍼니'에 있으며, 본사의 허락 없이는 전재, 복사 등 어떠한 형태나 수단으로도 이 책의 내용을 이용하지 못합니다.
잘못된 책은 바꾸어 드립니다.